医学人生丛书

走　　近　　国

・口　述

洪广祥

・整理者

刘良倚

余建玮

洪　卫

朱　焱

洪广槐

洪　燕

赵凤达

国医大师

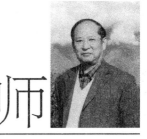

洪广祥

中国中医药出版社
·北京·

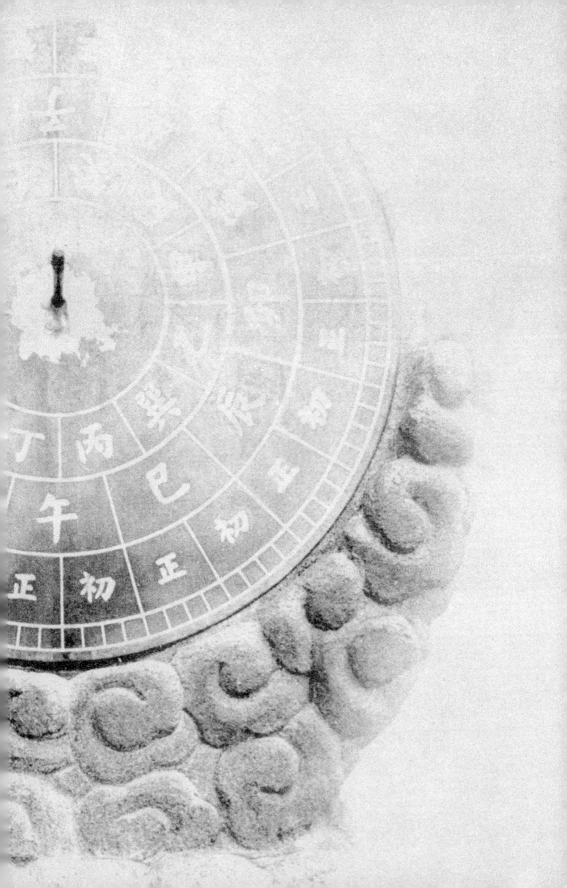

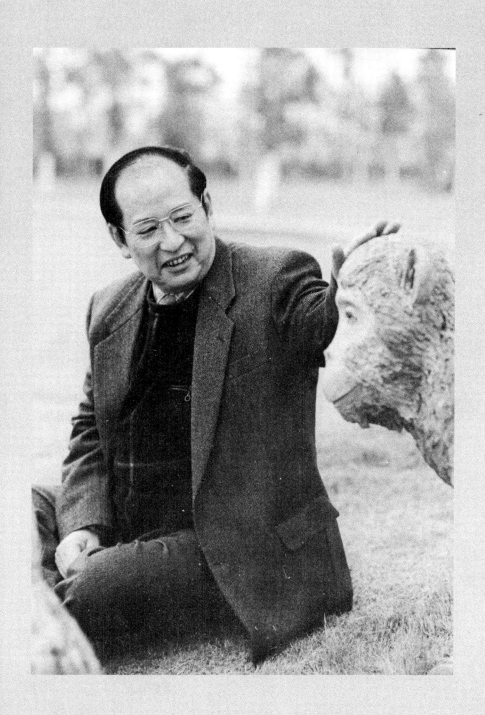

向洪廣祥學長致敬

問學乃為求仁術
治學未敢忘國憂

廣祥學長力主中西醫學整合互动東學西學兼收并蓄醫產學研資聯合共進為中醫中药事业与产业多所奉献居功至伟

王永炎

乙未 仲秋

↑王永炎题词

序

　　问学乃为求仁术，行医未敢忘忧国，可为洪广祥先生一生敬业为人的光辉写照。作为我国中医肺系疾病的领军人物之一，洪广祥先生在其领域一招一式都留下了鲜明的印记。他是我国肺系疾病治疗方面孜孜以求、救死扶伤、广受赞誉的忠诚卫士，1992年我国著名的《瞭望》周刊"新一代的名中医的奉献——记著名肺系疾病和疑难病专家洪广祥"一文，对他进行过高度评价。中医学博大精深，洪广祥先生德艺双馨，他无愧于国医大师这个光荣称号。

　　20世纪60年代，在党和政府的关怀下，中医药踏上了复兴之路。1958年，江西中医药进修学校成立，一代青年学子纷纷走进校门发奋求学，他作为中医学徒考进该学校并以优异成绩毕业；70年代，中医药学科建设适应大卫生的要求，在各大医院建立了中医科，中医得到了明显加强，洪广祥先生积累了丰富的经验；80年代，强调中西医并重，他坚持临床实践，重视临床经验的反复验证，坚持在基层摸爬滚打，练就了较强的行医本领，并且较好地应用于指导诊疗、提高疗效之中；80年代至90年代，是他人生最出彩的时期，他在中医基础、临床实践、科学研究、新药研发、推动产业及人才培养等方面做出重大贡献，充分发挥中医药整体观念、辨证论治的优势，不仅彰显了中医药的科学价值，而且为社会经济发展做出了贡献。

　　他作为一个中医学人，在中医医疗、教育、科研、行政领域大显身手，特别是在肺系疾病领域创立的"三因学说""治痰治瘀以治气为先"以及"治肺不远温"等理论得到了全国同行的广泛重视，让中医肺病学焕发了蓬勃生机。他创建了我国第一个中医呼吸病研究所，他研发的有关治疗肺系疾病的中成药，为中医药宝库增添了新的宝藏。

洪广祥先生在中医教育、科研、行政工作中也彰显了非凡的才能和魄力。他提出的"坚持以育人为中心，一手抓合格人才培养，一手抓经济自我发展"的办学方针，让中医学教育及校办产业走出了一条新路子，使中医教育、科研更好地服务于国家经济建设。他的这一办学理念与实践具有鲜明的时代特征，提升了中医的影响力，受到了党和国家领导人的重视，江中制药厂更是改革发展中的一朵奇葩，成为全国校办产业的楷模。

《走近国医大师——洪广祥》一书，从洪广祥先生青少年学徒问学到后来从事医疗、教研、行政、传承，其学术思想、治学理念、临床经验以及治校方略等都做了较为全面客观的展示，向读者介绍了他为人、为医、为政的大家风范和卓越的领导才能。

我和洪广祥先生相交多年，是志同道合的挚友。他追求卓越的治学精神，他的仁心仁术、高贵品格总是给人留下鲜活的印象，让人感动和敬佩。虽然洪先生已离开了我们，但他的敬业精神对后学者有极大的启迪和帮助。

《走近国医大师——洪广祥》一书值得中医界朋友们珍藏。

是为序。

国医大师 晁恩祥
2015 年 9 月于北京

目录
contents

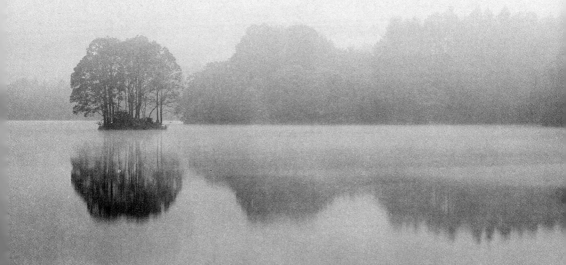

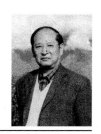

　　中医药学是一个伟大的宝库，中医药文化绵延流长，博大精深。已经跨过二千多年的新安医学和旴江医学可谓名医辈出，洪广祥老先生诞生于新安医学的发源地婺源县，成就于旴江医学学术传承中心南昌。

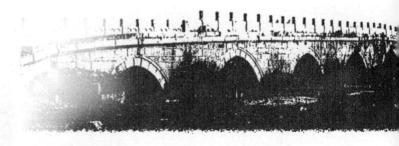

1 志存高远
人生却是多么无常和短暂

对绵延5000多年的中医文明，我们每个人应当多一份尊重，多一份思考，特别是对为发展祖国中医药文明做出重要贡献的人们，更应该多一份尊重与崇敬。

中医药学是一个伟大的宝库，中医药文化绵延流长，博大精深。已经跨过二千多年的新安医学和旴江医学可谓名医辈出，洪广祥老先生诞生于新安医学的发源地婺源县，成就于旴江医学学术传承中心南昌。

新安医学从古至今，名医辈出，为中医学的发展做出了重要贡献，著名医家有北宋的张扩，南宋的张杲，元代的程汝清、王国瑞，明代的程充、汪机、吴正伦、吴昆、程阶、程衍道、江瓘、方有执、余午亭、孙一奎、汪宦、徐春圃、陈嘉谟、方广、丁瓒，清代的程正通、程林、程郊倩、汪昂、郑重光、程国彭、吴谦、郑梅涧、郑枢扶、汪文琦、许豫和、汪绂、吴师郎、程杏轩、许佐廷等。其中汪机被誉为明代四大医家之一，吴谦被誉为清代四大医家之一。现代名医有王乐陶、李济仁、吴锦洪、王仲奇、程门雪等。

新安医学主要著作：《医说》，宋代歙县人张杲撰，新安医学的经典著作。《眼科宝籍》，明代著名医学家程玠（歙县人）著。《石山医案》，明代汪机（祁门县城人）著。还有《名医类案》（我国第一部总结历代医案的专著）与《本草蒙筌》《慎斋遗书》《古今医统大全》等等。现代名著有《新安医学精华丛书》《新安医籍丛刊》《新安医学》《大医精要》《新安名医考》《新安医籍考》等。

江医学绵延流长，据史志记载，早在西汉昭帝时有浮丘公及其王、郭二弟子，东汉有张陵、张衡、张鲁、张盛、葛玄，晋代有郑隐、葛洪、葛巢甫、许逊、张道龄，唐代有邓思瓘、邓延康、孙智谅、张恒、张慈正、张高、张谌、崔隐士、施肩吾、胡超僧等30余位名医术士隐居盱江流域洪都西山、建昌麻姑山、樟树阁皂山以及金溪周边的龙虎山修行，炼丹制药传医治病，闻名天下。

西汉时，浮丘公与王、郭二弟子隐居盱江流域建昌麻姑山修行，立坛炼丹制药，传丹法及养生之术，开矿石入药的先河，亦开建昌制药先河，诚为建昌药业之始祖，后世发展为"建昌帮"。

东汉时，张陵隐居盱江流域金溪周边的龙虎山和樟树阁皂山西坑挂壁峰修行30余年，在阁皂山西坑挂壁峰筑"天师坛"，炼丹、制药、治病，撰《神仙得到灵药经》，开樟树医学及制药先河，诚为樟树药业之始祖，后世发展为"樟树帮"。

晋时，洪都道士许逊隐居盱江流域洪都西山修行，布道行医，曾在四川旌阳和江西丰城以秘方救治瘟疫和送药济民，活人无算。葛玄之徒郑隐，曾隐居洪都西山、南城麻姑山及樟树阁皂山修行，采药、炼丹、授徒、治病。葛洪（葛玄之侄孙、郑隐之徒）承葛玄之衣钵，曾隐居盱

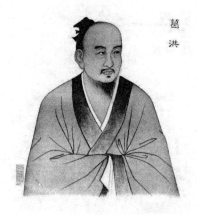
葛洪

江流域洪州（今南昌）西山、南城麻姑山及樟树阁皂山修行，采药、炼丹、传医、治病，葛洪总结葛玄之学及自己的经验，撰成《抱朴子内篇》《太清神仙服食经》《玉函煎方》《肘后救卒方》。《抱朴子内篇》是中国丹术史上一部极其重要的典籍；《肘后救卒方》为国内第一部临床急救手册，首次记录了不少急症、疫病的辨识和治疗方法，对某些传染病的认识达到很高的水平。

唐时，新建道士胡超僧隐居旴江流域新建修行，擅丹术，通医术，武则天欲不老，诏其合长寿药。豫章道人崔隐士隐居旴江流域豫章修行，擅丹术，精医术，值唐皇患奇疾，诸医不效，崔隐士仅投一药丸而愈。南昌道士施肩吾隐居旴江流域洪都西山修行，以炼养形气、养生治病，撰成《群仙会真记》《华阳真人秘诀》，二书为国内较早的气功专著。

旴江流域的南昌，是江西的政治文化中心，亦是旴江医学的学术传承中心。由明宁献王朱权和著名医家席弘的传人陈会、刘瑾以及清初三大家名医喻嘉言等为主角，在南昌开摆百年轰轰烈烈的传扬中医学术的"大讲堂"，医家云集，著书立说，广收门生，讲学成风。可见，旴江医学影响深远。

据婺源县志记载，自古以来，该县代有名家。如宋朝的江哲，元朝的王国端，明朝的江时途，清朝的黄光霁、朱日辉、李文来等，均被誉为名医。《中国分省医籍考》（天津科学技术出版社出版）中指出："婺源医家甚多，医家著作竟达一百二十余种，占江西总数的四分之一。"前人所著医论，对内科、外科、伤科、妇科、儿科、眼科等常见病，都有医治的良方秘诀。至1953年，赋春老中医潘希璜首建"利民联合诊所"。洪广祥自幼跟其舅舅（潘希璜）习医，从此便痴迷并致力于中

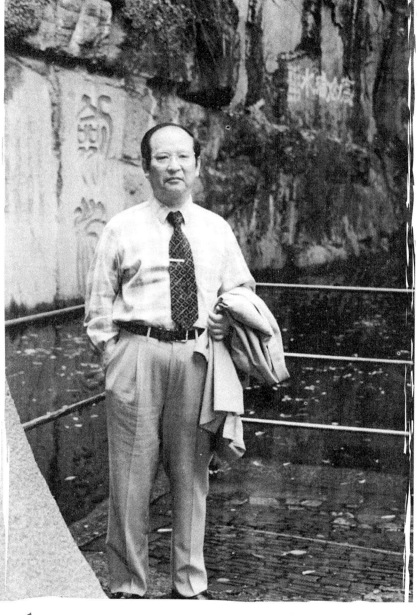

↗温文儒雅的洪广祥教授

走近国医大师

洪广祥

医药发展之路。

洪广祥先生在中医呼吸疾病领域的探索，以及他在中医办学、中医药产业方面的开拓与创新，证明中医这个传统医学只有在中国共产党的领导下才能发展，社会主义革命和建设唤醒了我国亿万人民的思想和生产力的解放，也唤醒了我国广大中医药工作者。

天行健，君子以自强不息，地势坤，君子以厚德载物。洪老先生的一生热爱中医药事业，致力于国家中医药事业的发展，鞠躬尽瘁，其情操如夏花般灿烂，绚丽多姿；其境界如攀岩高手总是在关键点发力，并能达到既定目标。但人生几十年或者上百年，也仅是个时间定格，洪老先生以他"自信人生二百年，会当击水三千里"的追求与拼搏书写了灿烂辉煌的篇章，可是他的生命却戛然而止，让人深感惋惜，正如一首"醒来"歌词写的：从生到死有多远，呼吸之间，从迷到悟有多远，一念之间。生命既是无常的醒来又是短暂的一瞬。"昨夜西风凋碧树，独上高楼，望尽天涯路"，洪老先生把毕生的精力奉献给中医药事业的精神总是让人难以释怀。

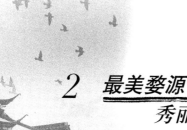

2 最美婺源
秀丽山区卧虎藏龙

婺源是江西一个具有悠久历史的古县，原属徽州，是古徽州府六县之一，婺源自古文风鼎盛，人杰地灵，是鸿儒朱熹的故里，铁路工程师詹天佑的桑梓，武侠文学大师金庸的祖籍地。

婺源是当今中国古建筑保存最多、最完好的地方之一，田园牧歌的徽派建筑在这里随处可见。这里的村庄一般都选择建在前有流水、后靠青山的地方；村前的小河、水口山、水口林和村后后龙山上的林木，历来得到村民悉心的保护。自从香港著名摄影家陈复礼在此拍摄的一幅《天上人间》获得国际摄影金奖后，这里便成了无数摄影爱好者疯狂追逐的圣地，"中国最美的乡村"就此名闻遐迩。

婺源的春季百花盛开，走进婺源仿佛走进了

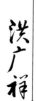

走近国医大师

洪广祥

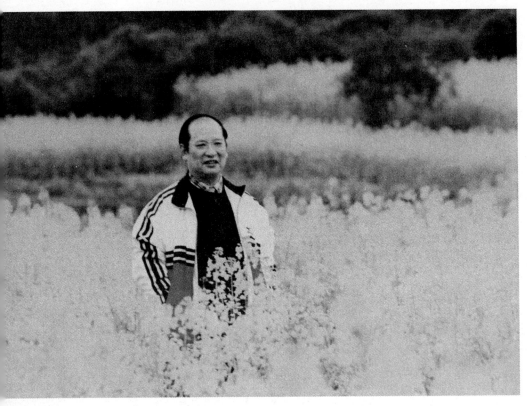

↑洪广祥教授在老家婺源感受大好春光

温柔的梦境，最让人流连忘返的是油菜花的季节，金灿灿、蝶翩翩，一眼望去，漫山遍野的油菜花开在层层梯田上，宛如金波荡漾的海洋；薄纱般的山雾与农舍上空的袅袅炊烟交融相绕，在素墙黛瓦的徽派建筑的映衬中，妖娆妩媚，尽显人间美景。所以每年春季，热爱旅游、摄影、绘画、赏花的朋友们便会云集婺源，赏春采风，快意人生。

如此深刻的文化底蕴和自然风光孕育了各行各业的名人，也孕育了中医药文化。据婺源县志记载，从1969年起，全县开展群众性的发掘中草药活动，动员药农和名医献方献药，计发掘秘验单方12000多个，中草药1300多种，编写了《婺源民间单验方集》《婺源蛇药》《婺源常用草药》等医著。其中"山腊梅"药剂经临床验证和全国南北交流实验，证实对预防和治疗感冒、流感有显著疗效，被收载《中华人民共和国药典》。其他如珍珠山蛇药、晓林烫伤膏，也被推广应用……无疑洪广祥先生从这里走出，成为江西省第一位国医大师，为该县更加增添了光彩。

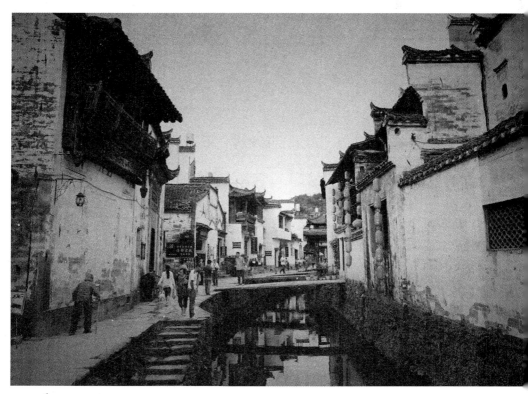

↑婺源·小桥流水人家

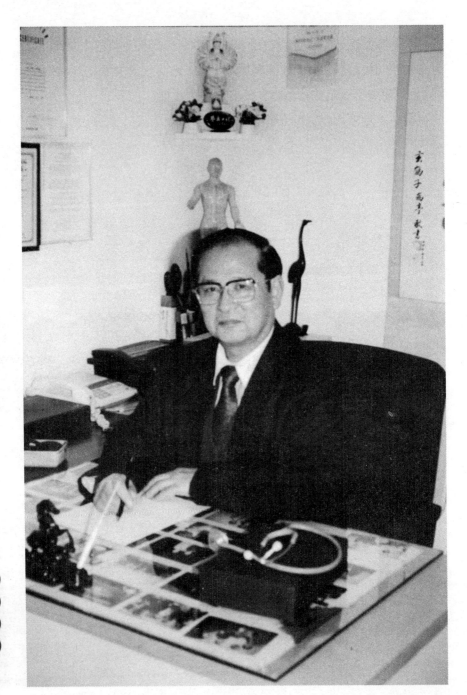

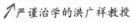

严谨治学的洪广祥教授

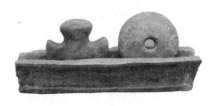

3 汤头如歌
舅舅手下的莘莘学子

问：洪老，听说您从小从医，是跟着您的舅舅开始的?

洪老：我出生于农历戊寅年 (1938) 腊月初八。祖籍是距离清华街 10 华里的石岭村，这里虽然山水秀美，但是过去由于贫瘠的原因，由于地势偏高，终年缺水，村民用水要从五百多个台阶下的崎岖小路去挑水。由于生活贫困，用水困难，卫生条件又差，严重的缺医少药，致使村民多种疾病缠身，特别是血吸虫病带来灾难，有的村民身体消瘦，腹大青筋，患上鼓胀症（血吸虫病肝腹水），呈现"万户萧疏"，"千村霹雳"的惨象。家中双亲终年患老慢支、哮喘、肺气肿，先后因肺心病病逝。正是由于这种环境和揪心的疾苦，我看在眼里，急

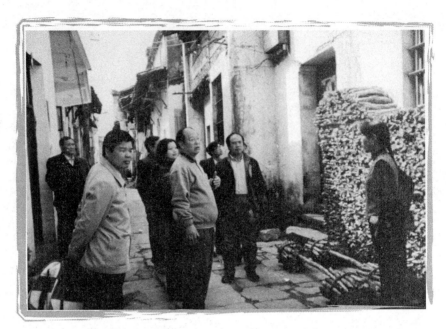

↑洪广祥教授在老家婺源考察

在心里，激发了我自幼艰苦勤学，萌发了学习中医的愿望。

那时由于双亲常患病，1948年我小学毕业后，父亲就将我托付给舅舅开始学习中医。舅舅家有三个远房亲戚都是知名中医，舅舅潘希璜是江西省名中医，两个表叔章子鸣、何子勋是婺源名中医，并且生活富足，良医济世，给我留下了深刻的印象。从此，如鱼得水，忘情医学，晚上在煤油灯下总是学习到深夜才入睡，早上鸡未打鸣就起床背诵经典，清早就随舅舅从医侍诊。十五岁开始就熟读《汤头歌诀》《药性赋》《濒湖脉学》《医学三字经》《医宗必读》《医学心悟》，以及《黄帝内经》《伤寒论》《金匮要略》等经典名著，背药性、背汤头、背脉学，《伤寒论》桂枝汤有多少加减法，其中加法哪些？减法哪些？……回顾自己学习中医的历程，虽然各个阶段学习形式和方法有所差异，但可以说基本是一条"背书再背书"的路子。特别是中医"四大经典"之一的《伤寒论》更强调背功。要求背诵122条之多，113方要求方方牢记。

我在攻读医书之时，还给家乡亲戚和群众免费诊病处方，对经济困难的病人还从家中拿钱买药，凡经我治疗的患者，第二天我都要登门访问，了解疗效如何。所以我到十七八岁时，在地方上就小有名气，找我看病的人也就越来越多，深受当地群众的赞扬。

问：洪老，听说您跟舅舅习医时对麻黄的应用就很感兴趣，您能谈谈这方面的体会吗？

洪老：在我跟舅舅习医时，对麻黄的应用更长见识。麻黄治咳嗽毋论寒与热；寒热之邪客肺，均可影响肺的宣降，而上逆作咳，故肺失宣降是咳嗽的共同病机，因此，"宣肺"也就成为咳嗽的基本治法。直至以后，我均以麻黄为治咳的首选药，并组成一个通用方：生麻黄10g，南杏仁10g，生甘草6g，矮地茶15g，白前10g。用于外感或内伤咳嗽，常能收到较好疗效。如寒痰明显者加干姜6～10g，细辛3～6g，紫菀10g，款冬花10～15g，以宣肺散寒止咳；热痰明显者加生石膏30g，黄芩10g，鱼腥草30g，以宣肺泄热止咳；湿痰明显者加法半夏10～15g，陈皮10g，茯苓15g，以宣肺燥湿化痰止咳；外感风寒重者加苏叶10～15g，生姜10～15g，以辛温宣肺；外感风热重者加连翘15g，薄荷6g，以辛凉宣肺；兼慢性鼻炎或过敏性鼻炎者，加辛夷花10g，苍耳子10g，卫矛10～15g，防风10～15g，路路通15～30g。

虚喘亦可用麻黄：喘证虽有虚实之分，我个人认为，虚喘中亦多见虚中夹实，尤其是慢性阻塞性肺疾病所致的喘证，不仅有肺肾两虚，摄纳失常的虚喘本证，同时又可见痰瘀阻肺，肺失肃降，气道壅塞的实证。这就是虚喘亦可用麻黄的理论和临床依据。当然，在组方时必须在辨证论治的前提下，进行合理配伍。如阳虚喘证，多配伍熟附子、肉桂、紫石英等以温阳纳气定喘；阴虚喘证，多配伍熟地黄、胡桃肉、山萸肉等以滋阴纳气平喘；气阴两虚证，多配伍生脉散、白果等以益气养阴平喘。我个人经验，虚喘用麻黄，一般宜炙用，用量一般以10g为宜。

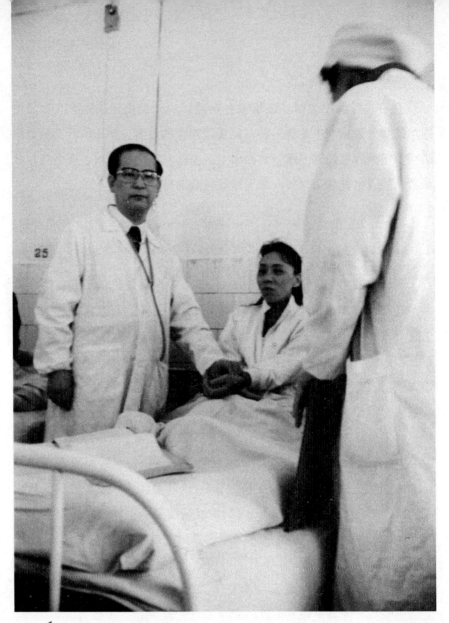

↑耐心细致的洪广祥教授

　　哮喘汗出是否可用麻黄？我认为哮喘汗出有两种原因，一是因哮喘发作不解，逼汗外泄所致，一旦哮喘减轻或缓解，汗出亦随之消失，所以哮喘汗出可用麻黄，决不会因用麻黄而导致阳随汗泄。二是因哮喘反复发作，气阳虚弱，卫阳不固，以致喘则汗出。此时，我常以麻黄伍生黄芪 15 ～ 30g，熟附子 10g，五味子 10g，既可温补阳气、敛汗止喘，又可增强抗御外邪能力，以减少感冒而控制发作。

水肿为肺系疾病中的常见并发症，"宣肺利水"为麻黄的重要效用之一，故麻黄治水肿，尤以治阳水为好。我常以麻黄为主药，治疗晚期肺癌所致的上腔静脉压迫综合征，症见面、颈和胸部水肿，静脉怒张，呼吸气急，面色晦暗等。我常根据"肺为水之上源"和"通调水道"的理论，选用生麻黄 10～15g，葶苈子 15～20g，猪苓 15g，泽泻 15g，益母草 15～30g 等组成基本方，治疗上腔静脉压迫综合征，以宣肺泻壅，行瘀利水，常可收肿消喘减之效。又如肺心病心肺功能不全的患者，常因肺气不宣，气滞血瘀，水不得泄，而见全身高度浮肿，咳嗽喘满，舌质紫暗，肝脏肿大等。可用宣上泄下，活血化瘀的治法。我常用生麻黄 10～15g，南杏仁 10g，椒目 10g，防己 15～30g，红花 6g，益母草 30g，泽泻 15～30g，葶苈子 15～30g 组方治疗。此方对改善心肺功能，纠正心衰，消除水肿有较好效果。

此外，我在临床上治疗急性黄疸型肝炎湿邪或寒湿偏重者，喜用生麻黄"宣肺退黄"，比单纯应用"利湿退黄"效果要好。通过"宣肺"不仅可以使湿邪从外而解，同时还能通过肺的肃降，更好地发挥"通调水道"的功能，促使湿邪从小便而出，以达到加速退黄的目的。"宣肺退黄汤"的组成：生麻黄 10g，南杏仁 10g，薏苡仁 20g，石菖蒲 10g，溪黄草 20g，茵陈 30g。临床可随证加减变通。

关于麻黄的用量与用法，依我个人经验，如用于宣肺平喘，用量最少为 10g，儿童亦不低于这个用量，关键是要辨证准确。此外，少数病例服麻黄后，出现心率加快或轻度兴奋，遇有这种情况时，可不必停用麻黄，在方中加用生甘草 10～15g，以消除这种副作用。

洪广祥

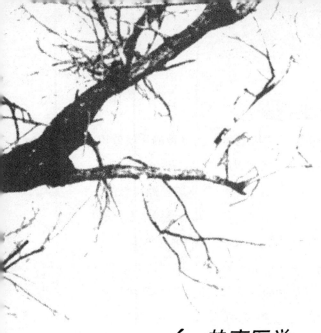

4 热衷医学

激情产生灵感　揣摩激发悟性

问:洪老,听说您跟着舅舅学徒的时候,边学习边琢磨,您是怎样揣摩激发悟性的?

洪老:1955年我17岁,被婺源县卫生局安排到县卫生院中医科任中医师,兼任婺源县卫生工作者协会的干事工作。同时又继续得到时任县卫生院副院长、婺源县著名老中医潘希璜舅舅的真传和指导。对舅舅的学术经验,我采取的方法一是看、二是背、三是琢磨,有关重点我必须记好笔记,有疑问的地方我还要大胆提问,舅舅对我这样的学习方法感到非常满意,甚至有些疑难病人先让我看,谈理法方药的思路。那时有些思路正合乎舅舅的想法,特别是我有一些创新方面的观点，受到了舅舅的赞赏。也正是这样的学习方法，使我在以后的学习、工作中受益匪浅。如有一位患者左下腹绞痛，伴呕吐黄水，曾用清利通淋、滋肾泻火等方药均无效。初诊所见，反复血尿二月余，左腰胀痛连及左下腹，无尿频尿急尿痛，舌质偏红暗，舌苔薄白，脉弦细。拟从瘀水互结，气机阻滞，不通则痛辨证论治。治法：化瘀止血，通淋利水，调畅气机。我记得当时我开的处方是：生蒲黄10g，槐花米20g，藕节炭20g，旱莲草20g，金钱草30g，冬葵子15g，石韦15g，白茅根30g，郁金10g，广木香10g，乌药15g。患者服4剂汤药后，解出绿豆大结石2颗，血尿已停，腰痛已除。这个病例是我当时抓住了"不通则痛"为急腹症疼痛的普遍规律，结合辨证和证候的鉴别诊断，确立"瘀水互结，气机阻滞，不通则痛"为其基本病机，采取化瘀以止血，通淋以利水，理气以止痛的治法，使石排、血止、痛定同步实现，临床疗效十分显著。舅舅认为我辨病与用药重在舒畅气机，理气药和化瘀药有助于尿路管道之松弛和扩张，局部血液循环的改善，从而使梗阻之结石易排出体外。实践证明，单纯应用通淋排石法，其排石率远不如理气排石法疗效显著。并称赞我辨病善于琢磨，用药善于变通，有灵性，有悟性。关于临床辨证，舅舅教导主要从"审病处、审病象、审病情、审病因"四个方面入手，他说："病邪相袭，必有其处；病邪发作，必有其象与情；病邪来源，必有其因。病处既分，则所属可明；病象、病情既说，则邪气可辨；病因既得，则知所自业，明所自去。"这种辨证方法，执简驭繁，实属临床辨证之要领。

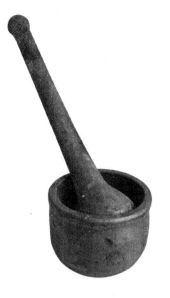

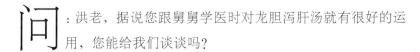

问：洪老，据说您跟舅舅学医时对龙胆泻肝汤就有很好的运用，您能给我们谈谈吗？

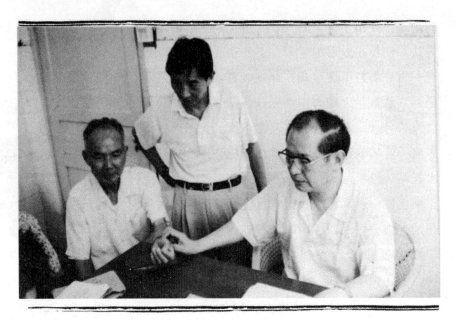

↗洪广祥教授在诊室接诊

　　洪老：龙胆泻肝汤出自《医方集解》，由龙胆草（酒炒）、黄芩、栀子（酒炒）、泽泻、木通、车前、当归（酒炒）、生地黄（酒炒）、柴胡、生甘草组成。具有清肝胆实火，泻下焦湿热之功。主治肝胆实火上炎证，肝胆湿热下注证。

　　清肝胆、利湿热，是龙胆泻肝汤的功能定位。我认为，凡属肝胆实火上炎或湿热下注所致的各种证候，均可使用。本方的适用范围较广，疗效确切，病症涉及临床各科。临证时，证候不必悉具，而以口苦溺赤、舌红苔黄、脉弦数有力为证治要点。方中药多苦寒，易伤脾胃，故对脾胃虚寒和阴虚阳亢之证皆非所宜。龙胆泻肝汤组方择药极有特色，充分体现了以中医药理论为指导，以临床疗效为基础，有较强的实用性，因而获得古今临床医家的高度认可。本方的功能主治定位非常明确，可操作性强。方中龙胆草大苦大寒，"专泻肝胆实火……善清下焦湿热"（《药品化义》），故为主药，并作方名；黄芩清肝、肺之火，栀子泻三焦之火。

二味苦寒清热，共助龙胆草以泻肝胆经实火，清利肝胆湿热；木通、车前、泽泻利水祛湿，使肝胆湿热从小便而出；然肝为藏血之脏，肝经实火，必伤阴耗血，故用生地黄、当归养血益阴以柔肝，使祛邪而不伤正；肝体阴而用阳，性喜条达而恶抑郁，火邪内郁则肝气不舒，故用柴胡舒畅肝胆之气，并能引诸药归于肝经；甘草调和诸药，以免苦寒伤胃，并可缓肝之急，以制其横逆之性。诸药合用，泻中有补，疏中有养，降中寓升，祛邪而不伤正，泻火而不伐胃。配伍严谨，照顾周到，堪为泻肝之良方。

又如我对《伤寒论》303条"少阴病，得之二三日以上，心中烦，不得卧，黄连阿胶汤主之"的认识，黄连阿胶汤由黄连、黄芩、白芍、鸡子黄、阿胶组成，仲景原用于少阴病阴虚阳亢证。"得之二三日以上，心中烦，不得卧"则是少阴病热化证的典型症状。证之于临床，还当有咽干口燥、舌红少苔或苔黄，脉细数等症。其病机应为素体阴虚，邪从热化，肾水不足，心火亢盛，心肾不交，水火不济，故"中烦，不得卧"。本证并非纯虚证，除有阴虚之虚外，尚有邪热之实，故治以黄连阿胶汤泻火滋水而交通心肾。

方中用黄连、黄芩之苦寒，清心火炽热，阿胶、芍药以滋养阴液，鸡子黄以镇心安神，五药相配，使火降水升，心肾相交，则心烦不寐自愈。本方以清火为主，滋阴为辅，只适宜于邪多虚少的少阴热炽而伤阴的病证，而不适用于虚多邪少少阴水亏火旺的病证。因为前者偏于外感邪实，而后者偏于内伤正虚。正如吴鞠通所说："壮火尚盛者，不得用定风珠、复脉；邪少虚多者，不得用黄连阿胶汤。"

本方证以心烦，舌红少苔，脉细数为辨证要点。从组方分析，本方药物由泻心汤减大黄加阿胶、鸡子黄、白芍而成，符合清火为主、滋阴为辅治疗原则，适用于邪多虚少，热炽阴伤的少阴病证。余临床常用于因火旺阴虚所致之失眠、高血压、心悸、焦虑症等，常获显著疗效。

洪广祥

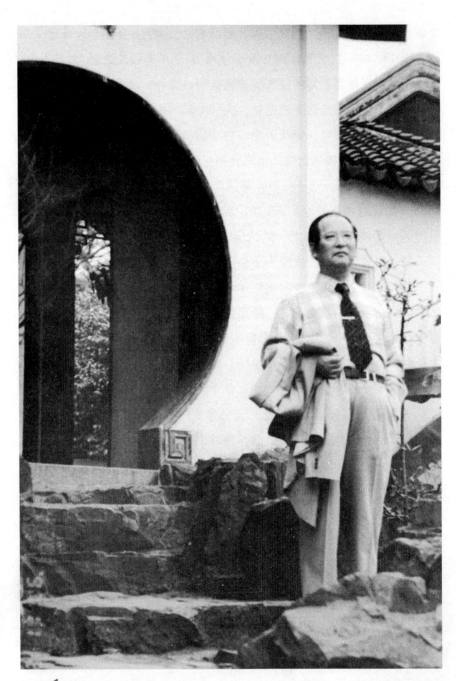

洪广祥教授在庐山白鹿洞书院

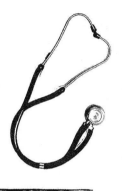

5 学贯中西
业精于勤

问：您是怎么考进江西中医进修学校的？听说您在学校学习方法很好，能给我们说说吗？

洪老：1957年我以全省第一名的优异成绩，考入江西省中医进修学校（江西省中医专科学校的前身，现为江西中医药大学），在学校学习时我认真勤奋，特别是对名老中医的学术经验，更是倍感兴趣，特别是我对万友生老师所教的《伤寒论》课程学得很好，受到万老表扬。1958年以优异成绩毕业，分配到江西省卫生厅中医药研究所文献研究室工作。我整理的中医学文献纲目清晰，条理清楚。我经常工作到深夜，多次受到上级表扬。

在中医进修学校我实现了学习方法的根本转

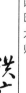

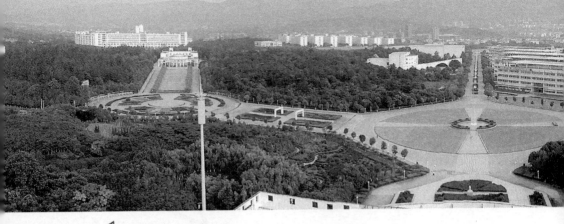

变，充分发挥学习的独立性、探索性。例如对《伤寒论》的学习，主要在证、理、法、方、药的连贯上，学习辨证论治的基础理论和基本知识，理解《伤寒论》的理论体系，掌握六经辨证论治的原则、方法及其规律。同时查阅国内外有关伤寒学理论和临床研究的文献资料，了解学科的学术前沿，扩大视野，开拓思路，促进自学、临床能力的提高。为此，针对教师课堂讲授内容体现的学科内容把握要点，学会运用，从而知道"是什么""不是什么""为什么"。只有这样，才能做到"不思量自难忘"。

提起学中医的背功，在理、工、农、医、人文诸学科中更是无出其右者。这方面我是有体会的：昔日年少学徒时，对中医基础理论尚未入门，师傅便责令终日背药性、背汤头、背脉学。我在中医诸门课程中，除了方剂（汤头）要求适当背诵外，别的知识都不要去背，而是要学通弄懂，掌握要点。中医经典著作精华居多，芜杂也有。除言辞古奥艰涩外，也有条文语焉不详，文义不明，甚至矛盾抵牾，大可不必只字不差地死记硬背。犹如学习马列主义经典著作，主要是领会和掌握基本立场、观点和方法，分析问题，指导实践就行。

在中医进修学校学习期间，我初步领悟了邪正消长与疾病虚实的关系，对我后来辨证论治的过程中产生了重要影响。我认为疾病的发生与发展过程，是正气与邪气做斗争的过程；邪正消长，既是人体与疾病斗争过程中的复杂变化，也是人体抵抗一切外来的致病因素，生理功能

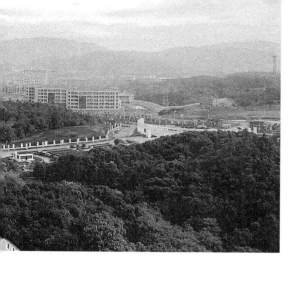

和病理变化的综合表现。中医所谓的"邪"，是指一切可能致病的因素；中医所谓的"正"，是指人体能够抵抗邪气的生理功能。邪气和正气的消长过程，尤其是正气的盛衰，是决定受病与否的主要因素，也就是外因决定于内因的意义，因而成为机体在发病过程中形成虚实证候的关键，同时也是决定治疗方针的重要标准。

问：洪老，邪正消长与疾病虚实的关系，是具有特色和优势的中医理论，您在临床中是如何处理标本虚实关系的呢？

洪老：邪正消长与疾病虚实的关系，是最具特色和优势的中医理论，对正确认识疾病的发生与发展，确定和实施治则和治法，权衡补虚泻实的力度，正确处理标本虚实的关系等方面，有着极其重要的指导作用，对提高中医药临床疗效有着举足轻重的影响。余在临床上应用这一重大理论处理复杂的临床问题每能获得较好的疗效。现就邪正消长在疾病发生发展过程中的重要意义，作一初步探讨。

问：洪老，您是如何理解正气和邪气的？

洪老：所谓的正气，是指人体的元气或正气而言，它司掌着人体生长、运化、吸收、排泄等各种正常生理活动，同时具有抗御病邪能力和促进疾病向愈的重要功能。人体正气充沛、体质强壮，当然对邪气的抵抗力也强，即"正气存内，邪不可干"。如果正气不足，不能抵抗邪气，而使邪气占于优势，就不免要发生疾病，即"百病趁虚而入"。这就是说，任何致病因素必因人体正气之虚，才可乘虚而入。由此可见，正气对于人的生存和防御疾病，有着莫大的关系。所以在日常生活中注意保持正气的充沛，是预防和摄生的主要任务。

凡能影响人体正常生理机能，导致疾病发生的一切因子（包括外感六淫和内伤七情）皆可谓之邪气。

外感六淫，是指风、寒、暑、湿、燥、火六种自然界反常气候的变化。一般来说，人感受了这种非时之气，而发生疾病的，中医称为外因。但人之病与不病，并不是单纯的"六淫"邪气的作用，因为这仅仅是外因的一方面；另一方面，人体的适应机能，对是否接受外因的影响，起到决定性的作用。

内伤七情，就是指致病的精神因子。如喜、怒、忧、思、悲、恐、惊等七种异常情绪的变化，超过人体适应能力时，即可成为致病的内在因素。中医学认为，精神与形体、情志与内脏，具有密切联系。如《黄帝内经》云："肝主怒、心主喜、脾主思、肺主忧、肾主恐。"当这些情志变化超过一定限度时，就要影响到内部脏器的正常机能而出现各种不同的病变。如"怒则气逆，喜则气缓，悲则气消，恐则气下，惊则气乱，思则气结"，说明异常情绪的过度活动，都会引起机体正常生理功能的紊乱，因而也就削弱了机体对外界因素刺激的防御能力，导致疾病的发生。总的来说，内因——七情在发病学里仍然是作为发病的条件，在机体正虚的情况下，才能发挥致病的作用。

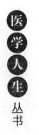 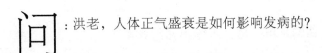

问：洪老，人体正气盛衰是如何影响发病的?

洪老：中医学对于发病的认识，是建立在整体观念的基础上，根据机体和自然环境相互联系的事实，提出了"邪之所凑，其气必虚"，"正气存内，邪不可干"，以及"风雨寒热不得虚，邪不能独伤人"等等论点，充分说明正气的盛衰是决定受病与否的主要因素。这就是说，人体抵抗力充实，邪气就不能为害，纵然有不正常的气候（六淫）和一般传染病，也是不易侵犯的；反之，如果人体正气不足，虽是正常的四时六气，也可能招致疾病的发生。例如肺炎病的发生，必须有肺炎双球菌对机体的作用，但是同样的肺炎双球菌侵入不同的人体，有的人发病，有的人不发病，发病后，病程经过的严重程度也因人而异。这与机体本身的特性有关，亦即是正气的盛衰，起着决定性作用。又如《黄帝内经》云："有人于此，并行并立，其年之长少等也，衣之厚薄均也，卒然遇烈风暴雨，或病或不病，或皆病或皆不病，其何故也？"这就是说，在同样病源、同样气候、同一环境的影响下，有的人发病，有的人不发病，这就与人体的正气强弱有关；其所以不致病的原因，是由于"正气存内，邪不可干"，其所以能致病是"邪之所凑，其气必虚"。由此可以说明，中医学对于发病学的认识，是与外因是变化的条件，内因是变化的根据，外因通过内因而起作用的原理相符。中医强调内因（正气）的主导作用，但又不排除外因在一定条件下的致病能力；它与唯"体质论"者认为疾病的发生，完全归咎于机体，而忽视了外因对机体所起的作用是完全不同的，它与"外因决定论"者只承认外因致病，而忽视机体（内因）的主导作用，更无相同之处。

基于上述，疾病的发生，主要关键是体内正气的盛衰；但病邪侵入人体后，又能进一步损伤正气，使病情向坏的方面发展。所以，我们在认识疾病的发生与发展时，固然要重视"正气"的主导作用，但作为致病因素的条件——外邪，也是不可忽视的。

走近国医大师

洪广祥

25

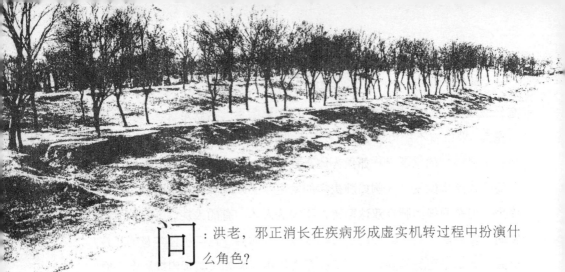

问：洪老，邪正消长在疾病形成虚实机转过程中扮演什么角色？

洪老：中医学以正气和邪气的盛衰消长，来说明疾病的发生和转归。人体受到邪气入侵以后，机体内的正气，必立即与之抵抗（这就是所谓的正邪相争）。因此疾病的发生，就是正邪相争的结果，而疾病过程中，所表现的症状，就是正邪相争过程中消长的反映。在正邪相争过程中，正气与邪气是互为消长的，正长则邪衰，正消则邪长。正邪的消长，反映出两种不同的病理现象，这就是"虚证"和"实证"。《素问·通评虚实论》说："邪气盛则实，精气夺则虚。"虞花溪说："夫病有虚实，虚因正气不足，实因邪气有余。"这就是通过邪正消长的趋势来论证疾病的虚实。病邪势盛，正气尚充，所表现的为实；正气因抵抗病邪而衰变的为虚。也就是说，在邪正相争的过程中，如果正气战胜了邪气而正气不衰弱，疾病就可以衰减，或趋向痊愈；如果邪气猖獗，正气没有战胜邪气，而正气也不衰弱，就形成实证；如果抵抗力弱，正不胜邪，病势就会增剧；由于病势增剧，正气也就更加削弱而成为虚证。所以"虚""实"是体质结合病理变化的共同反映，是疾病过程中正气与邪气消长的标志。

所谓"虚证"，是机体正气虚弱，病理机能表现为不足、衰退等，如临床上所说的阴证、寒证，即慢性、退行性、机能衰减性疾病，都称为虚证。其临床表现通常为手足不温、下利清谷、腹痛喜按、小便不禁、嗜卧食少、胆怯健忘、语言低微、体质衰弱、面白气短、舌质胖嫩、脉搏无力等。如《伤寒论》中的四逆汤证、理中汤证，都是虚证。

所谓"实证"，是邪气亢盛，病理机能表现为有余、强实等，如临床上所说的阳证、热证，即急性、进行性、机能亢进性疾病，都称为实证。其临床表现主要为高热、烦躁、谵语、腹痛拒按、大便秘结、小便热痛、体质壮实、面赤气粗、语言响亮、舌苔坚敛、脉搏有力等。如《伤寒论》中的麻黄汤证、白虎汤证、承气汤证，都是实证。其次虚有阳虚、阴虚，实有表盛、里实之分。

关于虚实的辨证，总的来说，不外阳证多实，阴证多虚。具体来说，外感病多为实证，内伤病多为虚证；初期多实，末期多虚。不过这只是就一般情况而言，不能认为这是一种规律。外感病初期，用参苏饮、人参败毒散是为外感虚证而立法；内伤病后期，用大黄䗪虫丸就是为内伤病（五劳虚极）后期的干血症（实证）而立法。由此可见，虚实证候，不仅可以出现在外感疾病的任何阶段，而且可以出现在内伤疾病的任何阶段，每一种疾病的发展过程中，都有可能引起虚实的转化。其转化的结果，决定于邪正双方力量的对比和治疗的适当与否。例如身热、汗出、口渴、烦躁等里热实证，是邪正相争，势均力敌的阶段，在这个时候，如果正气战胜了病邪，就会脉静身凉，获得痊愈；如果高热持续，津液耗竭，正气溃散，那么就要由实转虚，呈现亡阳脱液的虚证。再如下利清谷，恶寒蜷卧，手足厥冷里寒虚证，是病邪深入，正不胜邪的严重阶段。这个时候，如果正气无从恢复，就会亡阳，断绝生命；如果正气得以恢复，继续与邪气搏斗，那么就会由阴转阳，而有下利自止，手足转温的中阳恢复之兆，也是正气自然恢复的良好现象。以上两个例子，是疾病本身的机转。其次治疗措施的恰当与否，也是虚实转化的主要原因。在临床上，如果对疾病治疗不当，人体正气被外来药物所夺，病证就会由实转虚；反之，如果药证相符，治疗得当，就可使疾病趋向痊愈或使虚证转为实证。如仲景《伤寒论》62条云："发汗后，身疼痛，脉沉迟者，桂枝加芍药生姜各一两人参三两新加汤主之。"此条是说明由太阳病过汗而致汗多、身痛（因过汗损耗阴液，筋脉失养所致）、脉迟等虚证表现。

这就是因误治而正气外夺，由阳转阴，由实转虚的一种不良现象。因此，治疗的措施恰当与否，与疾病的转归有着莫大的关系。

此外，在虚实的转化过程中，某些严重而较复杂的疾病，往往出现特殊的混乱现象，似虚非虚，似实非实，虚中有实，实中有虚，虚实混淆，错综互见，每易迷惑辨认。如李中梓说："至虚有盛候……大实有羸状……辨之不可不清，治之不可不审。"因此，我们在临床上见到这些复杂情况时，应该细致地分析研究，辨其假象，识其真因，从而正确认识现象的本质和现象的规律，透过疾病的外部表现形式，揭露疾病的本质，只有这样才能够正确指导临床。

问：洪老，在临证过程中如何根据邪正消长来决定治疗方案？

洪老：中医学在临床治疗中，也是根据邪正消长，虚实转化的病理机制来确定治疗的。因此"扶正""祛邪"是中医重要治疗原则之一。

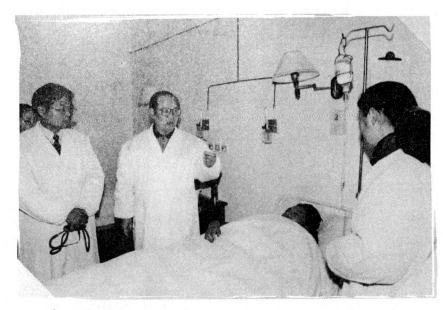

↗洪广祥教授在查房

所谓"扶正""祛邪"则不外乎"攻"和"补"二法。《黄帝内经》早就提出了"实则泻（攻）之，虚则补之"的治疗法则。攻"实"便是"祛邪"，即采取各种治疗手段（如汗、吐、下等法），消除致病因子，排除病毒，停止病理发展而阻遏病势。"补虚"便是"扶正"，即补养人体正气的药物（如滋阴、补阳、益气、补血等药物）配合营养物品来增强体质，提供机体自身防御能力。但"攻"和"补"，"扶正"和"祛邪"之间，又有联系。"扶正"，是直接支援了机体的抗病能力，抵抗力增强了，自然便可以祛除邪气，即"正旺则邪气除"，"正复邪自退"，所以扶正即可以祛邪。反之，"祛邪"是消灭病源及机体的有害反应，其结果自然也就间接地帮助机体功能恢复正常，因此祛邪也就可以扶正。

问 :洪老,1978 年至 1983 年是您在江西医学院及一附院学习、工作的阶段，这一阶段您有什么沉淀和心得吗?

洪老：这一阶段正是我不断积累经验，不断沉淀思考的阶段。这一阶段，我坚持以中医药理论为指导，以临床实践为基础，以客观疗效为依据，信守辨证原则，创新思维方式，认真专研治学，发表了一些学术论文。尤其是对大黄的研究及哮病的防治研究和内科急症的处理，有一些沉淀和心得。我在工作之余，把我的临床心得撰写成论文发表，供同行参考。这期间我发表的论文有：《大黄粉治疗上消化道出血的探讨》《中医药治疗内科急症的新进展》《80 例肺癌中西医结合诊断分型的探讨》《全国中医内科急症经验交流会议论文综述》等，其中《大黄治疗上消化道出血的探讨》被评为省级优秀论文。在临床实践中，我师古不泥，勇于创新，首先提出气阳虚弱是哮喘发作的重要内因，痰瘀伏肺是哮喘发作的夙根，外感六淫是哮喘发作的主要诱因的观点，并在古方平气散的基础上创制了平喘止哮新方蠲哮汤——后开发为国家新药蠲哮片，在国内外引起了比较强烈的反响；对慢性肝炎的治疗也积累了不少经验，主张在整个病程中治疗以清利湿热、活血化瘀为主，取得了显著疗效。

走近国医大师

洪广祥

· 29 ·

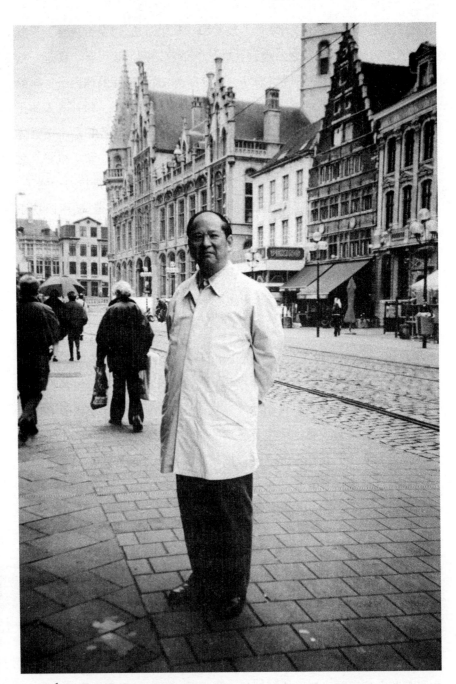

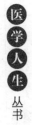

洪广祥教授在比利时街头留影

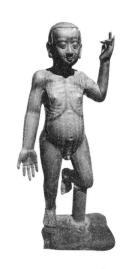

6 勤求博采
以求中西贯通

问：洪老，您参加工作以后，到一附属医院工作之前，还参加了由周恩来总理亲自发动领导的防治老慢支的科研工作，您能给我们谈谈吗？

洪老：1959 年至 1961 年期间，我参加了"全省中医中药、草医草药的献方献宝"活动，深入到兴国老革命根据地进行民间草医草药的调查和收集，并对民间草医草药进行了深入研究，我发现"鸡尾草"有解毒作用，研究出"鸡尾酒万能解毒剂"。后来又参加周恩来总理亲自发动领导的防治老慢支科研工作，发现"牡荆子"有化痰、止咳、平喘的作用，研究出"牡荆油丸"治疗慢性支气管炎，并在北京、德兴等地临床应用，收

走近国医大师

洪广祥

到满意的效果。

问：洪老，我很好奇，您既然将中医为主要研究方向，为什么后来又用 4 年的时间攻读江西医学院医疗专修班呢?

洪老：我从江西省中医进修学校毕业之后，就参加工作了。参加工作的时候遇到一些病例，有了一点感悟。因此决定还要继续深造，边工作边深造。之后我又继续就读于江西医学院医疗专修班，攻读西医 4 年。我攻读西医不是放弃中医，而是为了实现学术上的中西贯通，更好地专研中医。

其实，中医、西医并不是像常人所理解那样完全的泾渭分明，中医学与西医学虽然理论体系各异，但有相通之处，可以相互借鉴，取长补短，促进中医学术发展。我认为在实践中，坚持辨证论治的前提下，应该大胆地吸收利用先进科技手段和现代医学知识，发挥西医辨病求因和鉴别诊断的优势，努力掌握西医基础理论和实验检查手段来弥补中医的不足。像我在临床中常常采用中西医两种理论来指导诊病辨证，并在辨证用药的前提下，很重视选择一些已被现代医学证实了的，具有某些药理作用的药物，从而使得疗效不断提高。比如我在治疗过敏性哮喘时，常选加一些具有抗过敏作用的药物，如路路通、卫矛、防风、苦参、乌梅等；治疗慢性肝炎，在辨证用药的基础上重用生山楂、赤芍改善肝脏的纤维化，并喜用槐米等改变毛细血管脆性，防止慢肝患者齿衄现象；治疗白细胞增多症，在辨证施治的基础上，加用青黛、败酱草，常收到良好的疗效。

问：洪老，您既专研了中医，又研习了西医，在您看来中医有什么特点呢? 您是如何发挥中医的优势呢?

洪老：中医学的一个重要特色，是它既不同于一般的"对症治疗"，也不同于现代医学的"辨病治疗"。在理论上，它提出一个独特的概念——

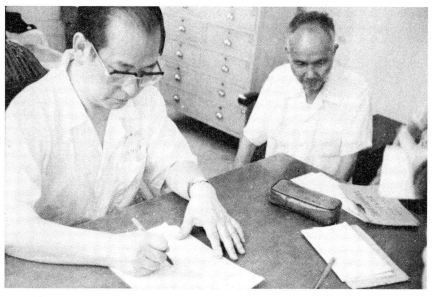

↗洪广祥教授认真听取病人病情介绍

证，它不同于西医的"病"或"症"，它概括了病位、病性、病机、病势、转变以及人体的抗病能力和修复能力等。其特点是强调整体性，强调动态性，抓住了疾病过程的本质规律。在方法上，辨证论治的特点，主要是一个"辨"字，一个"统"字。辨，即在对立统一观念指导下的系统调节方法；同时，又把两者结合起来，形成矛盾分析与系统分析的统一。中医的各种辨证方法，都是这一基本方法的具体体现。这种方法的科学之处，就在于它符合疾病发展的实际过程，符合事物发展的客观规律，不是立足于局部，而是从运动的整体出发，在多因素、多变量的交叉作用中，去认识和分析病因作用于机体所产生的整体反应。辨证的过程，就是分析判断致病因素对机体的发生、损伤、发展、转归的变化过程，它自始至终贯穿着正邪不断斗争的变化过程。中医以独特的中医理论体系和中医药学方法为病人服务。

举个例子吧：那是 1983 年 5 月 5 日，有位 26 岁的女患者，住院

走近国医大师

洪广祥

33

号112426。入院时主诉：腹痛伴呕吐月余，加重7天。病情经过：患者于4月9日突发上腹阵发性疼痛，伴呕吐。同日突然"发闭"，手足抽搐，两眼向上斜视，人事不清而入当地中医院治疗。住院6天，上述症状未能缓解，而转入县人民医院治疗，诊断为"痫病""蛔虫症"。经用驱虫、镇静、解痉止痛，及中药、针灸等治疗后驱出蛔虫数条，发闭、抽搐已止，唯阵发性上腹疼痛加剧，持续时间长，发作频繁，日4～5次，伴恶心呕吐，初为胃纳容物，继而黄绿色苦水，混有黏液痰，且上述症状逐日加重，由县医院转来我院内科急诊室，收入我科住院治疗。

值班医生记录：上腹部阵发性疼痛，痛时喜蜷卧，拒按，辗转不安，伴四肢厥冷，出冷汗，恶心呕吐，不能进食，食入则呕，以吐出为快，口苦口干，不欲饮水，大便干结，小便短赤，舌质淡红，苔薄黄，脉细。1980年患"胆道蛔虫症"。

体检：急性面容，痛苦表情，腹软，肝脾未扪及，满腹有压痛，无反跳痛。白细胞$5.0×10^9/L$，中性84%，淋巴16%。大便常规无异常，检见鞭虫卵0～1。胃镜检查提示表浅性胃炎。经管医生按蛔厥辨证论治，以乌梅丸为主方进行治疗，服药2剂，腹痛为前，有时需临时给予阿托品以止痛。灭吐灵以止呕，但1小时后腹痛、呕吐又依然再现。

5月6日科主任总查房：患者满腹挛痛，无明显拒按，腹柔软，大便今日已解，稀软便，呕吐，口干口苦，面色无华，精神软弱，两眼无神，心烦易惊，夜寐不安，舌质偏红，苔少，中有少许裂纹，脉细略弦。遵照《黄帝内经》"肝苦急，急食甘以缓之"的理论，建议甘麦大枣汤、百合地黄汤、芍药甘草汤三方合用，共奏缓急止痛之功。5月7日经管医生仍坚持从蛔厥论治的方案，继

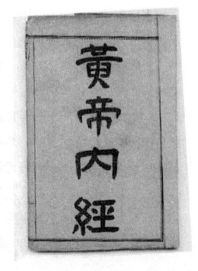

续用乌梅丸主方加减，并给予补液等对症治疗，患者腹痛仍未能缓解。

5月10日本人查房：症仍为前述，大便三日未解，胃脘隐痛灼热，必须运用"肝苦急，急食甘以缓之"的理论指导用药，并提出治疗方案：炙甘草10g，淮小麦30g，红枣6枚，百合30g，生地黄10g，白芍30g，北沙参15g，石斛15g。4剂。

5月12日起服用，药后腹痛缓解，不呕吐，能进食，精神转佳，舌苔分布均匀，舌质淡红，病情稳定，患者于5月16日痊愈出院。本案以腹痛、呕吐为主症，经中西医治疗未能获效。从患者证候特点分析，可归纳为四个方面：一为阵发性腹痛，以挛痛为主，无明显拒按，腹柔软，大便时软时干；二为伴见手足抽搐，两眼向上斜视，且见短暂性人事不清，心烦易惊，夜寐不安等神经精神症状；三为恶心呕吐，进食则甚，以吐出为快，有时胃脘隐痛灼热；四为面色无华，精神软弱，两眼无神，口干口苦，不欲饮水，舌质偏红苔少，中有裂纹，脉细略弦。从以上证候来看，辨证病位应责之于肝。由肝及胃，以致肝胃失和，胃失和降。肝之生理特性，为体阴而用阳。肝为风木之脏，易阳化风动。肝又主筋，筋脉柔润，需赖肝阴之濡养。若肝阴不足，筋脉失养，易致经筋挛急。从本患者舌红苔少，中有裂纹，脉细弦来看，显然其腹挛痛与肝阴不足，经筋失养有密切关系。足厥阴肝经由小腹挟胃两旁。肝与胃在生理病理上关系紧密。肝实传脾（胃）已为大家所熟知，其实肝虚也可传脾（胃）。肝脏虚寒可波及脾胃，肝阴不足，阴精亏损，亦能影响脾胃，尤其与胃更为相关。因胃为阳腑，喜润恶燥，其胃气和降，又需赖胃阴之濡润，以保持阴阳平衡，气机调和。本患者的肝阴不足，可能是因肝郁化火（热），肝阴暗耗所致。肝为刚脏，喜条达而恶抑郁。郁则易犯脾克胃，必致脾胃升降失常。患者腹痛、呕吐等症，显然与气机紊乱，升降失常也有密切关系。故患者恶心呕吐进食则甚，且以吐出为快，并见短暂性的情志症状，说明气郁是存在的。其肝阴不足，又是与气郁化火，火灼阴液有关。由于久病伤正，气阴两伤，故患者呈现一派

洪广祥

虚象，且以脾胃虚的见证为主，说明"肝病传脾"理论的正确性。

本案的治疗根据《黄帝内经》"肝苦急，急食甘以缓之"理论，应用甘麦大枣汤、百合地黄汤和芍药甘草汤加减治疗，效如桴鼓。用甘麦大枣汤以缓肝之急，又养肝之体，使之躁急弛缓。对肝郁化火，伤阴耗液，心脾两虚所致之证候，有良好的养心安神、和中缓急之功。张仲景用于治疗妇人由于脏阴不足所致的脏躁证。是一张治心病、养心气、泻虚火的好方子，也是肝苦急，急食甘以缓之，损其肝者缓其中的好方子。叶天士在甘缓和潜阳息风诸法中，用之最多。芍药甘草汤酸甘化阴，柔肝缓急，调和肝脾。临床对因挛急而引起的疼痛，效果显著，是一张缓急止痛的著名方剂。再配合百合地黄汤加北沙参、石斛益胃生津，养阴清热以和胃止呕。患者服药数剂则腹痛呕吐顿除，痊愈出院。由此可见，正确运用中医药理论指导临床，实属提高疗效的关键。

问：洪老，我注意到您很强调中西医结合，您是如何认识并促进中西医结合的呢?

洪老：这个问题我认为首先要保持和发扬中医特色。保持和发扬中医特色，首先要依靠中医本身的力量和水平，鼓励和支持中医工作人员在实际工作中把保持和发扬中医特色的重任担当起来，把调整人的整体功能作为诊断治疗的根本着眼点，强调人的个体以及地区、天时的差异性，在临床治疗上始终贯穿着因人、因地、因时制宜的特点。立法时要考虑寒热虚实表里升降的因素；选方时要考虑对症和体质的因素；议药时要考虑四气五味，君臣佐使等，在理论和实践两个方面同时提高水平，才有利于在实际工作中发扬中医特色。与此同时，还必须加强中医、西医、西学中和其他学科人员之间的团结合作，这不仅是由于医学科学本身是多种学科的综合，而且也是客观实际的需要。尤其在科学研究中，中医科研方法应当在实践中不断发展和更新，其基本原则应是继承、移植、创新相结合。就是说，要以继承传统方法为基础，积极移植现代科学（现代医学）的方法和手段，创造能体现中医特点的新方法、新手段、新技术；在实验研究方面，更需要各方面力量互相配合，协同作战。提倡保持和发扬中医特色的目的，是为了提高中医药的学术水平和发展中医事业，是为更好地保障人民的健康服务。因此，我认为中医和西医、西学中以及其他科学人员，应该加强团结合作，为了这个共同的目标而贡献力量。

问：洪老，您在 20 世纪 70 年代和 80 年代初期，与西医外科合作进行了急腹症的中医结合临床研究，取得了满意的临床疗效，您能跟我们谈谈这方面的体会和经验吗？

洪老：急腹症是以急性腹痛为主症的腹腔脏器疾病的总称，它是以急性剧烈腹痛为特征，并伴有胃肠功能紊乱或急性全身常见的多发病，具有起病急、发病快、病情重、变化多和病因复杂等特点。包括的病种甚广，在外科范围中，较常见者为急性阑尾炎、急性胆囊炎、胆石症、胆道蛔虫病、急性肠梗阻、溃疡病急性穿孔、急性胰腺炎等。

中医学对急腹症虽无专篇论述，但这些疾病在中医学中则包括在"腹痛""结胸病""蛔厥""肠结""寒疝"诸病中，以及"胃脘痛""呕吐""便秘""黄疸"等症状中。中医文献不仅对这些病症的病因、证候有大量的记述，而且积累了宝贵的治疗经验。如汉代张仲景的大黄牡丹皮汤、薏苡附子败酱散、乌梅丸、大承气汤、大柴胡汤、三物备急丸等，这些方剂一直沿用到今天，证明它们仍然有较好的疗效。

我在 20 世纪 70 年代和 80 年代初期，与西医外科合作进行了急腹症的中西医结合临床研究，取得了较为满意的临床疗效。现就中西医结合治疗急腹症的体会和经验，重点对急腹症的辨证与治疗作一介绍。

走近国医大师

洪广祥

37

问：洪老，您能否给我们讲讲急腹症的病因病理？

洪老：急腹症的发生原因，主要有下列几个方面：

饮食不节（暴饮暴食或嗜食膏粱厚味，或恣食生冷），损伤脾胃，脾胃运化失常，继之六腑传化无能，糟粕内聚，生湿生热。

寒温不适，致使外邪（寒、湿、热邪）蕴结于内，经络阻隔，气血凝滞。

虫积、结石或粪块阻塞，致使腑气通降失常，肠道传化不利。

情志内伤，暴怒伤肝，忧思伤肝，忧思伤脾。脏腑相为表里，脏有病则腑之脉络内气血乖违，壅塞不通。

上述这些因素，都能引起脏腑气机阻滞而发病，病变的主要脏器以腑为主。

六腑为传化之腑，《素问·五脏别论》说："六腑，传化物而不藏，故实而不能满也。"六腑的基本生理特点是"以通为用"。其气机运行是"泻而不藏""实而不满""动而不静""降而不升"，以通降下行为顺，滞塞不通为逆。急腹症的病理，主要是脏腑气机阻滞，尤其是腑气的通降失常。这种突发的腑气通降失常，痞塞不通，导致了气机壅塞，"不通则痛"。因而急性腹痛也就成为急腹症的主要症状。"不通"的病理基础是什么？主要是气滞血瘀。因为"气为血之帅""气行则血行""气滞则血瘀"，血液的运行，与气的机能密切相关，气机郁滞，可使血液阻滞而成"血瘀"。血瘀又能加重气机郁滞，两者常互为因果。一般来说，气滞为血瘀的先兆，血瘀是气滞的发展。急腹症的病理由气滞到血瘀，标志着急腹症发展演变过程。气滞血瘀，郁久则能化热，热积瘀滞不散，可引起局部血肉腐败，酝而成脓；甚则热毒炽盛，伤阴损阳，正虚邪陷，而出现厥脱的危急局面。

从现代医学看，急腹症的病理也主要是梗阻不通和局部炎症。由于梗阻促进了细菌繁殖，加重了炎症，而炎症的组织水肿，又进一步引起梗阻，两者常互为因果。因此，从中西医两方面来看，"不通"都是急腹症所具有的共同规律。临床实践证明，只有贯彻"以通为用"的总则，才能有效地促进六腑气机运行协调而恢复"以通降为顺"的共同生理，使机体从病理状态恢复到正常的生理状态。

问：洪老，急腹症属临床急症，您如何做到辨病与辨证相结合？

洪老：外科急腹症在临床上具有发病急、变化快、病情重的特点，"暴病属实"，故外科急腹症大多数为实证，仅有部分病人在疾病后期或因其他因素之影响而表现为实中有虚、虚中有实、虚实夹杂等情况。从脏腑来说，则以肝胆、脾胃、大小肠等见证为最多，其中以腑的见证为主。根据外科常见急腹症的临床表现，归纳起来，可概括为以下五个基本证型。

（一）气滞证

临床上多见腹部胀痛或窜痛，或痛无定处，嗳气或矢气、排便后胀痛减轻，伴有恶心、嗳气、肠鸣、纳呆，舌苔薄白，脉象多弦。

急性阑尾炎、胆囊炎、胆石症、胰腺炎、肠梗阻轻症或早期阶段常见此类证候。急腹症所见的气滞证候，类似现代医学腹部脏器机能障碍为主的病理生理表现。

（二）血瘀证

临床上多见腹痛呈持续性隐痛或卒然痛剧，痛点固定不移，痛如针刺、刀割，腹部有压痛或拒按，或可触及实质性包块，或大便紫黑，舌质紫暗或 有瘀斑，脉象多涩。急腹症所见

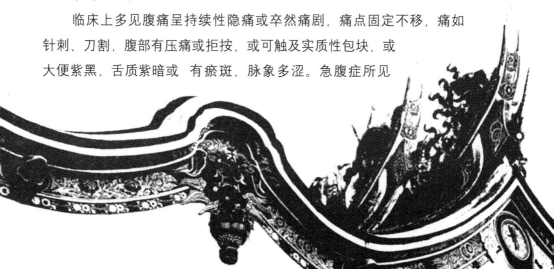

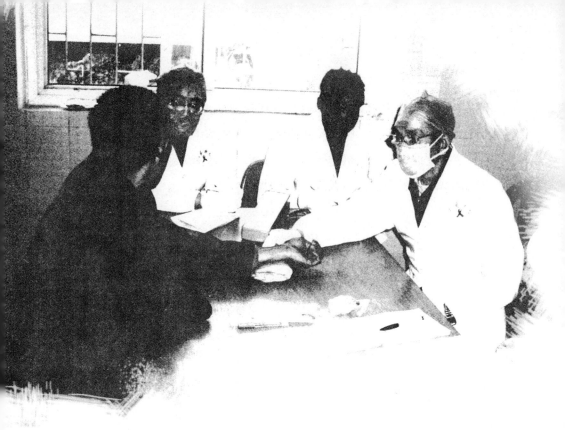

之血瘀证候，类似现代医学腹部脏器的器质性病变伴有血运障碍的病理表现。

（三）热壅证

临床上多见持续性腹痛或有阵发性加剧，伴发热，口渴，恶心呕吐，腹部有明显压痛，或反跳痛、肌紧张。

如热结腑实，则大便秘结，腹部胀满，常可触及疼痛的肿块（如阑尾包块或肿大之胆囊），舌苔黄厚而干燥，舌质红，脉洪数或滑数。

急腹症所见的热壅证候，类似现代医学急性感染所致的炎症表现。大多数急腹症属于此类型，如急性阑尾炎、胆囊炎、胆石症、急性胰腺炎以及各种原因引起的腹膜炎。

（四）湿热证

在临床辨证时需注意辨认湿偏重，还是热偏重。急腹症患者热重于湿者多，湿重于热者少。由于湿热蕴结的部位不同，其临床表现也不完全一样。如肝胆湿热则多见两胁胀痛，引向肩背，恶心呕吐，脘腹胀满，发热或寒热交作，大便秘结，小便短赤，口苦口干，全身发黄，舌质红，舌苔黄腻，脉弦滑数；脾胃湿热则腹闷疼痛或按之作痛，口苦口黏，大便秘或腹泻秽臭，便后不爽，舌苔黄腻，同时还可有黄疸、发热、口渴不欲饮、小便短赤等。肝胆湿热和脾胃湿热均可出现黄疸，但前者以胁痛明显，后者以消化道症状明显，可助鉴别。膀胱湿热则尿频、尿急、尿痛、尿黄浊或尿血，并可伴见发热，腰痛，苔黄腻，脉滑数等。

急腹症所见的湿热证候，常见于胆囊炎、胆石症、炎症型胆道蛔虫病、尿路结石或合并感染、胆道感染合并胰腺炎等。

（五）虫积症

症见腹痛时发时止，痛时转辗不安，甚则肢冷汗出，痛定复如常人。如虫积在上则上部钻顶样剧痛，呕吐频繁，甚则吐蛔；虫积在下，则绕脐作痛，腹部或可摸到条索状块物（蛔虫团），按之柔软。发病以儿童为多，常见面黄肌瘦，面、舌、眼白可显虫斑，或有呕蛔、便蛔。急腹症所见的虫积证候，常见于胆道蛔虫症、肠道蛔虫症及蛔虫团堵塞肠道形成之肠梗阻。

上述五个证型临床上有时可两型或数型同时出现，且互为因果，互相转化，互相兼夹。辨证时要注意区别主证和兼证，主要矛盾和次要矛盾以及它们之间的因果关系，才能使辨证准确，治疗得当。

中医中药治疗急腹症，重要问题在于明确手术疗法和非手术疗法的适应证，坚持辨证论治的基本原则，立足于整体，重视局部，局部与整体相结合。外科急腹症多属实证、腑症、里症、热症。根据"六腑以通为用""通则不通"的生理病理规律，"通"就成为急腹症共同的主要治法。如何理解"通"法？《医学新传》说："夫通则不痛，理也。但通之之法，各有不同。调气以和血，调血以和气，通也；上逆者使之下行，中结者使之旁达，亦通也；虚者助之使通，寒者温之使通，无非通之之法也。若必以下泻为通，则妄矣。"由此可见，"通"法的含义很广，凡属调理气血、舒畅气机、补虚泻实等，以达到祛除病邪、恢复脏腑正

走近国医大师

洪广祥

41

常生理功能的治法，均属"通"法范围。

问：洪老，通里攻下法作为急腹症的主要治法，您能说说它在临床上的具体应用吗？

洪老：可以。通里攻下法又称泻下法。凡用攻下药为主的方药以排除体内停滞有形之邪的方法称通里攻下法或泻下法，它是治疗急腹症的主要方法。因为"里实证"是急腹症常见的临床表现，通里攻下是针对里实证而采取的治法，即《黄帝内经》所谓"实则泻之"之意。

由于攻下药的作用有峻、缓之别，性味又有寒热之异，故一般将其方药分为寒下、温下、逐水、润下四类。在急腹症中应用最广的是寒下，为节省篇幅，这里重点介绍寒下在急腹症中的具体运用。

寒下属于峻下范围，常见于急性腹腔炎性疾患，如急性阑尾炎，急性胰腺炎，急性胆囊炎，腹腔脓肿以及急性肠梗阻（痞结型、瘀结型早期）等疾病。这些疾病的病情虽然不同，但其共同点都是里实热证，因而都可用寒下法进行治疗，以达到下热、下实的目的。所以寒下法在急腹症中具有广泛的运用，并常与清热、理气法合用。

寒下的代表药物为大黄、芒硝，它们都是治疗阳明腑实证的主药，其中大黄不仅有泻下作用，还具有泄热、泄火、解毒、祛瘀等作用，并有较强的抗菌消炎功能。因此，大黄是治疗急性腹腔炎性疾患时最常用的主药。在急腹症的初期，即使大便正常，亦可应用。不过，在一般情况下用量不宜过大，得利即可。如果里实热证较甚者，大黄的剂量宜大，得快利而后方止。

据现代研究资料，大黄的致泻作用，主要是由于其所含的结合性大黄酸类物质刺激肠壁，引起肠壁收缩，分泌增加，而发生泻下通便作用。实验还证明，大黄煎煮过久，结合性大黄酸遭到破坏，其泻下作用就会减弱；因大黄中还含有大量鞣酸类物质，反有收敛作用。临床使用生大黄时，后下（煎）的目的就是取其泻下作用，正如古代医学家李东垣所说："大黄苦峻下走，用之于下必生用。"

芒硝，咸苦大寒，能润燥软坚，故能通燥结；又因其性寒降下，故能去大热，为肠胃实热结滞，腹痛、胀满、便秘等症常用之品。它常与大黄配合运用，即《黄帝内经》所述"热淫于内，治以咸寒"之意。

芒硝的致泻作用，即是硫酸钠的致泻作用。这是因为芒硝中某些离子不易为肠壁所吸收，在肠内形成高渗而阻碍肠内水分的吸收，所以肠内保持着大量的水分，因而使肠内容物变稀薄，容积增大，刺激肠黏膜感受器，反射性地引起肠蠕动亢进而产生泻下作用。由此可见，其泻下的快慢，除取决于剂量的大小外，还有利胆作用，能增加管道分泌，促进管道蠕动，松弛括约肌。因此，芒硝又是胆道疾患，尤其是胆石病的常用药物。寒下的代表方剂为大承气汤，由大黄、芒硝、枳实、厚朴四味药组成。此方为治疗阳明腑实证的主方。从本方的药物组成来看，可分为泻下和行气两个部分。行气（枳实、厚朴）与泻下（大黄、芒硝）相配伍，可以起协同作用，使泻下的作用增强。由于大承气汤既能泻实热，又能除燥实，故对燥热内结，气机壅滞的急腹症是一个有效的首选方剂。临床常根据不同的目的，随证加减演变出多种有效的通里攻下方。通过对大承气汤复方的试验研究，初步证明本方具有增加肠道的蠕动，增加胃肠道的容积，改善胃肠道的血液循环和降低毛细血管的通透性，以及促进胆囊收缩、胆道口括约肌放松、胆汁分泌增加（利胆）等作用。这个试验结果，对中医学"六腑以通为用""不通则痛""痛随利减"的基本理论及运用"下法"治疗急腹症的原理，增添了新的论据。必须指出，"通里攻下"法是一种祛邪的治疗方法，用之得当能收到速效，但用之不当亦可产生不良反应。在运用"通里攻下"法时，要注意掌握好：①"通里攻下"的适应证与禁忌证，因为"通里攻下"法是治疗里实证的方法，故凡非里实证者均不宜采用；②凡属可下之证，必须大胆攻下，力争"速战速决"；③要掌握适可而止的原则，以防攻伐太过，正气受伤。

洪广祥

：洪老，清热解毒法治急腹症也常常使用，您能介绍一下这方面的经验吗？

洪老：凡用清邪热、解热毒的方药以清除体内火热壅盛、郁结成毒的病证的方法称为清热解毒法，它是治疗急腹症的主要方法之一。里热证是急腹症的常见证候，清热解毒法是针对里热证所采取的治法，即《黄帝内经》所谓"热者寒之"之意。在急腹症的治疗中，清热解毒法主要用于急性腹腔炎性疾病而具有里热证候的患者，临床上常与通里攻下法配合使用，以达到炎症除、腑气降、梗阻通的目的。

清热解毒药的种类颇多，凡药性寒凉，具有清里热、泻火解毒作用的药物，统称为清热解毒药。临床及试验证明，这部分药物多具有不同程度的抗菌、消炎、解热作用，因而在急腹症中有着较广泛的适用范围。

根据临床体会，在急腹症中最常用的清热解毒药可分为三组：

(1) 金银花、连翘、蒲公英、紫花地丁。在急腹症治疗中，这四种药常用于腹腔急性感染，如急性腹膜炎、急性阑尾炎以及腹腔脓肿等。有时也可用于胆道感染、溃疡穿孔第二期（消炎期）。

(2) 红藤、败酱草。具有清热解毒和活血祛瘀两方面作用。但败酱草善于消痈排脓，而活血祛瘀力量较差。两者常配合治疗急性腹膜炎和阑尾炎周围脓肿。

(3) 栀子、知母、生石膏。为清热泻火药，常配合用于治疗急性腹膜炎、急性阑尾炎、急性胆道感染等多种伴有高热之腹腔急性感染。

以上三组清热（泻火）解毒药，可根据急腹症里热证候的不同情况，既可单独应用，也可联合使用。

此外，急腹症清热解毒药白花蛇舌草、虎杖、三颗针、鸭跖草、白毛夏枯草等，也可酌情选用。

：洪老，如何理解清湿热法，代表药有哪些？

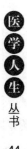

洪老：清湿热法为清除湿热之主要治法。常用于急腹症而伴见湿热证候者。由于湿热的所在部位不同，因而又有清热燥湿和清热利湿之分。

（1）清热燥湿：清热燥湿的代表药为黄连、黄芩、黄柏、龙胆草等，这类药物的性味特点是多为苦寒，苦能燥湿，寒能清热，常用于湿热内蕴或湿邪化热的证候。在急腹症的治疗中，常与通过里攻下法配合用于急性胆道感染与胆石症等。

（2）清热利湿：常用的清热利湿药有金钱草、木通、泽泻、车前、萹蓄、瞿麦、冬葵子、海金沙等。主要用于泌尿系结石。有合并感染者可配合清热解毒药；有梗阻现象者则应配合行气活血药。

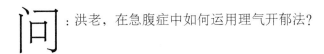：洪老，在急腹症中如何运用理气开郁法？

洪老：气机郁滞是急腹症的主要病因病机。理气开郁法是针对气机郁滞而采取的治疗方法。在急腹症的治疗中，理气开郁法具有较广的应用范围。常用于胃肠和胆道功能紊乱，以及各类早期炎性急腹症；配合活血化瘀药消除炎症后残存浸润或包块；作为通里攻下或清热解毒的后续治疗，以调理脏腑，疏通气血。

常用的理气开郁药有莱菔子、枳实、枳壳、厚朴、木香、柴胡、乌药、青皮、香附、郁金等。这类药物的性味多属温性，这是因为气得温则行，遇寒则滞的缘故。现代研究证明，理气开郁的大部分药物具有解痉作用，能降低消化道的张力，调整消化道有节律地蠕动，使六腑气机恢复"以通降为顺"的生理活动。

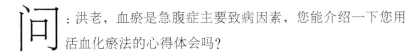：洪老，血瘀是急腹症主要致病因素，您能介绍一下您用活血化瘀法的心得体会吗？

洪老：血瘀是急腹症的常见病因病机，活血祛瘀是针对血瘀而采取的治疗方法。本法在急腹症中具有较广的适用范围，凡各类早期的急

走近国医大师

洪广祥

·45·

腹症、各种类型的包块、胆道及泌尿系结石，以及某些急腹症的恢复期伴见瘀血证候者，均可采用活血化瘀法。

现代研究证明，活血化瘀的主要作用是扩张血管、改善血液循环、保证组织灌注以及改善毛细血管的通透性而促进炎症的吸收与局限。这些作用均有利于恢复六腑正常生理活动以及局部病灶炎症的消退与修复。

急腹症常用的活血化瘀药，应针对不同的情况采用药力不同的药物。如活血止痛常用川芎、元胡、郁金、蒲黄、五灵脂、乳香、没药；祛瘀消坚常用桃仁、红花、三棱、莪术；祛瘀排脓常用穿山甲、皂角刺等。

临床应用活血祛瘀药也要注意辨证，决不能见到"血瘀"证而不加辨证地使用活血祛瘀药，这样是不能提高疗效的。因为"血瘀"证的出现，可因寒、热、虚、实四个不同的原因而产生，如因寒而致者兼用"温法"；因热而致者则兼用"清法"；因虚而致者则兼用"补法"；因实而致者则兼用"攻法"。结合急腹症的特点，急性期多与泻下、清热法并用；恢复期则常与补益法同用。还有一个共同而且重要的配伍就是"行气法"。"气滞则血亦滞"，因此在"活血化瘀"的同时，必须配伍"行气法"，加上行气的药物以助血行。

以上是急腹症的中医常用治法，此外还有温中散寒法、制蛔止痛法、降逆止呕法等。这些治法都有一定的适用范围，或单独使用，或配合应用，须视病情而定。

中医中药治疗急腹症，要始终坚持中西医结合的原则。因为急腹症是一个发病急、变化快、病情重的病种，严重的患者在短期内就可发生人体生理、病理的明显变化，因此在治疗急腹症的过程中，必须坚持"用中西医两法治疗"。

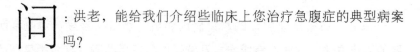

问：洪老，能给我们介绍些临床上您治疗急腹症的典型病案吗？

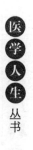

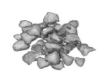

洪老：可以。

例一 林某，男，39 岁，1972 年 6 月 13 日初诊。

患者赴婚宴后翌日晚突发上腹剧痛，痛如刀割，呈阵发性加剧，并向腰背部及双胁部放射，呕恶症状明显，呕吐物为胃内容物。烦躁不安，痛苦异常，大便不畅，口苦口干口黏，发热微恶寒。舌质红暗，舌苔黄腻偏厚，脉象弦滑数，寸脉稍浮。

体检：体温 38.4℃，血压正常。腹部触诊剑突下有压痛，伴有腹肌紧张，但无反跳痛。

化验：尿淀粉酶 686U，白细胞 11.6×10^9/L，嗜中性粒细胞 82%。

西医诊断：急性水肿型胰腺炎。

中医辨证：脾胃积滞，湿热内蕴，气机紊乱，升降失常。治宜行气导滞，清化湿热，通里攻下。方用清胰汤加减：

北柴胡 15g，黄芩 15g，法半夏 10g，生大黄 10g（后下），枳实 15g，厚朴 10g，白芍 10g，败酱草 20g，白毛夏枯草 20g，炒山楂 30g。水煎服，每日 2 剂，4 次分服。

二诊：服药后体温降至 37.2℃，解黏稠粪便 3 次，恶臭，呕恶已除，腹痛基本缓解，尿淀粉酶 236U，白细胞 8.46×10^9/L，嗜中性粒细胞 72%。舌苔黄厚腻减半，脉象弦细滑，数象已除。

上方续服 2 剂，改为每日 1 剂，水煎分 2 次服。

三诊：自觉症状完全消失，腹部体征已除，尿淀粉酶恢复正常，继续用上方加减调理善后。

急性胰腺炎是一种内科急症。发病的常见原因多为饮食不当，暴饮暴食，特别是进食油腻食物、饮酒等。适合中医药治疗者为急性水肿

走近国医大师

洪广祥

· 47 ·

型胰腺炎。胰腺的生理功能包含在中医脾脏之中。脾胃互为表里，是人体对食物消化、吸收的主要脏腑。暴饮暴食使脾胃受纳、运化和升降功能失调，气机郁滞，湿热内生，从而进一步加重脏腑气机壅塞。脘腹疼痛是"不通"所致；胃气上逆故呕恶；腑气郁闭，大便传导失常，故大便不畅；尿淀粉酶和白细胞升高是由于湿热郁遏之缘故。

另一方面，气机壅塞可导致"气滞血瘀"。舌质暗和腹痛如刀割显然与气机瘀滞有关。发热微恶寒、寸脉浮为表证特征，是患者酒后感风寒病邪所致。

清胰汤为治急性水肿型胰腺炎的有效方剂。该方由柴胡、黄芩、延胡索、川楝子、生大黄（后下）、白芍、青木香、姜半夏、甘草等组成，是《伤寒论》大柴胡汤变方。本案患者脾胃食积，湿热内蕴，气机壅塞，腑气不通的证候突出，"不通"是其发病的中心病机。因此本案在清胰汤的基础上，合用小承气汤以加强通导腑气，促使腑气壅塞症状迅速解除；方中加用败酱草、白毛夏枯草，与黄芩、大黄相配，以清泄湿热，使胰腺水肿得到有效控制；山楂既消食滞又消肉积，与厚朴、枳实相配，可达除壅导滞、化瘀定痛之功。笔者认为，本案患者服药后病情之所以能迅速控制，急腹症症状得到有效缓解，是正确把握了非手术治疗急腹症的客观标准，充分运用了以中医药理论为指导的原则，在辨证论治和遣方用药上遵循客观规律，从而取得较好疗效。

例二 李某，女，8岁，1970年6月3日初诊。

患儿腹痛1天余，腹痛持续加剧，以脐周痛为甚，腹胀大，叩之如鼓，腹部可扪及绳索状团块，大便已3天未解，饮入即吐，西医外科诊断为蛔虫性肠梗阻。建议采取中西医结合治疗。西医行胃肠减压、补液及对症治疗。

舌质红，呈花剥苔，两颊可见蛔虫斑，脉弦。中医辨证为虫结证。治宜驱虫通腑。方用鲜苦楝皮（二层皮）30g，乌梅15g，干姜10g，生大黄15g（后下），枳实15g，厚朴10g。水煎2次，每次取药汁150mL由胃管注入。服药后当日即排便数次，排出大小蛔虫60余条，梗阻随之解除，腹痛消失。

　　"痛""呕""胀""闭"为肠梗阻四大主症，临床可分为痞结型、瘀结型及疝结型，其目的是指导划分手术与非手术治疗界限。痞结型最适宜中医药治疗。其辨证多为实证。治疗重点应围绕一个"通"字，以达泻下通腑，"通则不痛"之目的。蛔虫性肠梗阻多为痞结型。蛔虫聚闭，腑气不通，是形成梗阻的关键环节。因此，驱蛔通腑就成为其基本治法。根据蛔虫"得酸则静，得辛则伏，得苦则下"的特点，故用苦楝皮驱蛔杀虫。本品能使蛔虫体收缩性疲劳而痉挛，最后使虫体不能附着肠壁而被驱出体外。苦楝皮有小毒，服用量过大可中毒，甚至可以致死。根据民间经验，用鲜苦楝皮二层皮，呈白色者，毒性小，使用安全。我赴农村开门办学和医疗期间，遇胆道、肠道蛔虫症及蛔虫性肠梗阻，应用鲜苦楝皮二层皮 30g 于复方中，制蛔效果甚佳，亦未见毒性反应。方中苦楝皮、大黄苦能下蛔；干姜辛以安蛔；乌梅酸以制蛔。大黄、厚朴、枳实为小承气汤方，具有泻腑通结，行气导滞之功。故患者服药后腑气得通，蛔虫随粪便排出，痛呕胀闭等症迅速解除。

　　问：洪老，我注意到您提到这一阶段您对内科急症的处理有所心得，急症不都是以西医诊治为主的吗？

　　洪老：其实在治疗内科急症时认为中医不如西医来得快，这是一种误解。比如发热，这是临床上的一个常见症状。由于发热的原因不同，因此临床表现也不完全一致。一般来说，高热和中热多见于外感发热；低热多见于内伤发热。我认为，发热是机体正气抗御病卸和机体内在的阴阳失去相对平衡的一种表现。

　　在我出任江西医学院一附院中医科主任时，发现中医药治疗发热有优势，且有较好的疗效。特别是外感发热中以病毒感染为主者，中医辨证为外感风寒，或风寒夹湿的发热，疗效就很显著。

　　当时，我专门收治无名高热患者。所谓"无名高热"就是指经过

走近国医大师

洪广祥

西医系统、正规的诊治，不仅诊断不明，而且也无明显疗效的发热。我在治疗无名高热的过程中，经常用"宣散透热"治法，这一治法对于治疗外感发热有重要的指导意义。

问：洪老，关于"宣散透热"治法，能详细给我们说说吗？

洪老：所谓"宣散透热"，是应用辛温宣散、解表透热的方药，以达到迅速解热之目的。有一次，我在邀请我省著名中医临床家姚荷生先生会诊时，与他对此问题进行了学术探讨。他当时强调在治疗发热患者过程中，不能单纯以发热高低的变化作为衡量病势进退的唯一依据。比如有些疾病初期正邪相交，热度上升，病情加重，后期热度下降，病告痊愈。但有些病人初次服药体温不但不降，反而有短暂上升，遇到这样的情况就不能随便武断这是病情恶化的表现。"宣透"是其共同的基本治法，病人服药后也可能出现发热短暂升高的透热反应。我在临床过程中，发现了类似规律。这种短暂的体温反跳，可以理解为邪正斗争的一种正常反应。

如我 1983 年 1 月 27 日收治年轻男患者，姓袁，只有 20 岁，住院号 109951。不规则发热一月。起病于 1982 年 12 月 26 日，为庆祝生日而聚餐后发热，继而腹泻呕吐，治疗 5 天呕泻止，转为午后或傍晚发热，特点为午后至傍晚（5～6 时）体温升高至 39℃～40℃，伴见面红目赤，约持续 1 小时体温略有下降，至晚约 11～12 时汗出热退。在门诊用抗生素及抗病毒、解热、输液等无效。近一周来全天发热，体温以午后为甚（38℃），伴轻微干咳，门诊以"发热待查"入院。症见：身热畏寒，热时无汗，汗出热退，口干欲饮，大便偏干，尿黄灼热，神疲乏力，咽痒，语音偏浊，干咳少痰，咳引胸痛，舌红，苔薄黄略腻，脉弦数略浮。体检无异常发现。门诊查白细胞 5.12×10^9/L，小便常规（−），血培养（−），肥达氏反应正常。

入院后按寒热郁于少阳，肺气不畅，治以和解少阳为主，兼疏宣

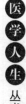

肺气，方用小柴胡汤化裁：柴胡 24g，黄芩 15g，法半夏 10g，太子参30g，甘草 3g，大枣 6 枚，桔梗 8g，杏仁 10g，橘络 3g。当日下午体温 39.2℃，服药后未出汗，自诉身体烘热，察其面红目赤，身有微汗，至夜晚 10 时遍体出汗，汗后舒畅，体温 37.8℃，继而又高热，且持续38.8℃～39.6℃。按小柴胡汤化裁已服 4 天，疗效不显。余查房细察患者病情，发热持续，微有恶寒，汗出热减，继而复热，伴口干，干咳无痰，语音较浊，二便尚调，苔白微腻，舌质偏红，脉浮弦紧数，发热时感鼻塞，考虑寒湿之邪郁遏肺卫，试用五积散解表达里。方用：当归6g，川芎 6g，白芍 6g，苍术 10g，陈皮 10g，厚朴 10g，枳壳 10g，茯苓 15g，法半夏 10g，麻黄 6g，白芷 10g，干姜 8g，桂枝 6g，桔梗 10g，甘草 6g（1 月 31 日服用）。服药 1 剂，最高温度 38.7℃，有下降趋势，2 月 2 日最高为 38.4℃（傍晚），最低为 37.4℃（上午）。原方继续服用，体温逐渐呈梯形稳步下降，2 月 9 日体温已趋正常（37.2℃），因近年关，患者回家心切，要求出院服药（五积散原方）。经随访，出院后体温完全正常，症状消失。

　　这位患者不规则发热月余，屡经中西医治疗发热不解。从发病及治疗经过：一是发病时间正值寒冬腊月，气候寒冷，易感受风寒病邪致病。同时又逢生日聚餐，过食膏粱味厚之品，而导致食滞胃肠，脾胃升降失常，故而出现发热、呕吐、泄泻等风寒挟滞，脾胃失和之证。此时如果正确运用“解表和中”方药，如藿香正气散之类进行治疗，可能有较好效果。但这阶段治疗以西医抗炎、输液为主，致使卫阳抑遏，寒邪郁闭，毛窍闭塞，肺气失宣，是发热持续不解的重要原因。二是患者发热虽持续一个月，但入院时仍呈现发热、畏寒、无汗、脉浮等风寒表实证候。由于病者年青体壮，寒邪易从阳化热，因而又同时并见口干欲饮，大便偏干，尿黄灼热，舌红苔黄，脉弦数等热郁见证，提示病邪有入里化热趋势。入院后按寒热郁于少阳，肺气不畅（干咳少痰，咳引胸痛）论治，施以小柴胡汤化裁，服药 4 天郁热受挫，但体温仍持续在 38.8℃～39.6℃，

走近国医大师

洪广祥

51

汗出热减，继而复热。由此说明，本案患者不属少阳半表半里证，故小柴胡汤未能取效。三是查房时细察患者病情，发热微恶寒，汗出热减，继而复热，语音浊，干咳，鼻塞，脉浮等，显然是寒邪郁闭，卫阳被遏，肺气失宣所致。其中发热可得汗而减，更能提示前段治疗解表发汗方药未真正到位，说明辨证施治有误。病者虽有口干、舌红等热象，这是阳郁所致，不影响辛温发散药的使用。苔白微腻，提示患者有寒邪夹湿。寒为阴邪，其性凝滞收引，寒邪郁表，腠理闭塞，卫阳被遏不得宣泄，故发热恶寒无汗，得汗则热减，正如《黄帝内经》所云："体若燔炭，汗出而散。"湿性黏滞，湿邪郁肺，肺气不宣，故干咳痰少，语音重浊持续不解。综合分析考虑，本患者为寒湿之邪郁遏肺卫，试用五积散解表达里。服药 1 剂体温有下降趋势，原方连续服用 7 剂体温已趋正常，亦无化热化燥证候出现，由此说明提高辨证施治水平，不仅是显示中医药特色和优势之关键，也是提高临床疗效之关键。

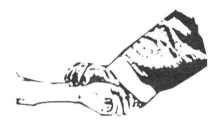

7 学以致用
中医理论大胆实践

问：洪老，既然中医有"辨"和"统"的特点，是西医所不具备的，您能不能把你在临床上遇到的典型病例给我们谈谈吗？

洪老：在临床上的确遇到过西医比较难解决，而中医有独特优势的情况。比如我在1983年救治的一位朱姓女孩，5岁，住院号82091，缘于重度烧伤（总面积27%，Ⅱ度7%，Ⅲ度20%）合并休克入院，入院后，经西医抢救，休克纠正。但她后因创面严重感染，引起败血症，继而体温降至37℃以下，伴神志不清，手足抽搐，血压升高。1周后体温降至35℃以下，呼吸严重困难，被迫行气管切开术，术后自主呼吸停止，采用呼吸机维持呼吸，同时给氧。烧伤科诊断为低温败血症、中毒性脑病。由于创面感染严重，植入皮片大部分未成活，血白细胞 $20.4×10^9$/L，中性 0.74，淋巴 0.26，中毒性颗粒细胞占 10%，虽经用西药抗感染，但病情未见改善，陷入危境，于是于 1983 年 3 月 17 日邀中医科紧急会诊。

会诊时，体温下降而血压上升（160/120mmHg），四肢厥冷，神志昏迷，呼吸急促，喉间痰鸣，小便短赤（导尿），大便量少色深，唇舌暗红，舌苔垢腻，脉沉细数。认为证属火毒入心，弥漫于血，闭塞包络，引动肝风，风火夹痰上涌所致。法当泻火凉血解毒，豁痰开窍息风。于是我用了泻心汤合安宫牛黄散加味。处方是：黄连10g，黄芩10g，大黄10g（后下），安宫牛黄散1支（分2次冲服），生栀子10g，生地黄15g，赤芍15g，牡丹皮10g，紫草10g，金银花15g，连翘15g，石菖蒲15g，郁金10g。日服2剂，每6小时服1次，每次100mL鼻饲。

后来我二诊时（服中药第4天）：服上方后，大便次数增多（最多日达9次），每次量约100g，呈酱褐色，尿量每日达2000mL以上，体温37.4℃，血压，100～116/60～70mmHg，抽搐停止，病情大见好转，守上方再进3剂，改为每日1剂，服法同上。

在三诊时（服中药第7天）：体温、血压均正常，已停止使用机械呼吸器，自主呼吸恢复良好，处于醒状昏迷，会眨眼，痛、触觉仍较迟钝，喉间仍有痰鸣，每日大便3～5次，粪色转黄，舌红苔薄白，脉细数。白细胞 $8.5×10^9$/L，中性0.74，中毒性颗粒细胞6%。病情显著改善，仍守上方加强其豁痰开窍之力，以促其神志恢复。

处方：黄连6g，黄芩10g，大黄10g（后下），安宫牛黄散1支（分2次冲服），生栀子10g，天竺黄10g，胆南星6g，僵蚕10g，远志6g，石菖蒲15g，郁金15g。此方连服10余剂，并配合西药对症及支持疗法，患者神志完全清醒，呼吸、体温、血压均正常，血培养无细菌生长，血象正常，未见中毒性颗粒细胞，经再次植皮手术，创面愈合良好，最后痊愈出院。

这个案例病情危笃，据当时的烧伤科医师介绍，过去遇到类似病例，基本难以获得理想疗效。但是本例由于药证吻合，故能运用中医诊疗手段力挽为亡，充分说明中医药治疗急症也是有独特的优势的。

问：您刚刚跟我们讲的对我们很有启发，对中医虚实的"攻"和"补"的应用，能跟我们谈谈吗？

　　洪老：我对邪正消长与疾病虚实的关系中制定的"攻"和"补"，则又须视其具体情况而定。一般说来，凡属体弱久病的多属虚证，宜用"补法"；体壮初病的多属实证，宜用"攻法"。这是虚和实最基本的治疗原则。虚证不能泻，实证不能补，这是显而易见的。但是有些证候，由于体质素来虚弱，而同时又有积滞、实邪；或者本来体质虽强，而在受邪之后，未能及时适当处理，致病邪深入，痼结不解，而形成邪实正虚的局面，这时如果单纯扶正，正不能得助，邪气得补，反而鸱张，病情就一定会加剧，造成相反的结果；单纯的祛邪，又恐正气和邪气俱亡，造成虚脱的危机。所以在先攻后补或先补后攻皆不适宜的情况下，就必须采取虚实兼顾、攻补通用的方法，如白虎加人参汤、陶氏黄龙汤、增液承气汤之类，都属于这类治法，也是在补正不忘攻邪的原则下而设立的。其次，对于久病是否一定要补，急病是否一定要攻呢？这也是不能一概而论的，例如久病属癥瘕积聚类，若用补法就愈补愈牢，不得消散，必须采取缓攻或攻补兼施的方法才能取效；而疾病若逢正气暴虚，那就不能拘泥于急病须用攻法之说，必须紧急扶正。以上所说虚实和邪正之关系，虽然不出乎"虚则补之，实则泻之"的原则，但必须以邪正之盛衰消长为依据，掌握"标本"与"缓急"之关系，根据临床具体情况，详细辨证，灵活应用，才能对虚实补泻有较全面的认识，不至于造成"实实虚虚""损不足而益有余"的治疗错误。

　　总的来说，邪正消长、虚实转化的理论，是反映中医学对疾病发生和发展以及病理机转的独特认识。一切疾病的形成，当然有邪气的

走近国医大师

洪广祥

55

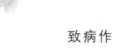

致病作

用，而致病因素侵入人体与

机体结合之后，由于患者机体的抗病力和

恢复力的不同，才能显出他的"虚"和"实"。中医根

据邪正消长在疾病发展过程中所表现出的不同征象，在临床有"祛

邪扶正"和"扶正祛邪"的治疗原则。这一原则是在《黄帝内经》"邪

气胜则实，精气夺则虚"和"虚则补之，实则泻之"理论基础上制定出

来的，为中医理论不可缺少的指导原则。

　　再是下法的运用，下法是中医重要治疗法则之一。所谓下，就是

运用泻下方药，使机体排便作用增强，通过排便来达到治病的目的。临

床应用一般分为寒下、温下和润下三种。从药物性质看来，泻下药物以

寒凉性质居多，除巴豆、续随子、芫花性温外，大多属寒凉性质。个人

临床体会，寒下用之最多，范围也很广泛，在内科范围内，治疗急性感

染疾病主要应用寒下。急性感染疾病的病因虽不同，但实热证候表现却

为其共同的特点。由于感染性疾病大多病情危重，发展较快，变化也多，

因此扭转和阻断急性期的病势，是治疗成败的关键。下法中的寒下，通

过通腑泄热，可使全身性菌毒反应减轻或消失，从而控制病情的发展。

寒下法中的主药是大黄，它不仅有泻下作用，还具有泄热、泻火、解毒、

祛瘀等作用，并有较强的抗菌消炎功能。因此，大黄是治疗内科急性感

染疾病时最常用的主药。在急性感染疾病的初期，即使大便正常，亦可

应用，不过一般情况下，用量要适中，得利即可。如果里实热证较重，

大黄的剂量宜大，得快利而后方止。这里还涉及"快利"的目的。我常以大黄与郁李仁相配，既可达到"快利"，又可"利而不伤阴"。在临床治疗呼吸系统感染性疾病中，我常配合使用"寒下法"。如急性呼吸窘迫综合征，在临床上，常是各种急重疾患的一种严重并发症，内科以急性重症感染性疾病引起者居多，积极控制感染，是早期防治呼吸窘迫综合征的重要环节。我认为早期就要重视通腑治疗，因为休克缺氧易引起肠麻痹，由于毒热郁遏，气机不利，血运障碍，极易导致胃肠腑气不通，进而使肠麻痹加重。此时如能注重通腑泄热，有利于腹胀减轻，膈肌下降，解除肺膨胀，从而改善通气功能。我的经验用药为生大黄、厚朴、枳实、虎杖、葶苈子等。急性肺炎的实热阶段，常以高热、咳嗽、咯痰、便秘、舌质红、苔黄腻、脉

滑数等邪热壅肺的实证为主，治疗若以常规方药如麻杏石甘汤、清金化痰汤、泻白散之类是难以收效的。我常根据"肺实泻大肠"的经验，自拟"泻肺通腑汤"治疗肺炎以实热证候为主者，通过"突击泄热"，而达到阻断病势，加速炎症吸收的目的。该方由生大黄、葶苈子、桑白皮、黄芩、七叶一枝花等药组成。此方亦可用于小儿肺炎，多数服药后体温下降较快，肺炎急性期明显缩短。

　　哮喘的急性发作阶段，若表现为痰喘气壅瘀滞为主的肺实证候，我常根据肺与大肠相表里，肺之肃降与大肠通降相关的理论，在辨证论治的方药中，重视大黄的使用，往往病人服药后随着腑气通畅，肺气得以下降，哮喘迅即缓解，有时确能起到一剂知、二剂已的满意效果。

　　不少前辈认为，下法用于单纯里实热并不足奇，要在各种虚证及兼有里实热证中能灵活配伍使用，并取得满意疗效者，方为善用下法，这确属真知灼见。临证虚中夹实配合用下法者，一般除具虚证表现外，

常见便秘或便溏滞下，腹胀，痰多不利，胸满气急，脉数，苔黄腻浊等，根据经验，其中苔厚腻或浊腻，是配合运用下法的主要指征。临床上若遇上述见证，仍应补泻兼行，邪去则正自复，纵遇危笃之证，亦当量邪轻重而用之，方曾卓效。徐大椿《医学源流》指出："大黄与人参同用，大黄自能逐去坚积，决不反伤正气，人参自能充益正气，决不反补邪气。"说明大黄常可配合补益药，用治虚证夹实者。余临床治疗支气管哮喘、慢性支气管炎、阻塞性肺气肿、肺源性心脏病等，用大黄者甚多，确能收到"以通为补"的效果。

　　临床使用下法，历代医家提出许多禁忌证和严格的适应证，通过临床实践，我认为，只要有里实热证的证候表现，不论是单纯的实证，还是虚实夹杂证，当通即通，以尽快解除危重症之急，不宜过分强调脉证一致，防止错过治疗时机，而影响医疗效果。何况寒下中的主药大黄，若不与芒硝相配合，是决不会出现"泻下无度"和"下多伤阴"的。我曾治一例慢迁肝病人，累计服用生大黄1500余克，不仅未出现上述反应，而且将多年的慢性结肠炎也治愈了。大黄虽属苦寒泄热之药，但其气味清香，还有醒脾开胃之功。不少病例持续用大黄数月，非但未见"苦寒败胃"，且日见精神爽快，胃肠和调，食欲增进。正如我省已故著名中医肖俊逸先生（因其善用大黄，故有肖大黄之绰号）所言，大黄清肠解毒，"推陈致新"，通利水谷，调中化食，"安和五脏"，乃通中寓补，却病延年之良药也。

　　从实践中我体会到，如大黄煎煮过久，其泻下作用就会减弱，反有收敛作用。故古人在论述大黄的用法时说，"生者气锐而先行，熟者气钝而和缓"是很有道理的。临床使用大黄时，注明后下（煎）的目的，就是取其泻下作用。

　　还需指出，下法并不是泻下药的单纯应用，也不是泻下药物的简单组合，而应针对不同病情和具体情况，注意与其他治法有机结合，才能使下法在临床上发挥更大的作用。

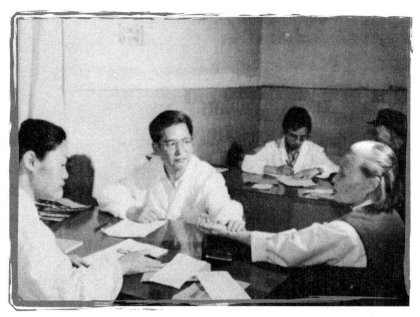

↑洪广祥教授认真听取病人病情介绍

问：洪老，上消化道出血以溃疡病居多，您在运用大黄治疗上消化道出血方面卓有见树，能和我们分享一下这方面的体会吗？

洪老：中医学认为，大黄味苦性寒，具有"荡涤邪热""导瘀下行""平胃下气"的作用。大黄止血符合"祛瘀止血""清热止血""降气止血"的理论，是一味较为理想的活血祛瘀、泻火止血的药物。现代药理实验亦证明，大黄可使血凝时间缩短，还可促进骨髓制造血小板，并使毛细血管致密，改善脆性，从而达到止血目的。

上消化道出血患者以溃疡病居多，一般都具有"本虚标实"的临床特点，即脾虚为本，血瘀为标。就消化道本身而言，则表现为络伤血溢，气滞血瘀的实证。正如唐容川指出："血入胃中，则胃家实，不似伤寒证，以胃有燥屎为胃家实，然其血积在胃，亦实象也……"因此，对于上消化道出血的治疗，当本着急则治其标的原则，以祛瘀为先。所谓"瘀血不去,血不归经",因此,活血化瘀就成为"引血归经"而达到"瘀散血止"的目的。据有关动物实验资料证明,瘀血存在胃内,可直接引起或诱发出血,这与中医学"见血休止血,首当祛瘀"的理论不谋而合。同时,也为大黄治疗上消化道出血提供了实验依据。

服大黄粉后,大便次数增多,使"离经之血"及时排除,而达到"去瘀生新""瘀散血止"的目的。现代药理实验证明:服大黄粉后,其所以不使出血增多,这是因为大黄能加强结肠蠕动,而不加强胃及十二指肠蠕动,故对胃与十二指肠溃疡本身无害。同时,大黄还含有许多鞣质,不仅有局部止血作用,而且对溃疡面本身也有保护作用。另一方面,大黄具有双向调节作用,它既含有致泻的成分大黄酸二蒽酮苷(番泻苷类),又含有引起便秘的成分鞣质,故在体内互相制约,不致腹泻过度。

我在一附院期间,收治了很多消化道出血的病人,印象最深的是1982年12月收治的两例消化道出血的男患者,一例是37岁,姓熊,住院号108706,是12月4日晚上自觉上腹烧灼感,口渴多饮,至第二天早晨5时左右突然呕吐,呕吐物为咖啡样液体,约300mL,8时左右解黑便一次,吃早餐后,先呕吐一次食物,10时左右又呕吐咖啡色液体约400mL,自觉头目晕眩,精神不支,畏寒战栗,大便溏黑,而来我院急诊。门诊检查,潜血(++++),红细胞3.55×10^{12}/L,血红蛋白67g/L,白细胞7.8×10^{9}/l,血压120/70mmHg,门诊以消化道出血、失血性贫血急诊入我科住院。现症大便溏黑,神倦乏力,小便黄,面色稍黄滞,舌质淡红,苔薄黄,脉虚数。

入院后给予生大黄粉3g,3次/日,服药后至第二天大便转黄,稍感下腹胀痛,余无特殊不适。第三天复查大便潜血已转阴性,血止后用归脾汤加减调理一周临床治愈出院。

胃镜检查诊断为幽门前溃疡,浅表性胃炎(胃窦为主)。

另一例41岁,姓李,住院号926845,于1982年11月27日入院。胃痛反复发作8年余,1976年胃出血一次,当时诊断为胃十二指肠球

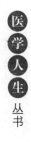

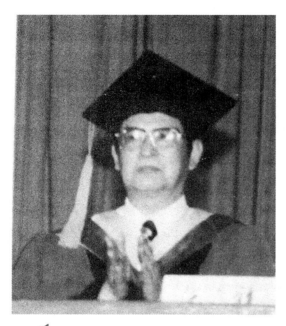

↗睿智的洪广祥教授

部溃疡。胃痛多在空腹时发作，进食后可缓解，伴反酸。于 11 月 19 日因受凉而胃痛发作，呈阵发性，伴恶心，反酸，大便微黑，腹部胀痛，便后痛减，至 11 月 26、27 日出现柏油样便，5～7 次／日，随即检查潜血（+++），伴胃脘隐痛，口苦，头昏乏力，小便黄，舌质红暗，苔黄黄腻而厚，脉弦，于 27 日中午入院后未经医生同意，擅离病房外出吃面条一碗，至 16 时 50 分，突然呕血，如咖啡色，量约 300mL，面色苍白，血压 100/80mmHg，随即服生大黄粉 3g，配合输液。夜间输液完毕，续服生大黄粉 3g，至 28 日晨解大便送检潜血（+），未再呕。29 日查潜血为（±），出血顺利控制，以后未再出现呕血，大便潜血试验阴性。出血停止后，改用补脾益气养血之品，调理月余出院。

最后胃镜诊断：十二指肠球部溃疡（活动期）、混合性胃炎。

病理报告：胃窦、胃角及胃体的大小弯慢性浅表性炎症，中度。部分伴有急性活动。

这两个病例均为胃肠瘀热，脉络损伤，血从外溢。治疗重在泄热散瘀以止血。应用单味生大黄粉后出血很快控制，可谓"一剂知二剂已"。全程治疗思路，符合唐容川治血症"止血""消瘀""宁血""补虚"四大治则，因而有较为理想的疗效。

走近国医大师

洪广祥

·61·

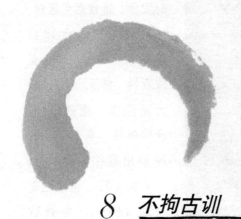

8 不拘古训
敢于创新见锋芒

问：洪老，您在遵从古训时，又不拘古训，常说"既要走进李时珍，又要走出李时珍"，您是如何做的?

洪老：为了寻找治疗哮喘的经验，我几乎阅尽了古代医书，分析了大量古代医案，进行反复比较和论证，终于得出"痰瘀伏肺是哮喘反复发作的宿根"的结论，并在全国率先提出这一新的观点。在用药方面，我从《黄帝内经》中"肺苦气上逆，急食苦以泻之"得出了治疗应在"苦"字上作文章。并在此基础上研制以"苦降"作用为中心，用疏利气机的方法，以消痰散瘀为目的治喘新药。

在继承中医学过程中，我既遵从古训，又立足创新。有两个鲜明的体会：一是古方新用。我

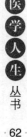

将张仲景治疗肠痈的薏苡附子败酱散、大黄牡丹皮汤移植运用于治疗支气管扩张症，在这个基础上自创了"治疗支扩的系列方案"，取得了很好的疗效。这种继承与创新，不仅为传统理论增添新的内容，同时拓宽了中医用药新领域。二是吸取西医之长。在学术上我是开放吸纳式的，既开放又吸纳，既吸纳又扬弃，不抱残守缺，不故步自封，没有门户之见。我研制的国家级三类平喘新药"蠲哮片"，以及改善肺功能的"复方参蛤片"，预防感冒、增强免疫功能的"咳喘固本冲剂"，改善心肺循环的"蛭散胶囊"等，消除了许多呼吸病患者的痛苦。

我治疗哮喘病人很多，什么年龄段的均有，我印象较深的是一次面对一位4岁的小女孩，由感冒发烧引起支气管哮喘。服西药后，病情不仅没减，反而每分钟心跳达140次，脸色发青，四肢冰凉，当时能用的药都用了，病情仍在恶化，小孩危在旦夕。面对这类病人，当时我确实有点束手无策。孩子的妈妈噙着眼泪说："洪医师，求求您想些办法救救这孩子！"此时我心里确实没有底气，但是面对孩子家长的求助，我的视线模糊了，心里感到有一种无法形容的内疚，也真正感受到了医生的压力。当晚，我查找资料，选方配药到通宵。次日小孩服药后，哮喘缓解，脱离了危险。通过这一病例，促使我要进一步掌握重症哮喘用药治疗规律，因此我建立了一整套的哮喘治法。还有不少病人由于长期、反复使用抗生素而产生耐药性，常因西药治疗无效来求助于中医中药。我认为，气阳虚弱是哮喘发作的重要内因，痰瘀伏肺是哮喘发作的夙根，外感六淫是哮喘发作的主要诱因，在临床用药上我不断灵活应用，并研制成了固定汤剂——蠲哮汤，为后来开发国家新药蠲哮片奠定了基础。

这里我还要介绍一例1982年应用我创制的蠲哮汤治疗病例。当年11月9日，一位20岁的男性患者，记得是姓李，住院号0108021，因同年7月间因淋雨感冒后突发夜间哮喘，发作时喘促胸闷，不能平卧，喉间痰鸣辘辘，在当地使用对症西药可暂时缓解，停药旋即复发，反复迁延数月，遂来我科住院医治。入院时症见哮喘发作，胸闷气逼烦躁，

洪广祥

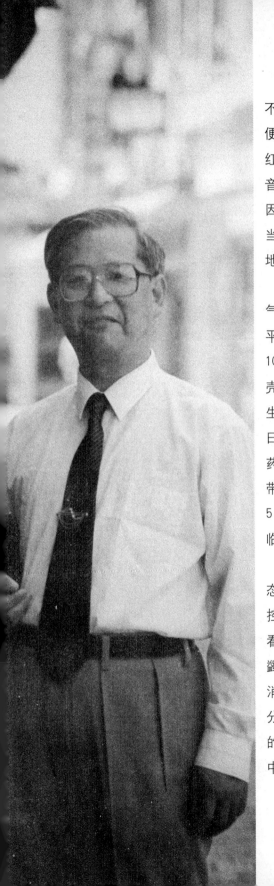

不能平卧，口干喜凉饮，小便色黄灼热，大便偏稀，日行一次，咳痰色白而黏，舌质暗红，苔黄厚腻，脉弦滑数。检查：两肺哮鸣音，呼吸急促，不能平卧，心率100次／分钟。因入院较晚，当日未服中药，夜晚哮喘频发，当班医生临时给予对症处理：吸氧，氨茶碱、地塞米松静脉滴注。

11月10日：症为前述，证属痰热郁肺，气道壅塞，肺失肃降，治以涤痰泄热，降气平喘。方用蠲哮汤加味：葶苈子10g，青皮10g，陈皮10g，槟榔10g，生大黄10g，枳壳20g，法半夏15g，厚朴10g，杏仁10g，生麻黄6g，黄芩10g，川芎10g。水煎服，日夜连服2剂，每6小时服药液150mL。服药后当夜哮喘发作缓解。服至3剂，患者排带有痰状黏液粪便，状如痰涎，量由多转少，5剂后黏液消失。住院半个月，哮喘未发作，临床治愈出院。

本例属重症支气管哮喘，即哮喘持续状态，虽经西药常规和应急处理，仍未能有效地控制和消除哮喘持续状态。从患者证候表现看，属于痰瘀阻塞气道，肺气不能肃降，经用蠲哮汤加减后，哮喘症状随之缓解，持续状态消除。另一方面，在服药方法上打破了既往不分病情轻重缓急，一概以中药1剂，两次分服的惯例，而是采取日夜连服法，保证了体内中药有效成分含量，从而明显地提高了疗效。

问：洪老，我们知道传承与创新是中医的生命，我们很想听听您在这方面的看法和经验。

洪老：传承与创新，是中医药发展的永恒主题。中医药在传承精华的基础上实现创新和发展才能跟上时代的步伐。我认为一是要借助现代科学技术实现中医药的发展。中医看病首先看的是"人"这个整体，然后通过相关临床表现再寻根溯源，推断其病因病机，当然，中医比较长的时间一直停留在经验的层面上，又无法用现代语言进行描述，中医与西医互通互融的格局还没有形成，因此限制了中医的发展。如中医的几万种方剂大都是按照"君臣佐使"的原则配伍的复方，这种复方的协同作用可以在增强效果的同时减少毒副作用。那么如何用现代医学语言解释"君臣佐使"，进而揭示他们在一个复方中各自的作用机制，特别是如何对免疫系统、肠道菌群、人体自我调节能力产生影响，这些是关键所在。二是要加快传承与创新步伐，促进中医药学术进步。我们要在始终遵循中医药原创思维的前提下，充分运用现代科学的新理论、新技术和多学科交叉渗透的思路和方法，特别是注重中医药特色优势的运用，建立一批体现中医特色优势的学科，通过协同创新的体质和机制，加快中医药理论与技术的创新，提高中医药的防治疾病与养生保健能力。三是要建设好一批中医药防治重大疾病的中医药教育科研基地。中医药系统医教研基础设施与人才队伍建设比较薄弱，中药产品质量水平和产业创新能力还需进一步加强，我们要在现有基础重点学科、重点专病建设基础上进一步抓好若干重点工程，建设好一批中医药学的转化医学设施，发挥好中医药院校在中医人才培养方面的作用，不断提高中医药的服务水平。

问：洪老，您在开展支气管哮喘临床研究中注重个案的观察与总结，从症状学的观察做起，研究哮喘证候新规律，做到了继承与创新，您能具体给我们谈谈这方面的经验吗？

洪老：我在中医临床继承的基础上，注重继承与创新，一是要以

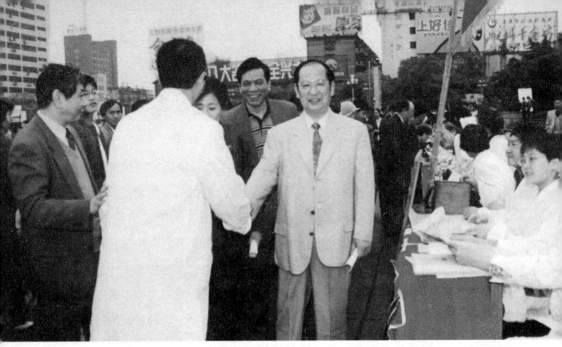

△洪广祥教授关心慰问青年医务工作者

继承为起点，发扬为归宿，搞好科研设计。任何一项科研，都必须首先重视科研设计。科研设计包括的内容较多，其中确定课题研究方向和制定研究方法是重要组成部分，为了把握正确的方向和严谨的方法，必须先对研究课题的历史和现状，做深入细致的研究。我在开展支气管哮喘病的临床研究中，首先参阅了大量的古今文献资料；进而对自己和同行治疗哮喘病的思路、方法和经验，以及所治的病例作分析比较，找出问题的关键和有益的经验。在此基础上初步拟定新的临床思路和方法，并选择符合支气管哮喘病诊断标准的典型病例，进行严格的临床观察，做好个案的观察总结，为进一步完善科研思路和方法奠定基础。

问：洪老，能谈谈古文献对您科研思路的启发吗？

洪老：科学是具有继承性的，任何一门科学的发展，都是"积累规范"和"变革规范"交叉的过程，中医学也不例外，没有继承就不可能有发扬，中医科研应该强调继承为了发扬，发扬必须继承，要正确处理好继承与发扬的辩证关系。首先，查阅文献撰写综述，即所谓"勤求古训，博采众方"，这就是以继承为起点。西医的支气管哮喘病，属于中医的哮证范畴，因此，通过查阅文献，掌握哮喘证的沿革，系统了解历代对哮证辨证施治的理论和方药，从中找出有益和可借鉴的思路和经验。一是哮喘之正名为元代朱丹溪首创，至明代虞抟进一步对哮与喘做了明确的区别。后世医家鉴于哮必兼喘，故一般通称哮喘，而简称哮证。二是认为哮喘发病与过敏因素有关，文献记载有"食哮""鱼腥哮""卤哮""糖哮""醋哮"等名称。三是哮证的病理因素强调以"痰"为主，朱丹溪明确提出，"哮喘……专主于痰"，这对后世研究哮喘产生了深刻影响。四是哮有夙根，治疗难度大。首提哮喘有夙根的是明代张景岳，清代叶天士《临证指南医案》称哮喘为"宿哮""沉痼之病"。故后世民间流传有"名医不治喘"的说法。五是历代医家对哮喘病的病因、病机、证候、治法、方药、调摄等方面，进行了探讨和研究，为我们留下了极宝贵的经验和理论。然而，从总体来看，缺乏新见解和新方法，所以临床进展也不显著，这就为我们开展支气管哮喘的研究，指出了明确的方向。

问：洪老，接下来可以讲讲回顾病例的心得吗？

洪老：在查阅文献掌握资料的基础上，对自己经治的哮喘病例做了系统回顾，并对杂志报道的个案和总结报告进行系统分析，从中发现四个带有倾向性的问题：一是资料思路和方药，与历代文献记载基本一致，缺乏新观点、新思路、新方药。二是平喘起效慢，一般要服药 2～3 天才能显效，与西药氨茶碱类平喘药相比大为逊色。临床医生或病人为了提高中药平喘效果，常与平喘西药配合服用，因而难以显示中药的平喘优势。三是哮喘夜间发作多，中药煎剂难以适应夜间发作即刻服药的需要，说明中药剂型改革势在必行。四是高效的平喘中成药极少，"海珠喘息定"由于服用方便，起效较快，因而成为首选的平喘中成药，但长期服用易产生耐药性，且该药内含平喘西药，缺乏中医药特色，实属

洪广祥

中西药混合制剂。如何研究出既符合中医药理论和中医药特色的高效、速效的平喘中成药，是中医临床研究的重要课题。

问：洪老，您能谈谈怎么做好个案总结吗？

洪老：重视个案研究，是中医科研特色之一。我在着手哮喘病临床科研全面设计之前，先进行了个案的临床观察，认真总结疗效。通过个案治验的点滴体会，再经提炼、推广、验证，进而研究新治法、新方剂和新理论。加强个案的整理研究，是强调首先认识个别事物，对个案的经验推广验证是扩大到认识一般事物，进而应用认识一般事物的概念、理论去分析特殊而难治的病例以摸索新经验，这样做符合由特殊到一般，再由一般到特殊的认识过程。

问：洪老，您能谈谈您对中医科研的看法以及今后努力的方向吗？

洪老：通过查阅文献、病例回顾和个案整理，在充分占有第一手资料的基础上，寻找科研的突破点，以确定课题研究方向，从中明确研究重点：一是研究哮喘病反复发作的夙根以及哮喘发病的内在规律；二是哮喘病急性发作的证候特点；三是研究新治法、新方药和新剂型。

课题设计的指导思想是辨证施治。因为辨证论治是中医临床的核心，是体现中医特色的重要方面。我们的科研工作从个案观察做起，其原因就在于个案研究有利于总结辨证论治的宝贵经验。一是按照中医临床理论进行分型用药，或者根据西医诊断的病名，以西医临床用药思路，应用一方一药治疗；二是按照中医理法方药进行辨证施治。前者是辨病用药，易进入废医存药的歧途，不符合辨证施治的原则；后者是辨证用药，符合辨证论治原则，有利于提高中医学术水平，但难于使科研成果社会化和商品化。因此，中医临床科研，尤其是以新药研究为重点的科研设计，既要以中医药理论为指导，以辨证论治原则为依据，又要促使科研成果易于社会化、商品化，使其充分发挥社会效益和经济效益。因此，我在进行哮喘课题科研设计时注意加强辨病和辨证的研究，纵横结合，探讨中西医对哮喘在认识论和方法论上的内在联系，治疗方药上注重研究在辨证论治原则指导下，同时又具有西医辨病用药特点的平喘新方药，使中医、西医和病人都乐于接受，这样的科研成果就有很强的生命力和竞争力。

中医临床科研应在继承的基础上，在辨证论治的内涵上下功夫，努力体现中医药特色。当然，继承不应是"复制"或"循环"，而应是螺旋式的前进，继承为起点，发扬是归宿，这就是搞好科研设计的前提。

另外，要勇于实践，立足创新，搞好临床观察。医学科学的实践活动，一般包括临床观察和实验室研究两个方面。对于中医科研来说，无论是理论研究还是临床研究，都必须强调临床观察的重要性。始自经典理论，终于历代医家学说，都是从临床观察中得来的，都必须通过临床实践来检验理论和经验是否正确，有无实用价值。考察千年以来中医各家学说的形成与发展史，凭临床观察这一中医所习用的手段，是可以创立新方法、发展新理论、形成新学说的。"实践出真知"，正确的理论来源于实践。我们强调临床观察的同时，也要运用新的历史条件下，所能提供的先进手段和先进技术，把现代科学实验技术与传统的中医药理论紧密结合起来，使中医药科研朝着现代化、科学化发展。我们在开展平喘新药"蠲哮片"的临床和试验研究中，把临床、制剂，药理、免疫、生化、病理、生产七个方面进行了多学科渗透，这不仅使新药研究出现了一个多学科、跨行业、多单位的大协作场面，而且通过多学科渗透，明显地提高了"蠲哮片"课题的科研水平。因此，中医科研在强调突出中医特色、注重临床观察的同时，还必须充分把现代科学实验技术应用于中医，这对提高中医科研水平，推动中医事业的发展，都是有积极意义的。

洪广祥

问：洪老，您在科学研究时如何开拓新思路和新方药?

洪老：科学研究是"探求未知"，从事科研工作则在创新精神。因此，应在积累、借鉴和继承前人成果和经验的前提下，敢于并善于开展新实践。通过新实践科研检验过去的理论，可以提出新概念，创立新理论。我们在哮喘科研课题中，以证候研究为突破口，通过对症和证候的研究，进而建立哮喘病机新概念，为开拓哮喘治疗新思路和新方药提供理论依据。具体做法是：

（1）观察分析，探索证候新规律：研究哮喘证候新规律，首先应从症状学的观察做起。中医症状学主要内容包括症状、舌象、脉象的观察、统计、分析等。它是直接为证候学服务的，是形成每一证候规律的重要基础。如哮喘急性发作，常表现为喉间哮鸣音，呼吸气促困难，甚则喘息不能平卧等共同症状。如伴有寒象，就称为寒哮；伴有热象，称为热哮。这是古今文献对哮喘病证候规律的基本概况，其中突出了"痰"证。但通过对哮喘病大量病例的症状观察，发现有相当一部分病人，既不属寒，也不属热，而且还有许多症状需要加以补充。如不少哮喘病人在发作时，可见面青、唇暗、肢端青冷、舌暗、脉涩等瘀血证，说明血瘀见证为哮喘病的常见证候。因此，通过观察分析，确认痰瘀见证是哮喘病的基本证候规律。同时，我们还进行了哮喘病缓解后的症状观察，结果发现 80% 以上的病例仍然有不同程度的舌暗，说明血瘀不仅是发作期的见证，而且也是缓解后哮喘病理的潜在见证。因此，这一证候规律的发现，为进一步揭示哮喘病反复发作的发病机理奠定了临床基础。

（2）审证求因，揭示哮喘病理新概念：病理概念是指导治疗用药的理论基础。古今医家在哮喘病的治疗方药上迄今进展不大，其基本原因就是在理论上缺乏创新。通过哮喘病的症状观察和证候分析，认识到朱丹溪"哮喘……专注于痰"的病理观是不全面的。这是因为痰饮内伏

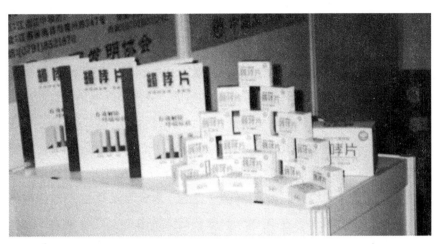

并不是孤立存在的,它与气郁、血瘀往往互为因果。宿痰伏肺,气机郁滞,
升降失常,不仅会导致津液凝聚生痰,同时又因气郁痰滞,影响血液运行,
出现痰瘀不解的复杂局面。从痰与瘀的关系来说,痰可酿瘀,痰为瘀的
基础,而瘀亦能变生痰水,形成因果循环。痰夹瘀血,结成窠臼,潜伏
于肺,遂成哮证的"夙根"。如遇气候突变、饮食不当、情志失调及劳
累等多种诱因,均可导致肺气宣降失常,而引起哮喘发作,临床呈现痰鸣
如吼,气息喘促,甚则出现颜面、口唇、肢末青紫等痰瘀气阻的见证。若
哮喘持续不解,呼吸加快,津液大量耗散,痰液变稠,又易形成"痰栓",
从而进一步加重痰瘀气阻的病理变化,出现以肺气上逆为标,痰瘀胶结为
本的证候特点。实践证明,在利气祛痰方中,加用活血化瘀药,常可提高
平喘效果。因为活血药物可助利气祛痰,以达气血畅行、肺络宣通的目的。

　　临床实践证明,痰瘀伏肺不仅是哮喘反复发作的"夙根",而且也
是哮喘迁延不愈,继发肺气肿,甚至是肺心病的病理基础。因此,确立
痰瘀伏肺为哮喘病夙根的新病理观,对提高哮喘病的治疗效果,有着重
要的临床指导意义。

　　(3) 建立新治法,创立新方药:中医医疗、科研工作的生命在于"疗

走近国医大师

洪广祥

·71·

效"。中医临床课题的研究，要始终着眼于"疗效"，只有提高了疗效，取得了成果，才能促进中医学术的发展。

根据哮喘病反复发作的"夙根"是"痰瘀伏肺"的新病理观，痰瘀是导致气道阻塞，支气管痉挛的基本病理，故提出哮喘病发作期应重在治痰治瘀以平喘。如何治痰治瘀？结合个人的临床经验，提出治痰治瘀要以治气为先的新治法。因为气顺痰易消，气行血易活，从而达到痰消瘀散的目的。"治气"是治疗哮喘病急性发作的新思路、新治法。如何治气？《黄帝内经》明训："肺苦气上逆，急食苦以泻之。"故选择具有"苦降"为作用特点的药物作为择药配方的基础。我研制的"蠲哮片"，就是以苦降作用的药为基础，以疏利气机为目标，这是制方的突出特色和新思路，它与常规习用的平喘思路和平喘方药有着极明显的差别。由于在科研思路上突出了哮喘病理规律的研究，牵住了牛鼻子，因而所建立的新治法和创新的新方药，既符合中医理论，突出了中医药特色，又符合临床实际，所以取得了明显的平喘效果。在严格而扎实的科研预试的基础上，又对蠲哮片进行了较多方面的实验研究。实验结果表明，蠲哮片具有明显的解痉平喘（包括对气管、支气管、细支气管等大小气道平滑肌的作用）、祛痰和抗过敏作用，特别是对肺组织释放过敏性 SRS-A（慢反应物质）有直接或间接的强有力影响，这些结论为解释临床疗效提供了可靠的实验依据。实验还表明，蠲哮片能明显延长动物在缺氧情况下的存活和心电消失时间；能明显地改善循环功能，抑制血管壁的通透性。说明蠲哮片有泻肺除壅、涤痰祛瘀、利气平喘的良好作用，实验结果与临床实际相吻合，初步实现了创制中药"氨茶碱"的预期科研目标。

总之，中医临床科研只有坚持以中医理论为指导，以继承为起点，发扬为归宿，从临床观察入手，大胆实践，立足创新，重视现代科学技术的结合，努力实现多学科合作和渗透，才能提高中医科研水平，才能促进中医科研预期目标的实现。

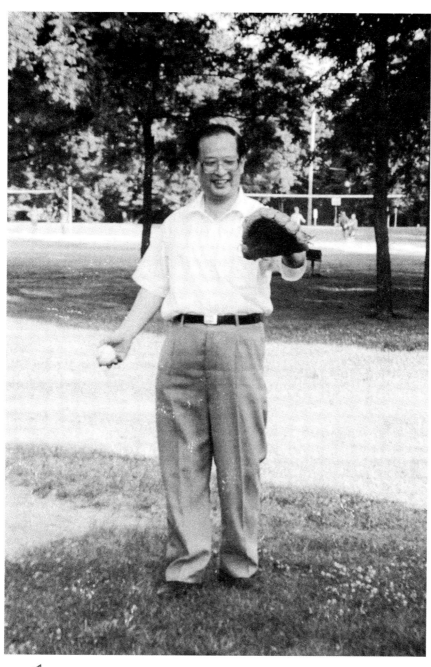

洪广祥

↑洪广祥教授在参加体育运动

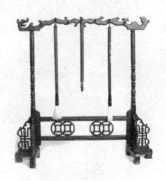

9 辛勤耕耘
辨证论治渐入佳境

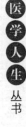

问：洪老，我们知道辨证论治是中医的灵魂，只有准确辨证才能很好地治病，您能和我们谈谈您在辨证论治方面的经验吗？

洪老：这个我就要跟你们谈得比较详细了。所谓"辨证"，就是分析、辨别、认识疾病的证候；"论治"就是根据辨证的结果，确立相应的治疗法则。辨证论治过程，实际上就是认识疾病和解决疾病的过程。辨证论治之所以是中医学的一个特点，是因为它既不同于一般的"对症治疗"，也不同于现代医学的"辨病治疗"。一个病的不同阶段，可以出现不同的证候；不同的疾病，在其发展过程中可能出现同样的证候。因此同一疾病的不同证候，治疗方法就不同，而不同疾病的病只要证候相同，运用同一治疗方法，可以取得良好的疗效。

由此可见，"辨证"的"证"是疾病的原因、部位、性质，以及致病因素和抗病能力相互斗争情况的概括。以下介绍一下我在治疗肺系疾病方面的临床经验和典型病例。

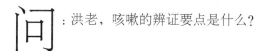

问：洪老，古文献对咳嗽的认识如何？

洪老：《黄帝内经》对咳嗽的成因、症状及证候分类、病理转归及治疗等问题做了较系统的论述，如《素问·宣明五气》说："五脏六腑皆令人咳，非独肺也。"强调肺脏受邪以及脏腑功能失调均能导致咳嗽的发生。对咳嗽的证候特征，隋代《诸病源候论·咳嗽候》有十咳之称，除五脏咳外，尚有风咳、寒咳、支咳、胆咳、厥阴咳等。明代张景岳将咳嗽分为外感、内伤两类。至此，咳嗽的辨证分类渐趋完善，切合临床实用。

咳嗽既是独立的证候，又是肺系多种疾病的一个症状。外感咳嗽与内伤咳嗽还可相互影响为病，病久则邪实转为正虚。外感咳嗽如迁延失治，邪伤肺气，更易反复感邪，而致咳嗽屡作，转为内伤咳嗽；肺脏有病，卫外不固，易受外邪引发或加重，在气候变化时尤为明显。久则从实转虚，肺脏虚弱，阴伤气耗。由此可知，咳嗽虽有外感、内伤之分，但有时两者又可互为因果。

问：洪老，咳嗽的辨证要点是什么？

洪老：一是辨外感内伤。外感咳嗽，多为新病，起病急，病程短，常伴肺卫表证。内伤咳嗽，多为久病，常反复发作，病程长，可伴见他脏见证。

二是辨证候虚实。外感咳嗽以风寒、风热、风燥为主，均属实，而内伤咳嗽中的痰湿、痰热、肝火多为邪实正虚，阴津亏耗咳嗽则属虚，

走近国医大师

洪广祥

或虚中夹实。

问：洪老，咳嗽的治疗原则是什么？

洪老：咳嗽的治疗应分清邪正虚实。外感咳嗽，多为实证，应祛邪利肺，按病邪性质分风寒、风热、风燥论治。内伤咳嗽，多属邪实正虚，治以祛邪止咳，扶正补虚，标本兼顾，分清虚实主次处理。

咳嗽的治疗，除直接治肺外，还应从整体出发，注意治脾、治肝、治肾等。外感咳嗽一般均忌敛涩留邪，当因势利导，俟肺气宣畅则咳嗽自止；内伤咳嗽应从调护正气着眼，防宣散伤正。咳嗽是人体祛邪外达的一种病理表现，治疗决不能单纯见咳止咳，必须按照不同的病因分别处理。

问：洪老，如何分证论治外感咳嗽？

洪老：外感咳嗽分风寒袭肺、风热犯肺、风燥伤肺。

（1）风寒袭肺：多表现为咽痒，咳嗽声重，气急，咯痰稀薄色白，常伴鼻塞，流清涕，头痛，肢体酸楚，恶寒发热，无汗等表证，舌苔薄白，脉浮或浮紧。

治法：疏风散寒，宣肺止咳。常用方有三拗汤合止嗽散、冬菀止咳汤（经验方）。常用药有麻黄、荆芥、杏仁、紫菀、白前、百部、陈皮、桔梗、甘草等。

咳嗽较甚者加矮地茶、金沸草祛痰止咳；咽痒甚者，加牛蒡子、蝉衣祛风止痒；鼻塞声重加辛夷花、苍耳子宣通鼻窍；若挟痰湿，咳而痰黏，胸闷，苔腻者，加半夏、厚朴、茯苓燥湿化痰；表寒未解，里有郁热，热为寒遏，咳嗽音嘎，气急似喘，痰黏稠，口渴心烦，或有身热者加生石膏、桑白皮、黄芩解表清里。

（2）风热犯肺：多表现为咳嗽频剧，气粗或咳声嘎哑，喉燥咽痛，咯痰不爽，痰黏稠或稠黄，咳时汗出，常伴鼻流黄涕，口渴头痛，肢楚，恶风，身热等表证，舌苔薄黄，脉浮数或浮滑。

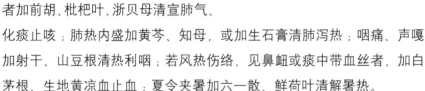

治法：疏风清热，宣肺止咳。常用方有桑菊饮或麻杏甘石汤。常用药有桑叶、菊花、薄荷、杏仁、桔梗、甘草、连翘、芦根。咳嗽甚者加前胡、枇杷叶、浙贝母清宣肺气、化痰止咳；肺热内盛加黄芩、知母，或加生石膏清肺泻热；咽痛、声嘎加射干、山豆根清热利咽；若风热伤络，见鼻衄或痰中带血丝者，加白茅根、生地黄凉血止血；夏令夹暑加六一散、鲜荷叶清解暑热。

（3）风燥伤肺：多表现为喉痒干咳，连声作呛，咽喉干痛，唇鼻干燥，无痰或痰少而粘连成丝，不易咯出，或痰中带有血丝，口干，初起或伴鼻塞、头痛、微寒、身热等表证，舌质红干而少津，苔薄白或薄黄，脉浮数或小数。

治法：疏风清肺，润燥止咳。常用方有桑杏汤等。常用药有桑叶、豆豉、杏仁、象贝母、南沙参、梨皮、山栀等。若津伤较甚者加麦冬、玉竹滋养肺阴；热重者酌加生石膏、知母清肺泻热；痰中夹血加生地黄、白茅根清热凉血止血。

另有凉燥伤肺证，乃燥证与风寒并见，表现为干咳少痰或无痰，咽干鼻燥，兼有恶寒发热，头痛无汗，舌苔薄白而干等症。用药当以温而不燥，润而不凉为原则，方取杏苏散加减。药用苏叶、杏仁、前胡辛以宣散；紫菀、款冬花、百部、甘草温润止咳。若恶寒甚、无汗，可配荆芥、防风以解表发汗。

走近国医大师

洪广祥

77

内伤咳嗽分痰湿蕴肺、痰热郁肺、肝火犯肺、肺阴亏虚四型。

（1）痰湿蕴肺：多表现为咳嗽反复发作，咳声重浊，胸闷气憋，尤以晨起咳甚，痰多，痰黏腻或稠厚成块，色白或带灰色，痰出则憋减咳缓。常伴体倦，脘痞，食少，腹胀，大便时溏，舌苔白腻，脉濡滑。

治法：燥湿化痰，理气止咳。常用方有二陈汤合三子养亲汤。常用药有法半夏、陈皮、茯苓、厚朴、苍术、白芥子、苏子、莱菔子等。若寒痰较重，痰黏白如泡沫，怯寒背冷，咳嗽甚者加干姜、细辛或款冬花、紫菀、矮地茶等温肺化痰以止咳；脾虚证候明显者加生黄芪、党参、白术以健脾益气。病情平稳后可服六君子汤加减或咳喘固本煎（经验方）以资调理。

（2）痰热郁肺：多表现为咳嗽，气息粗促，或喉中有痰声，痰多质黏厚或稠黄，咯吐不爽，或有热腥味，或吐血痰，胸胁胀满，咳时引痛，面赤，或有身热，口干而黏，欲饮水，舌质红，舌苔黄腻，脉滑数。

治法：清热肃肺，豁痰止咳。常用方有清金化痰汤等。常用药有黄芩、山栀、知母、桑白皮、贝母、瓜蒌、桔梗、陈皮、甘草、麦冬。若痰热郁蒸，痰黄如脓或有热腥味，加鱼腥草、金荞麦根、白毛夏枯草、象贝母、冬瓜仁等清化痰热；胸满咳逆，痰涌，便秘配葶苈子、大黄泻肺通腑以逐痰；痰热伤津口干，舌红少津，配北沙参、天冬、天花粉养阴生津。

（3）肝火犯肺：多表现为上气咳逆阵作，咳时面赤，咽干口苦，常感痰滞咽喉而咯之难出，量少质黏，或如絮条，胸胁胀痛，咳时引痛。症状可随情绪波动而增减。舌红或舌边红，舌苔薄黄少津，脉弦数。

治法：清肝泻肺，化痰止咳。常用方有黛蛤散、黄芩泻白散。常用药有青黛、海蛤壳、黄芩、桑白皮、地骨皮、枇杷叶、丹皮、栀子等。胸闷气逆，加葶苈子、瓜蒌利气降逆；胸痛配郁金、丝瓜络理气和络；痰黏难咯加海浮石、贝母、冬瓜仁、竹沥清热豁痰；火郁伤津，咽燥口干，咳嗽日久不减，酌加北沙参、百合、麦冬、诃子养阴生津敛肺。

（4）肺阴亏耗：多表现为干咳，咳声短促，或痰中带血丝，低热，

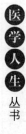

午后颧红，盗汗，口干，舌质红，少苔，脉细数。

治法：滋阴润肺，化痰止咳。常用方有沙参麦冬汤等。常用药有北沙参、麦冬、玉竹、天花粉、生扁豆、冬桑叶、甘草、百合、百部等。若久热久咳，是肺中燥热较甚，又当加地骨皮 30g 以泻肺清热。咳剧加川贝母、甜杏仁、天浆壳润肺止咳；若肺气不敛，咳而气促，加五味子、诃子以敛肺气；低热酌加功劳叶、银柴胡、青蒿、地骨皮以清虚热；盗汗，加糯稻根须、浮小麦以敛汗；咯吐黄痰，加海蛤粉、知母、黄芩清热化痰；痰中带血，加丹皮、山栀、藕节、白茅根清热凉血止血。

问：洪老，能给我们介绍一些治疗咳嗽的典型病案吗？

洪老：我可以介绍几个病案与大家共享。

例一　杨某，男，26 岁，2002 年 2 月 18 日初诊。

患者一周前下乡访友，外感风寒，头痛鼻塞，流清涕，微恶风寒，咳嗽声重，痰稀白不畅，胸闷咽痒，口不渴。自服维 C 银翘片、枇杷止咳露、感冒咳嗽冲剂等，症状未减，咳嗽仍频，遂来门诊治疗。主诉症状如前述，舌质淡红，舌苔白微腻，脉浮弦滑。证属外感风寒，肺失宣畅。治拟疏散风寒，宣肺止咳。方用冬菀止咳汤（经验方）：

生麻黄 10g，生姜 10g，细辛 3g，紫菀 10g，款冬花 10g，法半夏 10g，苍耳子 10g，辛夷花 10g。水煎服，5 剂，每日 1 剂，嘱按时前来复诊。

复诊：患者诉服药 1 剂后咳嗽顿减，诸症明显减轻，服完 5 剂咳嗽已愈，感冒症状诸失。要求续服 5 剂，以巩固疗效。

例二　李某，男，46 岁，2002 年 11 月 6 日初诊。

患慢性支气管炎 6 年，受寒或冬季发作明显。前 5 天因感受风寒咳嗽发生，在西医院就诊，服用罗红霉素、枇杷止咳糖浆等咳嗽未见减轻，而来中医院呼吸科门诊治疗。

症见咳嗽顿作，痰稀白，咳嗽不畅，鼻音重浊，胸部满闷，喉间痰声明显，口不渴，微恶风寒，不发热。平素怯寒，易感冒。舌质偏红暗，舌苔白微黄腻，脉浮弦滑，右寸脉细滑弱，右关弦滑。

证属寒饮遏肺，风寒诱发，肺失宣肃。治宜温肺散寒，以宣肺止咳。方用温肺煎（经验方）加减：

生麻黄 10g，细辛 3g，法半夏 10g，紫菀 10g，款冬花 15g，生姜 10g，矮地茶 20g，天浆壳 15g，南杏仁 10g，桔梗 15g，青皮 15g，陈皮 15g。5 剂，水煎服，每日 1 剂。

二诊：服药 5 剂，咳痰易出，咳减 4/5，鼻道通畅，胸部憋闷已除，风寒外邪已去，改用益气护卫汤（经验方）加减，以益气护卫、扶正固本。

生黄芪 30g，桂枝 10g，白芍 10g，生姜 10g，红枣 6 枚，炙甘草 10g，防风 15g，白术 10g，路路通 15g，矮地茶 20g，天浆壳 15g。

例一为风寒袭肺证。属西医急性支气管炎，由病毒感染所致。患者服用维 C 银翘片、枇杷露、感冒咳嗽冲剂不效，分析其处方组成，药性以辛凉清润为主。但本案证候表现为典型风寒袭肺证，只宜辛温疏散，宣肺止咳，不宜辛凉清润，遏敛肺气。这是本案用药不效和取效的关键所在。

冬菀止咳汤为我多年治疗急性支气管炎风寒袭肺证的经验方。临床用于风寒咳嗽证疗效显著。该方的主要特点是根据风寒咳嗽的病机为风寒袭肺，肺失宣肃，以及"肺开窍于鼻""鼻为肺之门户"的理论组建方药，以达"肺鼻同治"，双向调节，相得益彰的止咳功效，填补了我国止咳中成药的设计空白。冬菀止咳汤已开发成为国家三类新中成药——冬菀止咳颗粒。经 Ⅱ、Ⅲ 期临床试验研究，显效率为 72.1%，总有效率为 95.1%。药效试验结果表明，冬菀止咳颗粒具有较强的镇咳、祛痰、抗炎、抗病毒、解热作用和一定的抗菌作用。冬菀止咳颗粒具有祛风散寒，宣肺止咳，肺鼻同治的显著功效。用于急性支气管炎的风寒咳嗽证。

例二为慢性支气管炎因感冒风寒而急性发作。本案患者平素怯寒

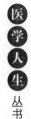

易感，右寸脉细弱，可知其素体阳虚气弱；脉右寸滑，右关弦滑，说明其痰饮伏肺，脾虚痰盛；脉浮且微恶风寒，鼻声重浊，咳嗽咯痰加重，显然因风寒侵袭肺卫，肺气郁闭，宣降失常所致。痰饮、风寒均为阴邪，痰饮宜温，风寒宜散，病位在肺，"肺气郁闭"是其标实。"气阳虚弱"是其本虚。根据"急则治标"的原则，故先温肺散寒，以宣肺止咳。温肺煎系笔者经验方，由麻黄、生姜、细辛、法半夏、紫菀、款冬花、矮地茶、天浆壳等组成。临床用于寒痰（饮）伏肺，风寒诱发所致的咳嗽证，疗效甚佳。如寒饮较盛者，可合苓桂术甘汤以温阳化饮。

方中矮地茶，又名平地木，为紫金牛科植物紫金牛的全株。性平味辛微苦。有化痰止咳、利湿、活血功能。我常用于慢性支气管炎咳喘痰多者。无论肺寒、肺热均可，单用或配伍其他药煎服，亦可作片剂使用。常用煎剂量为 15 ～ 30g。无明显副作用。又因本品具有散瘀止血功用，临床也可用于肺结核、支气管扩张的咳嗽咯血患者。既可镇咳又能止血。在 20 世纪 70 年代初期全国攻克老年慢性支气管炎工作中，湖南医疗单位根据土家族用药经验，用本品治疗慢性气管炎，并进行了药理、药化和临床等方面的研究，从中找出了一种止咳成分——岩白菜素。中国医学科学院药物研究所成功地进行了人工合成。研究证明，合成品与天然产物的疗效一致，并已用于临床治疗慢性气管炎。

天浆壳，为萝藦科植物萝藦的果壳。味甘、辛性温，入肺、肝经。具有宣肺化痰、止咳平喘、透疹功效。临床应用于咳嗽痰多、气喘等。常用于肺气不宣，咳嗽痰多、气喘等症。与百部配合可治疗百日咳。本品有宣肺透疹作用，故又可用于麻疹透发不畅之症。常与蝉衣、桑叶、牛蒡子等配合应用。天浆壳宣肺止咳见长，故常用于急、慢性支气管炎咳嗽痰多气喘等症，与矮地茶相伍，止咳效果更佳。一般用量为 10 ～ 15g。

以上二例均为外感风寒，肺失宣畅而引发的风寒咳嗽证。风寒郁肺、肺失宣肃为其基本病机。治疗用药均以宣散为主，故取效甚速。证之临床，外感咳嗽以感受风寒居多，正如张景岳在《景岳全书》中所说："六气皆令人咳，风寒为主。"程钟龄《医学心悟》强调指出："咳嗽之因，属风寒者，十居其九。"尤其随着现代生活消费水平的提高，夏季冷气的广泛使用，和冷饮食品的供应增多，外感咳嗽由于寒（风）邪所致的比例将进一步加大。另外外感咳嗽以病毒感染引起者为多。从临床辨证看，西医所称的病毒感染，又以风寒的证候表现为主，治疗应辛温解表，温散肺寒，宣畅肺气以驱邪外出，切忌大队清热解毒、凉润遏肺的方药，以免闭门留寇！

例三 汪某，女，28岁，1990年3月10日初诊。

感冒咳嗽痰黄历时半月余，经用中西药效果不佳。初诊见呛咳阵作，咳声高亢，咽痒则咳，咯痰不畅，痰少黄白相兼，口干欲饮，胸胁牵引作痛，大便燥结。据述，胸片提示肺纹理增粗。白细胞总数及中性细胞数基本正常。

舌质偏红，苔腻黄白相兼，脉象浮细弦滑，左关弦细。

证属痰热郁肺，肺失宣肃，外感余邪留恋，兼挟肝气侮肺。治宜清热宣肺，清肝宁肺。方用麻杏甘石汤、千金苇茎汤合黛蛤散加减：生麻黄10g，南杏仁10g，生甘草10g，苇茎30g，黄芩10g，冬瓜仁30g，桑白皮10g，全瓜蒌30g，净青黛6g，海蛤壳20g，金荞麦20g。5剂，每日1剂，水煎服。

二诊：服药5剂，咳嗽缓解，痰黄消除，大便通畅，胸胁痛已除，浮脉未现。效不更方，原方续服5剂复诊。

三诊：患者肺系证候完全消除，无明显特殊不适，改用麦门冬汤以益气阴，善后调理。

本案初始为外感风寒，继而寒郁化热，肺气壅遏，肃降失常，上逆作咳。呛咳痰黄，咳声高亢为痰热壅肺所致。痰白咽痒脉浮显然为风寒余邪未清之缘故。呛咳伴胸胁作痛，舌红脉弦，亦为肝咳证候之一。患者为青年女性，易兼见肝气怫逆，上逆侮肺，故呛咳频作。

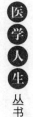

方选麻杏甘石汤合千金苇茎汤加减，既可清热宣肺，外解余邪，又能清化痰热，肃肺宁咳。肺与大肠相表里，腑气通畅，有助于肺气肃降，方中重用全瓜蒌、冬瓜仁，既可清痰热，又可肃肺通便，以顿挫痰热郁遏，肺气壅闭之势，使腑气通肺气降咳嗽止。

例四 陈某，女，46岁，1982年9月10日初诊。

禀性孤僻内向，柔弱寡欢，近因家事不遂，渐发胸闷，咳呛频作，咳引胁下作痛，呼吸急迫，烦躁易怒，咽喉干燥，渴欲饮冷，舌质偏红，舌边尤甚，舌苔薄黄少津，脉弦细劲。胸片提示两肺纹理增粗，余无特殊发现。服西药不效。

证属气郁化火，横逆犯肺，肺失清肃。治当清肝泻火，肃肺止咳。

方用黛蛤散合丹栀四逆散加减：净青黛6g（布包入煎），海蛤壳20g，牡丹皮15g，生栀子10g，北柴胡10g，白芍10g，枳实10g，生甘草10g，南杏仁10g，枇杷叶10g。7剂，每日1剂，水煎服。

二诊：服药3剂后咳嗽顿减，服完7剂咳嗽消失，俱症悉除。续服7剂以巩固疗效，并嘱其注意调节心态，避免再次发作。

陈修园曰："肺为脏腑之华盖，……只受得脏腑之清气，受不得脏腑之病气，病气干之，亦呛而咳矣。"本案由于肝气郁久而产生的肝火，冲逆犯肺，肺失清肃，上逆而致咳呛频作，牵引两胁作痛，烦躁易怒，脉细弦劲，为"木火刑金"之证，即《素问·咳论》所说之"肝咳"。方用黛蛤散合丹栀四逆散，以清肝泻火，肃肺止咳。肝咳病本在肝，影响于肺，故发病时常先见肝病症状。肝气性升，风木易燃，肺为娇脏，不耐邪侵，故治肝咳之药最宜清凉潜降，切忌燥热升散。

《黄帝内经》云："五脏六腑皆令人咳。"张景岳云："咳证虽多，无非肺病"，而"五脏之咳乃各有其兼证耳"。由此说明，本案之肝咳，

洪广祥

实际上体现其既有肺之咳嗽，又具有肝经之形证。但在辨证施治过程中，通过治肝而达到肃肺止咳，实现肝肺同治之目的。充分体现了中医整体观念和辨证论治的科学性和实效性。

例五 姜某，男，21 岁，住院号 106885，1982 年 9 月 29 日入院。

病史摘要：不定期发热五月余。患者于同年 5 月某日外出淋雨后，次日出现高热恶寒，头痛鼻塞等症，在医务所服西药治疗症状减轻。至 6 月份出现低热，体温 ±37.6℃，发热前微感恶寒，当地医院从疟疾治疗，服药 3 天，体温降至正常，未查到疟原虫，约相隔 1 周左右又出现发热，恶寒甚，覆盖衣被则舒，当时未作治疗，寒热自解。8 月份又出现上述类似症状，在县医院查抗"O"1250U，诊断为风湿热，经抗风湿治疗，症状仍有反复，故来我科住院治疗。

现症：偶有不规则低热，以午后明显，自觉胸脘痞闷，口黏口甜，口微渴，不苦，略有咳嗽，近日痰中带血，色暗红，伴右胸隐痛，连及右背胀痛，背微恶寒，痰少色白而黏，平素怯寒，胃纳及二便均正常，无手足心发热。舌质偏暗，舌苔黄厚腻，脉弦滑数。

化验检查：血红蛋白 82%，白细胞 10.0×10^9/L，中性 68%，淋巴 24%，嗜酸性 8%，类风湿因子阴性，抗"O"600U，大小便常规正常。血沉 90mm/h，痰找抗酸杆菌阴性。

胸片报告：右上肺野炎症。

10 月 8 日中医辨证属湿热郁肺，肺气失宣，拟宣化为主。方用枇杷叶 10g，黄芩 10g，连翘 15g，杏仁 10g，菖蒲 10g，丝瓜络 10g，芦根 30g，金银花 20g，薏苡仁 15g，郁金 10g，藕节 30g，橘络 5g。服药后咯血止，体温正常，症状好转。原方继续加减服用。

10 月 12 日复查，嗜酸性粒细胞 11%，绝对计数 0.528×10^9/L，血沉 73mm/h。

10 月 25 日复查，胸片提示右上肺炎吸收好转期（原本上肺片状阴影，已大部分吸收）。

11 月 11 日复诊，根据患者反复发病已持续半年多，嗜酸性粒细胞绝对计数超正常值数倍，肺部有炎症改变，考虑为肺嗜酸性粒细胞增多症。

患者屡诉胸及背部酸痛，困倦乏力，精神不振，伴咳嗽咯痰，胸部憋闷，舌质红暗，舌苔厚腻黄白相兼，脉弦滑近数，证属痰湿伏肺，郁而化热，治以燥湿化痰清热。

方用：法半夏 15g，茯苓 15g，陈皮 10g，生甘草 5g，白芥子 10g，黄芩 10g，枳实 30g，白鲜皮 15g，地肤子 15g，土茯苓 15g，每日 1 剂，水煎服。

服药前检查：血沉 72mm/h，白细胞 7.2×10^9/L，中性 70%，淋巴 24%，嗜酸性粒细胞 6%，直接计数 1.25×10^9/L。

11 月 23 日复诊：症状已基本消除。复查嗜酸性粒细胞直接计数 0.2×10^9/L，血沉 25mm/h，抗"O" 400U。过敏原皮试：屋尘（+），棉絮（+），螨（++）。

12 月 1 日出院，出院前再次复查，嗜酸性粒细胞计数正常，症状缓解。

本案中医辨证属湿痰咳嗽范畴。西医诊断为嗜酸性粒细胞增多症。周围血液中嗜酸性粒细胞绝对值大于 0.4×10^9/L 时称嗜酸性粒细胞增多症。

嗜酸性粒细胞增多相关性疾病，范围较广，波及病症亦较多，其中肺嗜酸性粒细胞浸润症，即以嗜酸性粒细胞增多伴肺部浸润为特点。根据本病案临床表现，可诊断为单纯性肺嗜酸粒细胞浸润症（吕弗琉综合征）。

患者反复低热、咳嗽、胸痛，嗜酸性粒细胞绝对值大于 0.4×10^9/L，胸片提示有炎症改变。经反复抗炎、对症治疗，效果不明显。根据其症状特征，符合单纯性肺嗜酸性粒细胞浸润症的诊断。结合中医临证所见，病症缠绵不解，反复低热，口黏口甜，胸脘痞闷，身体困倦，痰白而黏，咳嗽胸痛，舌苔黄白厚腻等，显然与患者淋雨感受湿邪有关。病证初起

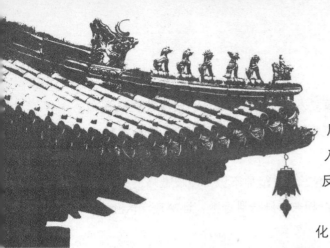

可能为感湿而挟风寒，经治疗后风寒除，但湿邪留滞，渐而由表入里。湿为阴邪，其性黏滞缠绵反复是其致病特点。

患者为青年男性，湿邪易从热化，湿与热合，更加胶着难解，故汪廷珍称其"半阴半阳""氤氲黏腻"。湿热犯肺，卫受邪郁，肺失宣肃，即吴鞠通所说"肺病湿则气不得化"。症见发热（其热不扬），微恶风寒，咳嗽，胸痛，口微渴，舌苔厚腻白黄相兼等。

从患者湿热证候分析，多为湿邪偏盛，且以湿邪在肺为主。血中嗜酸性粒细胞绝对值高于$0.4×10^9$/L，符合吕弗琉综合征核心诊断指标。中医药对本病的治疗尚未见文献报道。本病案在全程治疗中，始终以"湿热郁肺"辨证用药，前期以宣化为主，虽取得疗效，但病情依然反复，缠绵不愈，多次复查嗜酸性粒细胞绝对值居高不下，由此提示，在辨证施治的前提下，需针对嗜酸性粒细胞增多的问题寻找新的用药思路。嗜酸性粒细胞在体内的作用是：①限制嗜碱性粒细胞在速发性过敏反应中的作用。②参与对蠕虫的免疫反应。外周血中的嗜酸性粒细胞超过正常值，是由许多原因引起的，因而其临床意义与原发病密切相关，它既有杀伤寄生虫和调节变态反应有利的一面，而其某些颗粒成分和脂氧化产物又有损伤正常组织的不利一面。嗜酸性粒细胞增多，常提示患过敏症或寄生虫病。本案显然与肺源性嗜酸性粒细胞增多密切相关，属过敏症的范畴。患者发病和治疗长达半年余，由于嗜酸性粒细胞增多未能有效控制是病情迁延反复的关键所在。后期的治疗思路（即11月11日复诊）把重点放在抑制嗜酸性细胞增多这一关键问题上。根据已往的临床经验，过敏症或嗜酸性粒细胞增多，就其证候表现看，似乎与湿或湿热致病有密切关系。

11月11日复诊，除常规应用二陈汤燥湿痰外，并加用了枳实、白

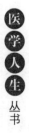

鲜皮、地肤子、土茯苓以清利湿热。其中重用枳实 30g，这是本次处方的一个显著特点。《神农本草经》载，枳实"主大风在皮肤中，如麻豆苦痒，除寒热结，止痢"。从其主治病症分析，枳实可治"皮肤苦痒"，类似现代皮肤风疹、风疱、团块等皮肤过敏性病症。药理实验研究提示，枳实对变态反应的影响甚为明显。枳实水煎液对鸡蛋白致敏大白鼠的离体肠管因加入特异性抗原引起的挛缩有抑制作用。枳实的水提液或醇提液均能抑制过敏介质的释放。对动物被动皮肤过敏（PCA）及肥大细胞组织胺释放的抑制，枳实都显示出较强的抗过敏活性。这一实验结果，为《神农本草经》枳实可治"皮肤苦痒"提供了有说服力的实验依据。同时，也说明枳实可治过敏性疾病。遗憾的是，近代中药方书已将这些宝贵的，甚至闪光的重要历史记载当作"垃圾"删除。由于枳实的主要成分为挥发油，高温煎煮时易挥发，故加大生药用量，以减少挥发油中有效成分的破坏。白鲜皮、地肤子、土茯苓等均有较强的利湿清热作用，用治各种瘙痒证候，其与大剂量枳实相配，强化了"清利湿热"的力度，有效遏制了嗜酸性粒细胞的增多，达到较为理想的治疗效果。嗜酸性粒细胞增多从湿热论治，从这个案例分析，枳实、白鲜皮、地肤子、土茯苓等，可能对抑制嗜酸性粒细胞增多有重要作用，值得进一步验证和研究。

 ：洪老，能谈谈您对慢性咳嗽的看法吗？

洪老：慢性干咳也称为慢性咳嗽。临床通常将以咳嗽为惟一症状或主要症状，时间超过 8 周，胸部 X 线检查正常者称为不明原因慢性咳嗽，简称慢性咳嗽。慢性咳嗽涉及多种原因，如《素问·咳论》曰："五脏六腑皆令人咳，非独肺也。"咳嗽虽然是肺系的病变，但其他脏腑的功能失调，也有可能影响到肺，引起肺气宣降不利，肺气上逆而作咳，故有"肝咳""胃咳"等十咳说。这种患者大多数均表现为干咳无痰或痰少不易咯出而作干咳状，多数医家都把这种咳嗽归属于"燥咳"范畴，

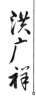

洪广祥

认为是燥胜阴虚，肺失滋养所致，常投以清燥润肺或滋阴润肺之品，然多数疗效不佳。

我的几位研究生都跟随我做这个课题，也发表过一些论文，但这种咳嗽病因复杂，治疗有一定难度，现将我的阶段性体会介绍如下。

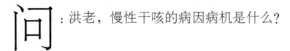

问：洪老，慢性干咳的病因病机是什么？

洪老：慢性咳嗽涉及多个系统，不仅与呼吸系统（肺系）有关，还与鼻、咽喉（为肺之门户）、消化系统（脾胃、肝）有关。西医认为，慢性咳嗽的常见病因为鼻后滴漏综合征、咳嗽变异型哮喘和胃食管反流。这三种病因大约占病因总数的 67%～94%。个别嗜酸性细胞支气管炎也是慢性咳嗽的重要原因。

我认为，此种干咳的发生与"肺系""胃系"和"肝"三者的气机失调有关，病位在"肺系""胃系"和（或）"肝"，可因外感六淫之邪，或闻异味，情志不遂等因素而诱发。内外合邪，互为因果，造成咳嗽慢性迁延，反复发作。

1. "肺系"的概念及其相互关系

肺上接气道直通于鼻，构成肺系，喉下接气道，与肺相通，为肺之所属。《疡痈经验全书·卷一》说："喉应天气乃肺之系也。"故从广义上说，喉亦属肺系范畴，肺又开窍于鼻，鼻为肺之门户，故肺、气道、喉、鼻构成"肺系"。四者密切协调，共同维持人体呼吸气息出入的正常生理活动。临床所见肺累及（咽）喉和咽喉累及于肺者亦不少见。如风寒犯肺，肺气失宣，郁遏于喉，而致咽痒咳嗽；或肺受邪侵而失清肃之性，又能影响喉咙的发音功能而出现声嘶、语言重浊等症状。反之，肺主气司呼吸之功，又取决于喉之气关，鼻之气门的通畅与否。通畅则和，失畅则影响肺之宣降，而出现咳嗽等症状。现代研究认为，鼻后滴漏综合征与慢性咳嗽密切相关。所谓鼻后滴漏综合征是指鼻咽部疾病引起鼻后

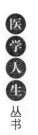

和咽喉部有较多分泌物黏附，甚至反流入声门或气管所导致的咳嗽。

2."胃系"的概念及其相互关系

"胃系"一词在《黄帝内经》中并无记载，而是后世医家提出的，张景岳说："咽为胃系，所以受水谷，故下通于地。"《重楼玉钥》云："咽者……主通利水谷，为胃之系，乃胃气之通道也。"从上述文献分析可知，古人所称"咽"是指现代解剖学中的食管和咽（喉）部，故"胃系"即指食管与咽（喉）及与之相连的胃腑。《张氏医通》云："……咽系柔空，下接胃本，为饮食之路，主纳而不出。"说明胃主受纳，必赖咽关之通畅。同样，胃病累及咽喉者尤多，如肝胃不和，胃失和降，常致咽喉部不适，或似觉异物梗塞，现代称为"癔球症"，可能与胃酸反流引起食管上段括约肌压力升高有关，反流物刺激咽喉部可引起咽喉炎。有资料显示，食道、胃等处也有咳嗽感受器，其中以喉部和气管的咳嗽感受器最敏感。胃食管反流性咳嗽是由于胃酸和其他胃内食物反流进入食管导致以咳嗽为主要表现的一种胃食管返流性疾病。

问：洪老，肺系、胃系、肝三者有何关系？

洪老：可以从以下几个方面谈谈这个问题。

1.解剖位置及经络走向

手太阴肺经起于中焦，下络大肠，环循胃口，上膈属肺。"中焦亦并于胃中"（《灵枢·营卫生会》）。足阳明胃经起于鼻，交额中……循喉咙……入缺盆，下膈属胃，"喉咙者，气之所以上下者"（《灵枢·忧恚无言》）。"肺气通于鼻"（《灵枢·脉度》）。肺与胃一膜相隔，且与胃相连之食道也居胸中与肺系相邻。另外，咽通地气，而"咽与喉，会厌与舌，此四者同在一门"（《儒门事亲》）。所以"肺系"与"胃系"经络相连，息息相通，成为两者生理病理相互影响之物质基础。而足厥阴肝经起于足大趾爪甲后丛毛处，……挟胃两旁，属肝，络胆……沿喉咙的后

洪广祥

边，向上进入鼻咽部……其分支从肝分出，穿过膈肌，向上注入肺，交于手太阴肺经，可见肝经与"肺系""胃系"亦关系密切。

2. 生理病理相互影响

人体各脏腑功能活动靠"气"来表达。气的运动，有升降出入四种形式。《素问·六微旨大论》云："升降出入，无器不有。"肺气以肃降为顺，"降"为肺气、胃气的共同特性。胃肺毗邻，出入殊途却共呼吸门，任何邪气引起胃失和降者，都可影响肺的肃降功能，导致肺气上逆而咳，故《素问·咳论》总结咳嗽病机时有"聚于胃，关于肺"之说。临床观察发现，泛酸呃逆等有胃气上逆表现的患者可伴咳嗽等肺部症状。现代研究证实，胃食管反流是慢性咳嗽的主要病因之一。同时临床还发现，许多食管反流患者无消化道症状，而咳嗽可以是胃食管反流的唯一临床表现，且此种咳嗽以干咳为主。肝与肺在生理方面的主要联系，表现在调畅气机方面。肺气主降，肝气主升，全身气血之升降，亦随之而协调。若肝失疏泄，肝升太过，肺降不及，肺气上逆则呛咳无痰。尤在泾《静香楼医案》云："干咳少痰，是肝气冲肺，非肺本病，仍宜治肝，兼滋肺气也。"即指肝气升发太过，气有余便是火，气火上冲于肺，所谓"木火刑金"，肺失宣降，故干咳少痰。情志不畅，气机怫郁，化火化风，循经上扰于咽喉，可出现咽喉作梗，或咽喉发痒，影响肺气宣发而致咳嗽频作。

由此可见，无论是外感还是内伤，影响肺气宣肃、胃气通降、肝气疏泄，都能导致气机失调，而引发咳嗽气逆之症。临床经验证明，慢性干咳的发生可同时涉及肝、胃、肺多个脏腑。气机逆乱是其中心环节。

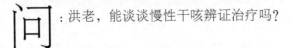

问：洪老，能谈谈慢性干咳辨证治疗吗？

洪老：由于慢性干咳的病因复杂，临床表现多样，治疗经验也很不成熟，已引起医学界的广泛关注。我从辨病与辨证相结合的方法出发，

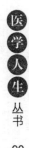

通过多年的探索和研究，现将慢性干咳的辨证施治方案整理如下：

1. 痰滞咽喉证

是指鼻咽部疾病引起鼻后和喉咽部有较多分泌物黏附，甚至反流入声门或气管所导致的咳嗽。多种疾病都可引起，如过敏性鼻炎、鼻窦炎、非过敏性鼻炎、慢性咽喉炎等。类似西医鼻后滴漏综合征。

证候：发作性或持续性咳嗽，咳嗽以白天为主，入睡后减少咳嗽；咽痒如蚁行，有异物痰阻之不适感。舌质偏红，舌苔薄白或微腻，脉细滑或细弦滑。

病机：痰阻咽喉，气机逆乱，肺失宣肃。

治法：清咽利窍，调畅气机，降气止咳。

方药：清咽利窍汤（经验方）：荆芥10g，薄荷10g，桔梗15g，木蝴蝶10g，牛蒡子10g，牛蒡子15g，苏叶15g，桃仁10g，百部15g，射干10g，辛夷花10g，苍耳子10g，生甘草10g。

方中苏叶理气舒郁，又可治肺脾气滞，为临床疏利气机之要药。气郁可生痰，苏叶能减少支气管分泌物，故对咳嗽胸闷有较好效果。荆芥轻扬疏散，又能治血分风热，故对风邪化热郁滞于上所致的咽喉病症尤为适宜。本品性温，功擅祛风散寒，对风寒引发，或因过服寒凉药致寒凉遏伏、郁遏气机的咽痒作咳，可借其发汗解表之功，使邪散郁开，气机调畅，而咳嗽消除。薄荷疏风散热，利咽止痒，一切风火郁热之疾，皆能治之。本品气味芳香，能理气郁，同时薄荷脑的刺激作用能导致气管产生新的分泌物而使稠厚的黏液易于排出，达到祛痰止咳作用。桔梗系开提肺气之药，可为诸药舟楫，载之上浮，同时又能宣肺祛痰而利胸膈咽喉。百部甘润不燥，守而不走，能润肺降气，化痰止咳，所含生物碱能降低呼吸中枢的兴奋性，抑制咳嗽反射而奏止咳之效，为肺家要药，无论何种因素引发之咳嗽均可应用。

痰滞咽喉，常兼夹郁滞征象，郁滞咽喉不仅易生痰，而且还可出现咽喉经络气血郁滞，加重气机不利，郁久生风，而加重咽痒咳嗽，故

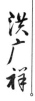

走近国医大师

洪广祥

91

加桃仁以活血祛瘀，改善咽喉血液循环，对咽痒咳嗽有很好的治疗作用。射干为喉痹咽痛要药，尤以降痰涎、散气滞、宽胸膈、清肺金，润肺燥、止咳平喘为其长。

苍耳子、辛夷花辛温香散，轻浮上升，能散肺部风寒而宣通鼻窍，为治鼻渊专药。临床常用于鼻部炎症，有收敛作用，改善局部循环使鼻塞和鼻炎得到改善和消除。

木蝴蝶又名千张纸、玉蝴蝶，苦寒无毒，具有润肺、舒肝、和胃、生肌功效。主治咳嗽，咽喉肿痛，喑哑等症。与牛蒡子相配更能增强清利咽喉，止痒除嗽效果。全方合用，共奏清咽利窍，调畅气机，降气止咳功效。

2. 胃逆侮肺证

指胃酸和其他胃内容物进入食管导致以咳嗽为主要表现的一种胃食管反流性疾病。

证候：慢性干咳，夜咳为重，咳嗽与进食明显相关，如餐后咳嗽、进食咳嗽等；常伴有胃食管反流症状，如反酸、嗳气、胸骨后烧伤感；或伴有咽干、音哑等。舌质红，苔白黄相兼而腻，脉象弦滑。胃液 pH 值检测是最敏感和特异的诊断胃食管反流的方法。

病机：胃逆侮肺，肝胃失和，气机逆乱。

治法：和胃降逆，清肝泄热，调畅气机。

方药：旋覆代赭汤加减。旋覆花 10g（布包），代赭石 20g，法半夏 10g， 生姜 10g，炙甘草 10g，西党参 15g，川黄连 6g，川楝子 15g，大枣 6 枚，枇杷叶 10g，煅瓦楞 15g（布包）。

方中旋覆花、代赭石宣通壅滞，下气降逆，使胃气和降，阻断反流，使其不能上逆侮肺；半夏、生姜、枇杷叶和胃降逆，气逆平，则噫气自除；黄连、川楝子清肝泄热，以和肝胃；煅瓦楞配半夏，一化一降，降逆和胃以制酸。胃逆侮肺，肝胃失和，缘于中虚失运，升降失常，胃强脾弱，而致气机逆乱。方中党参、红枣、炙甘草甘温益气以健胃，脾气健忘，胃气冲和，肝气清肃，则咳嗽自平。

3.寒邪客肺证

此证类似西医咳嗽变异型哮喘。为哮喘病的一个临床亚型。

此证多为气阳不足体质，卫外功能下降，对外界环境及气候变化适应能力较差，因而常易外感或遇过敏物质而诱发和加重。治疗要坚持标本同治和扶正固本的治则，提高机体的抗邪能力，以减少复发。

证候：慢性咳嗽，表现为刺激性干咳，夜间或清晨咳嗽较多见。遇寒或气候突变，闻特殊刺激性异味易诱发或加重咳嗽。平素怯寒，易感冒，易自汗。舌质淡红或暗红，脉弱，如兼挟外感风寒，可显浮脉，舌苔薄白或白微腻。

支气管激发试验阳性，或支气管舒张试验阳性。支气管舒张药物、糖皮质激素治疗后咳嗽显著缓解者为重要判断标准。

病机：寒邪客肺，肺失宣肃，气逆作咳。

治法：温散肺寒，宣肺止咳。

方药：温肺煎（经验方）。生麻黄 10g，细辛 3g，生姜 10g，紫菀 10g，款冬花 10g，矮地茶 20g，天浆壳 15g。水煎服，每日 1 剂。

如风寒束肺证候较重者，可用小青龙汤合温肺煎加减；外有表寒，又阳虚内寒者，可用芪附汤合温肺煎加减；兼有寒郁化热者，可适当选加黄芪、白毛夏枯草、金荞麦根。

病情基本缓解，用温阳益气护卫汤（经验方）或补中益气汤加减扶正固本，可有效改善机体免疫力，提高对外感环境的适应能力，以减少发作。

4. 湿热郁肺证

此证类似西医嗜酸细胞性支气管炎。本证临床缺乏特征性，部分患者可表现为类似咳嗽变异型哮喘。体检无异常发现，诊断主要依靠诱导痰细胞学检查，痰嗜酸细胞大于或等于2.5%。口服或吸入糖皮质激素治疗有效。

据广州呼吸病研究所最近完成的一项慢性咳嗽病因诊断研究显示，在我国嗜酸细胞性支气管炎是慢性咳嗽的首位原因（22%）。

我观察，慢性干咳确诊为嗜酸细胞性支气管炎者，其临床表现多见湿热郁肺证候。服用宣湿透热方药可获得较好疗效。

湿热致咳《内科学》中未作表达，其实在临床上也是咳嗽证中的常见证型，可能把它包含在痰湿咳嗽中。但这种表达是不尽合理的。因为痰湿咳嗽属内伤咳嗽范畴，以咳嗽痰多，痰白而黏或清稀为主要表现。而慢性干咳中的湿热郁肺证是以慢性干咳，有少许黏痰，同时兼见湿热证候为主要表现。故痰湿咳嗽与湿热郁肺咳嗽是不同的。因此对慢性干咳应单列门户。

证候：慢性干咳或晨咳，有少许黏痰，伴胸闷和气道作痒，呼吸不畅，咯出黏痰则舒；晨起口黏腻，胃纳欠佳，喜热恶冷，大便软或不爽，舌质红，舌苔黄白相兼厚腻，脉濡滑。

病机：湿热郁肺，肺气失宣。

治法：清化湿热，宣畅肺气。

方药：麻黄连翘赤小豆汤加减。生麻黄10g，南杏仁10g，桑白皮10g，赤小豆15g，连翘壳15g，苍术10g，土茯苓15g，晚蚕砂30g，厚朴10g，法半夏10g，茵陈20g，枳实30g。

麻黄连翘赤小豆汤系《伤寒论》为湿热黄疸偏表而设。近人又根据其组方特点，运用于外感风邪所致的风水、皮肤湿热疹、湿热壅滞的

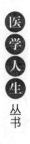

水肿等。而我通过实践，发现该方对湿热郁肺所致的慢性干咳也有较好疗效，通过对处方进行调整，已成为治疗慢性干咳湿热郁肺证的临床经验方。我认为，湿热郁肺证在南方地域发病较高，广州呼吸疾病研究所将嗜酸细胞性支气管炎列为慢性咳嗽的首位，发病率明显高于我国其他地区。这显然与南方气候多霉湿有关。嗜酸性细胞的增值与霉湿环境、气候因素有一定的关系。从中医临床角度看，嗜酸性细胞增多的有关疾病，似与湿邪和湿热密切相关。湿为阴邪，其性黏滞缠绵，夹寒者为寒湿，夹热者为湿热。中医药对湿邪或湿热所致病证有独特疗效，可以说是中医的一大优势。我应用麻黄连翘赤小豆汤加减治疗慢性干咳湿热郁肺证，是基于该方既能清利湿热，又能宣畅肺气；既可外散表邪，又能内清"瘀热"，是一个表里双解，双向调节，治疗慢性干咳湿热郁肺的良方。我在该方基础上，再加上苍术、厚朴，以苦温燥湿；茵陈、土茯苓长于清利湿热，使湿热毒邪从小便而解，并能健脾胃，助运化，绝湿源，为治湿热之要药；晚蚕砂味甘辛性温，有祛风湿、化湿浊的作用，王士雄谓其"既引浊下趋，又能化湿浊使之归清"。蚕砂"主治大风在皮肤中如麻豆苦痒"（《神农本草经》)，且对变态反应的影响甚为明显，与有较强抗过敏活性的枳实相配伍，对抑制嗜酸性支气管炎的变态反应，必然会取得相得益彰的效果。

：洪老，能给我们介绍一些您治疗慢性干咳的典型病案吗？

洪老：我可以介绍几个病例大家共享。

例一 王某，女，28岁，2005年10月26日初诊。

诉慢性干咳已月余，多方治疗不见效果。细观其病历，有从阴虚肺燥咳嗽治疗，也有从燥热或痰热咳嗽论治，均无明显缓解。

症见干咳甚，呈发作性或持续性咳嗽，咽痒则咳，咽痒如蚁行，咳甚尿出，入睡后基本不咳。咳声重浊，咽喉局部满布红丝，且有黏液覆盖，滤泡较多。有慢性副鼻窦炎病史。舌质红，舌苔薄黄，脉细弦略滑。证属痰滞咽喉致咳，疑为鼻后滴漏综合征。治拟清咽宣窍，调畅气机。方用清咽利窍汤加减：

荆芥 10g，薄荷 10g，牛蒡子 15g，桔梗 15g，木蝴蝶 10g，射干 10g，辛夷花 10g，苍耳子 10g，百部 10g，枇杷叶 10g，桃仁 10g，丹皮 10g，白毛夏枯草 30g，白僵蚕 15g。7 剂，每日 1 剂，水煎服。

二诊：诉服药 3 天后，咳嗽减轻，7 剂服完咳减过半，守原方再服 7 剂复诊。

三诊：咳嗽已基本缓解，咽喉如蚁行亦消失，局部充血征象明显改善，唯咽喉干燥不适及鼻音欠清亮，拟改用麦门冬汤合清咽利窍汤加减续服 7 剂，并嘱其看五官科诊治，以控制慢性干咳反复。

本案从鼻后滴漏综合征痰滞咽喉证治疗效果显著。从症状及体征分析，患者咽喉"瘀热"较甚，故加丹皮、白毛夏枯草，凉血散瘀，清肺泄热。"瘀热"可郁而化风，咽痒作咳、咽喉如蚁行等症均属风象，故加用白僵蚕以息风止痒，痒除则咳止。枇杷叶气薄味厚，阳中之阴，性善降逆，有较强镇咳作用，为治肺热咳嗽、阴虚咳喘常用药。本患者服药后镇咳取效之速显然与方中配合对症止咳之品有密切关系。

例二 黄某，男，48 岁，1996 年 4 月 7 日初诊。

患者反复慢性干咳 2 年余，久治效果不显。因从事营销工作，生活极不规律，而引发胃脘不适，反酸、嗳气频作，胃镜检查诊断为慢性胃炎、胆汁反流。经西药治疗，胃部症状改善，但上述症状仍反复出现，后又继发慢性干咳，多数医生以慢性支气管炎、咽喉炎治疗，咳嗽症状未能改善。经病友介绍，遂来门诊邀余诊治。

症见干咳频作，咳声高亢，进食后及夜间咳嗽明显加重，口苦口干口黏，伴胃脘痞闷，胃中嘈杂，时有反酸嗳气，咽喉至胃脘部有烧灼感，自觉常有热气上冲气道，大便不爽，胃纳较差，食后胃脘不适。舌质红暗，舌苔黄厚偏腻，脉象弦滑偏数。

此属胃逆侮肺，中焦痞满，气机逆乱，肝胃失和。治宜和胃降逆，辛开苦降，调畅气机。方用旋覆代赭汤合半夏泻心汤加减：

旋覆花 10g（布包煎），代赭石 20（布包先煎），法半夏 10g，川黄连 10g，黄芩 10g，干姜 10g，炙甘草 10g，西党参 15g，川楝子 15g，枇杷叶 10g，煅瓦楞 15g（布包先煎）。7 剂，每日 1 剂，水煎服。

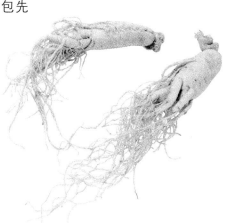

二诊：服药后胃脘痞闷、嘈杂、反酸等消化道症状明显改善，干咳亦显著减少，原方续服 7 剂。

三诊：消化道症状基本缓解，干咳症状亦同步控制，效不更方，守原方再进 14 剂。

四诊：服药近 30 剂，慢性干咳及食道症状已完全缓解，诸症若失，舌苔、脉象均已恢复常态。嘱继续治疗原发病慢性胃炎、胆汁反流症，以消除慢性干咳再度发生。

本案从中医辨证看，是痞满证引发气机逆乱，肝胃失和，气逆侮肺，肺失肃降，而干咳频作。从西医辨病看，显然是胃食管反流性疾病而导致慢性干咳。中西医一致认同本病例之咳嗽是由胃病诱发，故治疗应重在治胃，通过治胃而达到治咳之目的。说明辨病与辨证相结合，可以起到优势互补的作用。若本案以治肺止咳入手，就不可能实现肺胃同治获得双赢之显著效果。从认识论和方法论上都充分体现了其科学性。

例三 吴某，女，46 岁，2002 年 11 月 15 日初诊。

患者反复干咳近 3 年，尤以受凉或气温不稳定、遇特别异味，如油烟味、煤气等，易诱发干咳，夜间及清晨咳嗽较频，气温升高咳嗽明显减轻。无明显喘憋症状。平素怯寒易感，有过敏性鼻炎病史。在某西医院住院治疗诊断为咳嗽变异性哮喘，经应用糖皮质激素类药物，干咳明显缓解，但不能控制易感和反复发作。

洪广祥

舌质偏红而润，舌苔白黄微腻，脉象浮弱细滑。证属气阳虚弱，卫气不固，兼夹外感，寒邪客肺，肺失宣肃。先治疗寒邪客肺之标，后治疗气阳虚弱之本。治宜温散肺寒，宣肺止咳。方用温肺煎加减：

生麻黄10g，干姜10g，细辛3g，紫菀10g，款冬花10g，矮地茶15g，天浆壳15g，辛夷10g，苍耳子10g，黄芩10g，厚朴10g。7剂，每日1剂，水煎服。

二诊：患者服药后咳嗽明显改善，鼻炎症状减轻，浮脉已去，余症同前。原方再服7剂。

三诊：咳嗽已减4/5，但怯寒及对外界环境适应能力未见有改善，脉象细弱，舌苔薄白微腻。服前方14剂寒邪客肺证已除，但气阳虚弱，卫外之气不固已成主要矛盾，拟改用益气温阳护卫法调理。

生黄芪30g，防风15g，炒白术10g，补骨脂10g，淫羊藿15g，桂枝10g，白芍10g，生姜10g，红枣6枚，炙甘草10g，北柴胡10g，升麻10g，西党参30g。14剂，每日1剂，水煎服。

四诊：据述服上方后体质状况有明显改善，御寒能力增强，近半个月外出务工和劳作亦未感冒，环境适应能力大为改善，干咳症状未发作。嘱原方续服3个月，并加服咳喘固本冲剂（本人经验方，医院制剂）。

3个月后来医院复诊，病情稳定，体质改善，未有感冒，慢性干咳无反复。嘱续服补中益气汤合咳喘固本冲剂以巩固疗效。

本案为咳嗽变异型哮喘寒邪客肺证，经服用温肺散寒方药后，咳嗽缓解，体现了中医辨证论治的特色和优势。我常见不少中医晚

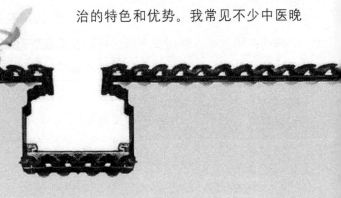

辈以西医炎症观念,大肆应用寒凉清肺药以清热消炎通治所谓的"炎症"。这实际上对西医炎症观念的一种曲解。同时,也将所学的中医药理论置于脑后,因而在临床上严重背离了以中医药理论为指导的原则,其结果是在学术上误入歧途。

咳嗽变异型哮喘所致的慢性干咳,其基本病机仍是"气机逆乱"。由于本证患者多气阳虚弱,卫外之气不固,卫外和适应能力下降,气道防御功能脆弱,因而易招致外邪"直入手太阴肺",尤以风寒病邪为首位。风寒束肺,肺失肃降,气机逆乱,而上逆作咳。风寒致病宜温散,风去寒除,病邪束肺,肺气上逆自可迎刃而解,不止咳而咳自止,此时如用寒凉遏肺之品,将会使肺气更加郁闭,非但不能止咳,反而会使咳嗽迁延,客邪留恋,病情加重。这样的教训已屡见不鲜。这里需要特别提出的是,类似这种病例西医抗菌消炎无效,而病家欲求中医药以解决病痛,奇怪的是有些中医师不去探求中医药的治疗优势,而仍然采用西医无效的手段和方法甚至还加上"清热"以"消炎"之中药继续治疗,真是令人费解。

本案的第二治疗阶段以益气温阳护卫以治本,应用温阳益气护卫汤合补中益气汤加减,以温阳护卫,补益宗气,从而迅速改善了患者的体质,增强了机体和气道的防御能力,实现了"扶正以祛邪"的目的,扭转了"邪之所凑,其气必虚"的被动局面,全面体现了中医辨证论治的科学性和优越性。

例四 金某,女,36 岁,1988 年 5 月 13 日初诊。

患者每遇春季梅雨季节,易发咳嗽,以干咳为主,偶有少许黏白痰,发病已两年。去年夏秋季气候潮湿闷热亦引发咳嗽,多方治疗效果不显。经查阅既往治疗病历,除频繁应用多种抗生素及抗过敏药外,中医多数以"清肺热""化痰热",甚至还应用"清燥润肺"或小青龙汤之类方药,也未能缓解咳嗽。

症见咳嗽频作,多为连声干咳,偶有少量白黏痰。伴咽痒胸闷,

走近国医大师

洪广祥

有时自觉全气道均有郁闷作痒感。晨起口黏腻，胃纳不馨，口中乏味，不欲饮。近日来心胸烦闷明显，夜寐不安，有"懊恼""不快"之苦，时欲深呼吸以减轻"气闷"。舌质红略暗，舌苔厚腻白黄相兼，脉象濡缓，右寸浮细滑。

证属湿热郁肺，肺气失宣，热郁胸中，气逆于上。治宜清化湿热，宣畅气机。方用麻黄连翘赤小豆汤合栀子豉汤加减：

生麻黄 10g，连翘 15g，赤小豆 15g，桑白皮 15g，南杏仁 10g，生甘草 6g，生栀子 10g，淡豆豉 10g，白鲜皮 10g，地肤子 10g，藿香 15g，白蔻仁 6g。7 剂，每日 1 剂，水煎服。

二诊：服药 7 剂，咳嗽已减 3/5，心中懊恼消除，咽痒胸闷显著改善，厚腻苔减少过半，食欲增进。效不更方，原方续进 7 剂。

三诊：咳嗽基本缓解，胸闷咽痒已除，腻苔已退，脉象细滑。患者评价说"这次找到了真正的中医看病"。我认为，这是患者对中医药工作者的殷切期望。

本案虽未作痰细胞学检查，难以确定是否属于嗜酸细胞性支气管炎。但从证候表现和病程特点看，属慢性干咳湿热郁肺证无疑。经应用清化湿热、疏畅气机方药治疗，效果甚为满意。处方中加藿香芳香化湿，除阴霾湿邪，助脾胃正气；蔻仁辛散温通，芳香理气，善行中上二焦之气滞，尤善行肺脾气滞，其与藿香相配，芳香化湿，辛散温通，调畅气机，更加相得益彰。白鲜皮、地肤子既能清利湿热，又能祛风止痒，有助于减轻因痒而作咳之苦。患者因湿热郁遏，热壅胸中，致使气机窒塞不通，而出现"烦热，胸中窒"之懊恼证，故配合栀子豉汤清胸中之热，宣上焦之郁，热清郁解，则心中懊恼自除。由于对本案例的治疗始终抓住湿热郁肺，肺气失宣的总病机，理法方药合拍，因而近期疗效甚著。

：洪老，您是如何辨治肺痨的？

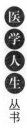

洪老：肺痨是指由于正气虚弱，感染痨虫，侵蚀肺脏所致的，以咳嗽、咯血、潮热、盗汗及身体逐渐消瘦等症为主要临床表现，具有感染性的慢性消耗性疾病。

肺痨相当于西医学中的肺结核，是肺病中的常见病，中医治疗肺痨着眼于从整体上辨证论治，针对患者不同体质和疾病的不同阶段，可以收到标本兼顾，恢复健康的效果。

痨虫侵蚀肺脏所引起的肺痨症状，如咳嗽、咯血、潮热、盗汗等，为肺痨的各种证候所共有，是肺痨的证候特征。肺痨咳嗽由肺阴不足所致，因此常表现为干咳，少痰，伴咽燥口干，颧红，唇赤，舌红少津，脉细数；但也有因脾虚生痰，痰湿阻滞所致，故也可出现咳嗽痰多，痰呈泡沫状，伴身重疲乏，胃纳不振，舌苔白腻等症；更有少数表现为痰热咳嗽，症见痰黄且稠，或痰中带血。咯血多由于烧伤肺络，症见血色鲜红，络血量多；也可夹有瘀血，症见小量咯血，时发时止，血色暗或带紫色血块。潮热盗汗，多数是由于阴虚内热所致，症见颧红唇赤，咽干，舌红少津；也有表现为气阴两虚者，兼见形寒乏力，易汗肢冷等症。本病初起，其病变主要在肺，但在病变逐步发展的过程中，可累及脾肾，甚则传变五脏，从而兼见五脏形证，其中尤以脾肾两脏见证最为突出。

：洪老，您认为肺痨的病因病机是什么？

洪老：肺痨的致病因素主要有两个方面，一为感染痨虫，一为正气虚弱。痨虫和正气虚弱两种病因，可以相互为因。痨虫传染是发病不可缺少的外因，正虚是发病的基础，是痨虫入侵和引起发病的主要内因。

本病的发病部位，主要在肺。由于痨虫从口鼻吸入，直接侵蚀肺脏，可出现干咳、咯血等肺系症状。由于脏腑之间关系密切，肺病日久可以进一步影响到其他脏器，故有"其邪展转，乘于五脏"之说。其中与脾肾两脏的关系最为密切。

脾为肺之母，肺痨日久，子盗母气，则脾气亦虚，可伴见疲乏、食少、便溏等症，其甚者可致肺、脾、肾三脏同病。

肾为肺之子，肺虚肾失滋生之源，或肾虚相火灼金，上耗母气，则可见肺肾两虚，伴见骨蒸潮热、男子失精、女子月经不调等肾虚症状；若肺虚不能制肝，肾虚不能养肝，肝火偏旺，则见性情急躁，善怒，胁痛；肺肾阴虚，心火上炎还可伴有虚烦不寐、盗汗等症；如肺虚治节失司，血脉运行不畅，病及于心，可见喘、悸、肿、紫绀等症。

本病病理性质的重点，以阴虚火旺为主，并可导致气阴两虚，甚则阴损及阳。肺喜润恶燥，痨虫蚀肺，肺体受损，首耗肺阴，而见阴虚肺燥之候。故朱丹溪概括痨瘵的病理为"主乎阴虚"。由于病情有轻重，病变发展阶段有不同，故病理转化演变不一。一般来说，初起病变在肺，肺体受损，肺阴亏耗，肺失滋润，故见肺阴亏损之候，继可导致阴虚火旺，如阴伤及气，甚则阴损及阳，则见气阴两虚，或阴阳两虚之候。

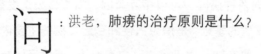问：洪老，肺痨辨证要点是什么、有哪些主症？

洪老：辨病理属性，区别阴虚、阴虚火旺、气虚的不同，掌握肺与脾、肾的关系。临床总以肺阴亏损为多见，如进一步演变发展，则表现为阴虚火旺，或气阴耗伤，甚至阴阳两虚。

临床应根据咳嗽、咯血、潮热、盗汗四大主症的主次轻重及其病理特点，结合其他兼症，辨其证候所属。

问：洪老，肺痨的治疗原则是什么？

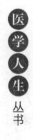

洪老：补虚培元、抗痨杀虫为治疗肺痨的基本原则，根据体质强弱分别主次，但尤需重视补虚培元，增强正气，以提高抗病能力。调补脏器重点在肺，并应注意脏腑整体关系，同时补益脾肾。治疗大法应根据"主乎阴虚"的病理特点，以滋阴为主，火旺者兼以降火，若合并气虚、阳虚见症者，则当同时兼顾。杀虫主要是针对病因治疗。正如《医学正传·劳极》所说："治之之法，一则杀其虫，以绝其根本，一则补虚，以复其真元。"

问：洪老，肺痨怎么分证治疗？

洪老：肺痨分肺阴亏虚、阴虚火旺、气阴耗伤、阴阳两虚四型。

（1）肺阴亏虚

症状：干咳，咳声短促，或咯少量黏痰，或痰中带血丝或血点，色鲜红，胸部隐隐闷痛，午后手足心热，皮肤干灼，口干咽燥，或有轻微盗汗，舌边舌尖红，苔薄，脉细或兼数。

治法：滋阴润肺。

方药：月华丸。本方是治疗肺痨的基本方，具有补虚抗痨、滋阴镇咳、化痰止血之功。药用北沙参、麦冬、天冬、生地黄、熟地黄滋阴润肺；百部、獭肝、川贝润肺止咳，兼能杀虫；桑叶、白菊花清肺止咳；阿胶、三七止血和营；茯苓、山药健脾补气，以资生化之源。

若咳频而痰少质黏者，可合川贝母、甜杏仁以润肺化痰止咳；痰中带血丝较多者，加白及、仙鹤草等和络止血；若低热不退者可酌配银柴胡、地骨皮、功劳叶、青蒿、胡黄连等以清热除蒸。

（2）阴虚火旺

症状：呛咳气急，痰少质黏，或吐稠黄痰，量多，时时咯血，血色鲜红，午后潮热，骨蒸，五心烦热，颧红，盗汗量多，口渴，心烦，失眠，性情急躁易怒，或胸胁掣痛，男子可见遗精，女子月经不调，形体日渐消瘦，舌红而干，苔薄黄或兼见剥苔，脉细数。

治法：滋阴降火。

方药：百合固金汤。本方用百合、麦冬、玄参、生地黄、熟地黄滋阴润肺生津，当归、芍药柔润养血，桔梗、贝母、甘草清热止咳。可另加鳖甲、知母滋阴清热；百部、白及补肺止血，抗痨杀虫；龟甲、阿胶、五味子、冬虫夏草滋养肺肾之阴，培其本元。骨蒸劳热，日久不退，可选用清骨散或秦艽鳖甲散。

若火旺较甚，热势明显升高，酌加胡黄连、黄芩、黄柏等苦寒泻火坚阴。痰热蕴肺，咳嗽痰黄稠浊，酌加桑白皮、知母、金荞麦根、鱼腥草等清化痰热。咯血较著者加黑山栀、紫珠草、大黄炭、地榆炭等凉血止血；血出紫暗成块，伴胸胁掣痛者，可酌加三七、茜草炭、花蕊石、蒲黄、郁金等化瘀和络止血。盗汗甚者可选乌梅、煅牡蛎、麻黄根、浮小麦等敛阴止汗。声音嘶哑或失音可加诃子、木蝴蝶、凤凰衣、胡桃肉等以润肺肾而通声音。

（3）气阴耗伤

症状：咳嗽无力，气短声低，咯痰清稀色白，偶或夹血，或咯血，血色淡红，午后潮热，伴有畏风、怕冷，自汗与盗汗并见，纳少神疲，便溏，面色㿠白，颧红，舌光色淡、边有齿印，苔薄，脉细弱而数。

治法：益气养阴。

方药：保真汤。药用党参、黄芪、白术、茯苓、甘草补肺益脾，培土生金；天冬、麦冬、生地黄、熟地黄、当归、白芍以育阴养荣，填补精血；地骨皮、黄柏、知母、柴胡、莲心以滋阴清热；厚朴、陈皮以理气运脾。并可加白及、百部以补肺杀虫。咳嗽痰稀，可加紫菀、款冬花、苏子温润止咳。夹有湿痰症状者，可加半夏、陈皮以燥湿化痰。咯血量多者可酌加花蕊石、蒲黄、仙鹤草、三七，配合补气药以止血摄血。如纳少腹胀、大便溏薄等脾虚症状明显者，应酌加扁豆、薏苡仁、莲子肉、山药等甘淡健脾。忌用地黄、阿胶、麦冬等滋腻碍脾之品。

（4）阴阳两虚

症状：咳逆喘息少气，咯痰色白，或夹血丝，血色暗淡，潮热，自汗，

盗汗，声嘶或失音，面浮肢肿，心慌，唇紫，肢冷，形寒，或见五更泄泻，口舌生糜，大肉尽脱，男子滑精、阳痿，女子经少、经闭，舌质光淡隐紫，少津，脉微细而数，或虚大无力。

治法：滋阴补阳。

方药：补天大造丸。本方用党参、黄芪、白术、山药、茯苓以补肺脾之气；白芍、地黄、当归、枸杞、龟甲培补阴精，以滋养阴血；鹿角胶、紫河车助真阳而填精髓；枣仁、远志敛阴止汗，宁心止悸。

若肾虚气逆喘息者，配胡桃仁、冬虫夏草、蛤蚧、五味子等摄纳肾气以定喘；阳虚血瘀水停者，可用真武汤合五苓散加泽兰、红花、北五加皮温阳化瘀行水；五更泄泻者配用煨肉豆蔻、补骨脂以补火暖土，忌投地黄、阿胶、当归等滋腻之品。

问：洪老，在肺结核的治疗方面您有哪些临床用药经验？

洪老：肺结核病的活动期，多属阴虚，静止期多属气虚、阳虚；结核病灶损坏肺组织，有严重肺功能障碍者，多属阴阳两虚。从整个病程而言，多以阴虚为主。在治疗大法上，我主张早期重在滋养肺阴，中晚期突出补益脾肾。临床上要本着"补虚以复其本，杀虫以绝其根"的原则，采取补虚与杀虫，局部与整体相结合的方法，以达增强机体抗病能力和抑制或杀灭结核杆菌的目的。在一般情况下，我常以下列药物组成基本方：百部 30g，十大功劳叶、夏枯草、猫爪草各 15g，怀山药 30g，黄精、百合各 15g。水煎服，每日 1 剂，总疗程为 6 个月。本方对浸润型肺结核有较好效果。如低热，加银柴胡、青蒿、白薇各 15g；盗汗，加黑豆衣 15g，浮小麦 30g，知母 10g；纳呆，加鸡内金 10g，白蔻仁 6g，炒麦芽 15～30g；胸痛，加瓜蒌皮、郁金各 15g；慢性纤维空洞型肺结核，可加生黄芪或棉花根 30g，羊乳党参 30g，白及 30g，酥鳖甲 15g，田三七 6g。我体会，肺结核病用药，不宜过于甘寒，因甘

洪广祥

寒药久服亦能腻胃。保护胃气，振奋脾胃，实属肺结核病治疗的重要环节。

咳嗽是肺结核病的主要症状，而且也是引发或加剧咯血的重要诱因。既往用常规治咳方药，有时疗效不甚理想，咳嗽不易控制，我主要从三个方面的用药来提高疗效。一是在辨证论治的基础上，酌情选用天浆壳 10 ～ 15g，瓜子金 15 ～ 30g，矮地茶 15 ～ 30g。必要时，可配合使用炙麻黄 6 ～ 10g 以宣畅肺气，常可明显提高镇咳效果。二是因痰液黏稠，咯痰不利，常为咳嗽不易缓解的重要原因之一，临床应根据下列情况，选用针对性较强的利痰药。如痰少而黏，或粘连成丝者，可选用川贝母、北杏仁、瓜蒌仁等以滑痰；痰黄稠黏，咯吐不爽者，可选用海蛤壳、金荞麦根、鱼腥草等以清痰；痰浊稠厚，胸满气急者，选用葶苈子、牡荆子、枳实以涤痰。部分肺结核病咳嗽者，极易合并支气管感染，临床虽无痰热见症，也可适当配合鱼腥草、黄芩、金荞麦根之类清肺药，有助于提高疗效。三是肺结核病患者之呛咳，有时与合并慢性咽喉炎有关,此种情况易被医者所疏忽。其特点是呛咳或干咳,伴咽喉不舒、干燥、喉痒等咽喉症状，局部可见充血、滤泡增生。此时可酌情选玄参、麦冬、桔梗、藏青果、瓜子金、木蝴蝶、薄荷之类药品，有助于咳嗽症状之缓解。

祛瘀药在肺结核病治疗中用之得当，常可收到较好效果。一是祛瘀活血，主要用于对抗痨药产生耐药性的病例。这部分病例的特点是病程长，病灶多呈纤维性收缩，干酪坏死，周围淋巴血管淤塞不畅，因而结核病灶不易修复；另一方面，这部分患者常有不同程度的瘀血证候，如胸痛，面黯，肌肤甲错，舌质黯红，舌下静脉延伸扩张等。祛瘀活血药，可改善血脉运行，有利于推陈出新，促使硬结钙化或空洞闭合。常用药为桃仁、赤芍、地龙、鳖甲、郁金、丹参、土鳖虫等，并与辨证论治药结合使用。二是因瘀血留滞，而致反复咯血，可用祛瘀止血药，如田三七、蒲黄、茜草、大黄、桃仁、赤芍等。此类患者适时使用祛瘀止血药，是控制或减少反复咯血的重要一环。

问：洪老，关于肺结核的治疗您能介绍些典型病案吗？

洪老：我可以介绍几个肺结核典型病例与大家共享。

例一 章某，女，36 岁，1968 年 9 月 13 日初诊。

患者于 1965 年因慢性干咳、低热兼有咯血，经检查发现右上肺浸润型肺结核，体内有空洞存在，服抗痨药近 6 个月而终止服药。于1968 年 9 月 12 日又突然咯血，急诊时咯血量近 500 ～ 600mL，血色鲜红，当即住院，入院后仍反复咯血，最多一天量有数百毫升，痰菌阴性。

会诊所见，患者咯血不止，色鲜红量多，低热盗汗，咳嗽气促，午后两颧鲜红如涂胭脂，口舌干燥，便秘尿赤，面色㿠白，舌质淡暗而嫩，脉象细弦数，左关弦象突显。证属木火刑金，肺络损伤，气阴两虚，谨防气随血脱，急宜柔肝镇逆，泻火宁络，益气养阴为治。

生地黄 30g，白芍 15g，旋覆花 10g（布包入煎），代赭石 30g（先煎），制大黄 10g，炒栀子 10g，茜草炭 20g，炒蒲黄 15g，侧柏炭 20g，旱莲草 30g，西洋参 10g（另蒸），麦门冬 30g，五味子 10g，三七末 6g（分冲）。7 剂，每日 1 剂，水煎服。

二诊：药后咯血渐少，7 天后消失，大便通畅，余证亦见明显改善。仍宗上方合百合固金汤加减调理，住院月余，病情稳定出院。

本案为肺结核病并咯血。属中医学咯血证。肺结核咯血的病机和一般"血证"是有区别的。其病变既反映在肺，又与机体脏腑、经络、气血、阴阳的失衡有关。阴虚阳亢，气火上逆是其基本病机。恣怒动火，郁结动气是诱发咯血的重要诱因。从经络理论来说，足少阴肾经直行者：从肾上行，穿过肝和膈肌，入肺中，循喉咙，挟舌本。肾为十二经之本，其脉通于心肺；肾阴不足，则水不济火，火灼肺金，故其病多咳嗽见血，气急心烦。足厥阴肝之脉，挟胃，属肝，络胆，上贯膈，布胁肋，循喉咙；其支者，复从肝别贯膈，上注肺，故肝火、肝气上逆，每致肺损血溢。故肺结核咯血的基本病理为"阴虚阳亢，气火上逆，肺伤血溢"。因此滋阴降火，平冲降逆是其基本治法。由于结核病活动期易出现反复咯血，离经之血又易成瘀，瘀血不去，不仅易致血不归经，而且加重反复出血，同时也会影响结核病灶的吸收和空洞的愈合。所以"化瘀止血"法要始终贯穿止血用药全过程。"化瘀止血"是中医药止血的一大优势。本案用药遵循了上述用药思路和经验，注意辨病与辨证相结合，从而达到了快速止血和减少反复的双赢效果。

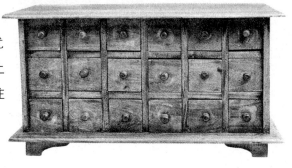

咯血之症，古人认为与"气""火"有关。肺结核咯血的起因，也不外乎"气"和"火"。因此，治疗咯血也应抓住"气""火"两个环节。肺结核咯血，凡因火盛迫血妄行者，可以清火为先，火清则血凉络宁。然火有虚实之分，应遵循辨证施治之原则正确辨证施药，才能提高疗效。但肺结核咯血总属本虚标实，大咯血将迅即危及生命，固当"急则治其标"。咯血停止后，仍需"缓则治其本"，才能杜绝后患，防止复发。

例二 王某，女，63岁，1999年11月26日初诊。

患结核性胸膜炎多年，因胸水不吸收，反复住院多次，每次以抗痨药及抽胸水等综合治疗未能控制胸水复发。经友人介绍遂来门诊邀余治疗。

症见胸闷胸痛，气促干咳，时有低热，以午后为甚（38.8℃），纳食不佳，口干燥但不欲饮，形体消瘦，神倦乏力。舌质红暗，舌苔薄白微腻，脉象细弦滑数，右关弦滑明显，右寸细滑数，重按无力。

体检：体温37.6℃，呼吸24次／分，脉搏90次／分。胸部检查右侧呼吸运动减弱，语颤显著降低，叩诊浊音，呼吸音近乎消失。

X线胸片显示为：右侧大量积液。报告为：右侧中下野大片密实阴影，液面在第二前肋水平。血常规检查：血红蛋白105g/L，红细胞$3.68 \times 10^{12}/L$，白细胞$6.2 \times 10^9/L$。

西医诊断为结核性胸膜炎。

中医诊断：肺痨、悬饮。辨证为肺脾气虚，水饮伏肺，水瘀互结，郁而化热。久病气阴阳俱虚。

治宜补益肺脾，温阳化饮，散瘀利水，养阴清热。

生黄芪30g，西党参30g，炒白术15g，升麻10g，北柴胡10g，当归10g，广陈皮10g，白茯苓30g，嫩桂枝10g，炙甘草10g，丹皮10g，赤芍20g，桃仁10g，麦门冬30g，地骨皮30g。7剂，每日1剂，水煎服。

二诊：患者服药后精神、饮食均见改善。胸闷、胸痛、气促亦有减轻，嘱原方续服14剂再复诊。

三诊：胸透复查胸水结果所见：右侧胸腔积液吸收良好，液面在前第三肋水平。体温恢复正常，诸症已显著改善，原方再加益母草30g，郁金15g，续服30剂再复诊。

四诊：胸透复查胸水又有吸收，液面在第五前肋水平，其他症状已基本消除。原方续服3个月，病情稳定，胸水未见复发。

结核性胸膜炎属中医学"悬饮"范畴。大多根据《金匮要略》"病悬饮者，十枣汤主之"之法，亦有用《三因方》控涎丹，或《金匮要略》葶苈大枣泻肺汤治疗者。我体会，上述诸方对泻水除满有一定作用，但与西医抽胸水以治标的方法相比，其"逐水"疗效无论从速度或局部症状改善程度来看，都有一定差距。但如何控制胸水复发却是西医之短处。我根据"崇土制水""饮为阴邪，非温不化"和"血滞水停"等理论，确定"崇土制水""温阳化饮""行瘀利水"之治法，并应用补中益气汤补土生金，崇土制水；苓桂术甘汤温阳化饮；桂枝茯苓丸行瘀利水，从而达到标本同治，既防水又治水之目的。临床实践证明，采取这种思路治疗结核性胸膜炎，远比单纯"见水治水"疗效要好，体现了中医"治

走近国医大师

洪广祥

109

病求本″之特色和优势，从而为中医药治疗结核性胸膜炎提供了新的思路和方法。

例三 刘某，女，22岁，1999年11月27日入院。

患者于11月7日无诱因咳嗽，咯少许白痰，1周后右下胸痛，大笑时尤甚，11月19日发热，午后明显，体温最高达38.7℃。24日胸片示：右侧胸腔积液。入院症见：咳嗽，咯少许白痰，午后潮热，胸闷，胸痛，纳差，夜寐尚安，二便平，舌红，苔腻白黄相兼，脉弦滑数。查体：右下胸廓饱满，语颤减弱，叩诊呈实音，呼吸音减弱。入院后查血沉50mm/h，OT实验阳性。B超示：右胸腔大量积液。行胸穿术，抽出草黄色胸水570mL。中医诊断：悬饮。西医诊断：结核性胸膜炎并右侧胸腔积液，予以抗结核药（利福平、雷米封、吡嗪酰胺、乙胺丁醇）治疗。12月1日夜间，患者出现呕吐频繁，吐出胃内容物，不能进食，食入即吐，伴头晕乏力，潮热（37.4℃），二便尚可，舌暗红，苔腻白黄相兼，脉弦滑，考虑为抗结核药引起的胃肠道反应，予以静脉点滴葡萄糖液、氨基酸，肌肉注射胃复安等药，患者仍干呕不止。12月4日余查房后认为：此为化疗药物之毒损伤脾胃所致，证属肺脾气虚，化疗药毒甚，治以补益肺脾，解毒。药用：西党参20g，白术10g，云苓15g，炙甘草10g，法半夏15g，陈皮10g，绿豆30g，苏叶30g，藿香15g，竹茹10g，白蔻仁10g，炒山楂15g，炒麦芽15g，银柴胡15g，地骨皮30g，丹皮10g。

服药3剂，呕吐停止，头晕减轻，潮热消失，体温36.7℃，舌暗红，苔白黄腻，脉弦滑。查体：右下肺呼吸音增强。复查B超示：①右侧胸腔少量积液并粘连；②胸膜肥厚。继续在上方基础上调整服药，12月18日病情好转出院。出院后坚持服用抗结核药，未出现不良反应。

以雷米封和利福平为标志的化学药治疗的发展，现已形成比较完整而成熟的防治技术措施，并使结核病的流行和临床状况显著改观。由于肺结核的治疗须全程、规律、联合，而这些药物或对肝功能有损害，

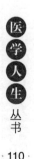

或对肾功能有影响，特别是一部分患者服药后出现不同程度的胃肠道反应，导致无法坚持服药，从而影响整个疗程的完成，使结核病的控制出现困难。如何发挥中医药的优势，最大限度地减轻或消除抗结核药的毒副作用，成为目前中医药学者的又一研究课题。雷米封、利福平等一系列化疗药物的出现只是近几十年的事，因此要从中医古籍上找到现成的治疗抗结核药毒副反应药物并非易事。我根据绿豆、甘草均能解巴豆、乌头等药毒的原理，合用二味，以解化疗药之毒，疗效显著，诚如《本草图经》所云："绿豆解百药毒，尝试不效，乃加甘草为甘豆汤，其验更速。"另外笔者常配合土茯苓、升麻等，以增强解毒之功。化疗药毒易伤脾胃，脾胃伤，则湿浊易生，升降失调，故解毒必须不忘护脾胃，治以芳香化浊，醒脾和胃。用苏叶、佩兰、藿香、蔻仁、麦芽、山楂之属，使脾胃之气渐盛，正气渐强，与抗结核药结合，能有效地提高"补虚杀虫"的效果。中医药治疗结核病的重点是补虚培本，重在减轻甚至消除抗结核药的毒副反应，改善患者正虚体质，提高抗结核病能力，增强抗结核药的敏感性。

问：洪老，您是如何辨治肺痈的？

洪老：肺痈是肺实质内的化脓性感染，部分肺组织坏死液化的病症。类似西医所称的肺脓疡。中医认为，肺痈是由于热毒淤结于肺，以致肺叶生疮，血败肉腐，形成脓疡的一种病症。属内痈之一。临床以发热，咳嗽，胸痛，咯吐腥臭浊痰，甚则脓血相兼为主要表现。

肺痈是肺系病症中较为常见的疾病。中医药治疗本病有着丰富的经验，历代医家创立了许多有效方剂，其中不少方药长期为临床所选用，如桔梗汤、千金苇茎汤等。

肺痈除见于西医学的肺脓疡之外，其他尚有化脓性肺炎、肺坏疽以及支气管炎。

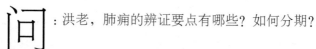**问**：洪老，肺痈的病因病机是什么？

洪老：本病由感受外邪，内犯于肺，或痰热素盛，蒸灼肺脏，以致热壅血瘀，蕴酿成痈，血败肉腐化脓。

肺痈病位在肺，病理性质属实、属热。因邪热郁肺，蒸液成痰，邪阻肺络，血滞为瘀，而致痰热与瘀血互结，蕴酿成痈，血败肉腐化脓，肺损络伤，脓疡溃破外泄。其成痈化脓的病理基础，主要在于热壅血瘀。

本病的病理演变过程，可以随着病情的发展，邪正的消长，表现为初期、成痈期、溃脓期、恢复期等不同阶段。

初期，因风热（寒）之邪侵犯卫表，内郁于肺，或内外合邪，肺卫同病，蓄热内蒸，热伤肺气，肺失清肃，出现恶寒、发热、咳嗽等肺卫表证。

成痈期，为邪热壅肺，蒸液成痰，气分热毒浸淫及血，热伤血脉，血为之凝滞，热壅血瘀，蕴酿成痈，表现出高热、振寒、咳嗽、气急、胸痛等痰瘀热毒蕴肺的证候。

溃脓期，为痰热与瘀血壅阻肺络，肉腐血败化脓，肺损络伤，脓疡溃破，排出大量腥臭脓痰或脓血痰。

恢复期，为脓疡内溃外泄之后，邪毒渐尽，病情趋向好转，但因肺体损伤，故可见邪去正虚，阴伤气耗的病理过程，继则正气逐渐恢复，痈疡渐告愈合。若溃后脓毒不尽，邪恋正虚，每致迁延反复，日久不愈，病势时轻时重，而转为慢性。

问：洪老，肺痈的辨证要点有哪些？如何分期？

洪老：肺痈的辨证要点可分为以下两方面。

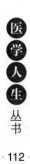
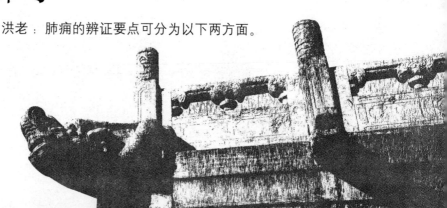

（1）掌握病性：本病为热毒瘀结于肺，成痈酿脓，故发病急，病程短，属于邪盛证实。临床以实热证候为主要表现。

（2）辨别病期：根据病程的先后不同阶段和临床表现，辨证可分为初期、成痈期、溃脓期、恢复期以作为分证的依据。

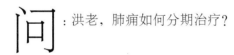：洪老，肺痈治疗原则是什么？

洪老：清热散结、解毒排脓以祛邪，是治疗肺痈的基本原则。针对不同病期，分别采取相应治法。初期当清肺散邪；成痈期，当清热解毒、化瘀消痈；溃脓期，应排脓解毒；恢复期，阴伤气耗者当养阴益气，若久病邪恋正虚者，当扶正祛邪。在肺痈治疗的过程中，要坚持在未成脓前予大剂清肺消痈之品以力求消散；已成脓者当解毒排脓，按照"有脓必排"的原则，以排脓为首要措施；脓毒清除后，再予以补虚养肺。

肺痈发病较急，邪盛证实表现突出，因此，用药切忌温热辛散，以防邪热鸱张。同时，亦不宜早投补敛之剂，以免助邪资寇，延长病程，即使见有虚象，亦当分清主次，酌情兼顾。

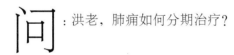：洪老，肺痈如何分期治疗？

洪老：肺痈可分为初期、成痈期、溃脓期、恢复期四期治疗。

（1）初期

症状：发热微恶寒，咳嗽，咯黏液痰或黏液脓性痰，痰量由少渐多，胸痛，咳时尤甚，呼吸不利，口干鼻燥，舌苔薄黄或薄白，脉浮数而滑。

治法：清肺散邪。

方药：银翘散加减。用金银花、连翘、芦根、竹叶辛凉宣泄，清热解毒；配荆芥、薄荷、豆豉助银花、连翘以辛散表邪，透热外出；桔梗、甘草、牛蒡子轻宣肺气。

若内热转甚，身热，恶寒不显，咯痰黄稠，口渴者，酌加石膏、黄芩、鱼腥草以清肺泻热；痰热蕴肺，咳甚痰多，伍杏仁、浙贝母、桑白皮、冬瓜仁、枇杷叶肃肺化痰；肺气不利，胸痛，呼吸不畅者，伍瓜蒌皮、郁金宽胸理气。

（2）成痈期

症状：身热转甚，时时振寒，继则壮热不寒，汗出烦躁，咳嗽气急，胸满作痛，转侧不利，咳吐浊痰，呈黄绿色，自觉喉间有腥味，口干咽燥，舌苔黄腻，脉滑数。

治法：清肺化瘀消痈。

方药：千金苇茎汤合如金解毒散。千金苇茎汤以苇茎为主药，苇茎即芦根，甘寒轻浮，善清肺热，为肺痈必用之品，用量宜重，鲜苇茎最佳；辅以冬瓜仁清热化痰，利湿排脓，清肃肺气，与主药配合则清肺宣壅，涤痰排脓；桃仁活血化瘀，使瘀消痈散。肺与大肠相表里，大肠通畅则肺得肃降，桃仁润肺滑肠，与冬瓜仁配合可泻湿热从大便而解，薏苡仁甘淡微寒，上清肺热而排脓，下利肠胃而渗湿，使湿热之邪从小便而解。本方清热之力尚弱，配用如金解毒散，以黄芩、黄连、黄柏、山栀清火泻热。另可酌加蒲公英、紫花地丁、败酱草、金银花、鱼腥草等以加强清热解毒消痈之力。咯痰黄稠，酌配桑白皮、瓜蒌、射干、海蛤壳以清化痰热；痰浊阻肺，咳而喘满，咯痰浓浊量多，不得平卧者，配葶苈子、大黄以泻肺通腑泄浊；热毒瘀结，咯脓浊痰，腥臭味甚者，可合犀黄丸以解毒化瘀。

（3）溃脓期

症状：咯吐大量脓血痰，或如米粥，腥臭异常，有时咯血，胸中烦满而痛，甚则气喘不能卧，身热，面赤，烦渴喜饮，舌质红，苔黄腻，脉滑数或数实。

治法：排脓解毒。

方药：加味桔梗汤。方中用桔梗宣肺祛痰，排脓散结，用量宜大，

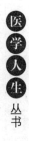

若药后略有恶心亦无妨，反可助脓痰排出；薏苡仁、贝母、橘红化痰散结排脓；金银花、甘草清热解毒；葶苈子泻肺除壅；白及祛腐逐瘀，消痈止血。另可加黄芩、鱼腥草、野荞麦根、败酱草、蒲公英等清肺解毒排脓。

咯血酌配丹皮、山栀、蒲黄、藕节、三七等凉血化瘀止血。津伤明显，口干舌燥，可加玄参、麦冬、花粉以养阴生津。如气虚不能托脓，加生黄芪托里透脓。痈脓溃泄不畅，脓液量少难出，配穿山甲片、皂角刺以溃痈排脓，但咯血者禁用。

（4）恢复期

症状：身热渐退，咳嗽减轻，咯吐脓血渐少，臭味亦减，痰液转为清稀，精神渐振，食欲改善，或见胸胁隐痛，难以久卧，气短乏力，自汗，盗汗，低热，午后潮热，心烦，口干咽燥，面色不华，形瘦神疲，舌质红或淡红，苔薄，脉细或细数无力。

治法：益气养阴清热。

方药：沙参清肺汤合竹叶石膏汤。方中用黄芪、太子参、粳米、北沙参、麦冬等益气养阴；石膏清肺泻热；桔梗、薏苡仁、冬瓜仁、半夏等排脓祛痰消痈；白及、合欢皮祛腐消痈止血。低热可酌配功劳叶、地骨皮、白薇以清虚热。若脾虚食少便溏者，配白术、茯苓、山药补益脾气，培土生金。

若邪恋正虚，咯腥臭痰脓浊，反复迁延不净，当扶正祛邪，治以益气养阴，排脓解毒，酌加鱼腥草、败酱草、野荞麦根等清热解毒消痈。

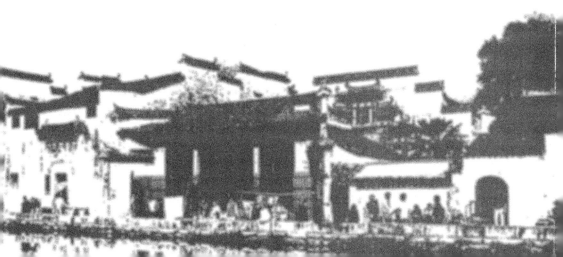

问：洪老，您在临床治疗肺痈的过程中有哪些用药经验？

洪老：肺痈的病机主要为邪热郁肺，热郁是形成痰热瘀阻，化腐成痈的病理基础，临床呈现以邪热盛实的证候为主，但脓疡溃后，或病势迁延，又可出现气阴耗伤，或正虚邪恋之象。因此肺痈的治疗，要突出清热、排脓、化瘀、扶正的治法，其中清热法要贯穿治疗的全过程。从以往治疗肺痈的失败病例分析，主要原因之一是清热不得法、不彻底，以致失去控制病势发展的主动权。

1. 清热

清热是治疗肺痈的基本治法，可分为清宣和清泻两个方面。所谓清宣，即清热宣肺，主要用于肺痈初期，相当于化脓性肺炎阶段。此期用药不宜过于寒凉，以防肺气郁遏，邪热伏闭，迁延不解。我常选用银花藤 30g，连翘 15g，鱼腥草 50g（后煎），抱石莲（为水龙骨科牌蕨属抱石莲，味甘、苦，性寒，具有祛热化痰、清热解毒、凉血祛瘀功效）30g，生麻黄 10g，桔梗 15g，生甘草 10g，作为初期的基本方。如寒热交作，加北柴胡 20g，黄芩 10g；胸痛明显，加郁金 15g，瓜蒌皮 15g；咯痰不畅者，加浙贝 10g。个人体会，此方优于银翘散加减的疗效，对截断病势发展有较强作用。方中麻黄是关键药之一，它不仅能宣肺解表，与清热药配伍，还可起到防止寒凉药物郁遏肺气之弊，有利于邪热的消散。泻热，即清泻肺热，主要用于成脓期及溃脓期的热毒壅盛阶段。在用药上要选效大力专泻热消痈之品，以有利于炎症控制和痈脓的消散。我常以黄芩 15g，鱼腥草 50g（后煎），野菊花 15g，败酱草 15g，虎杖 15g，蒲公英 30g，生大黄 10g（后煎）组成基本方。如白细胞总数在 10.0×10^9/L 以上，中性细胞增加者，可加大败酱草的用量至 30g；寒热交作者，加北柴胡 30g；气急胸憋者，加葶苈子 15g，枳实 15g。本方由于量大药凉，易伤脾胃，必要时可酌减用量，并加运脾和胃之品，如蔻仁、陈皮等。

2. 排脓

临床经验证明，影响肺痛疗效的主要原因是排脓不畅，所以有脓必排是治疗本病的重要原则。排脓方法有三：一为透脓，用于脓毒壅盛，而排脓不畅者。常用穿山甲、皂角刺、金荞麦、桔梗等。其中桔梗用量要大，约15～30g。溃脓期咯血量多者，不宜用透脓药。二为清脓，即清除脓液之意，是本病排脓的常规治法，目的是加速脓液的清除，以缩短病程，促进愈合。常用薏苡仁、冬瓜仁、桔梗、浙贝、瓜蒌、桃仁等。三为托脓，主要用于溃脓期，气虚而无力排脓者可配合托脓法。常用生黄芪、西党参或太子参、棉花根等，但在毒盛正不虚的情况下，不可施用托脓法，否则不但无益，反使病势加剧，而犯"实实"之戒。

3. 化瘀

在溃脓期瘀血征象较明显，故化瘀为其主要辅助治法之一，常与清热、排脓法结合使用。临床经验证明，化瘀可改善肺部缺氧，促进血流通畅和脓液的排出，从而有利于炎症的消除和痛脓的消散。我在临床上喜用丹皮、赤芍、卫矛、红藤、桃仁、郁金、三七等化瘀之品，但对出血量多者，又不宜使用，可改投花蕊石、生蒲黄、三七、藕节、茜草等化瘀止血药。

4. 扶正

主要用于恢复期，或病情迁延，邪恋正虚者。肺痛见虚证，多以气阴两虚为主。在个别情况下，也可见阳气虚。扶正之法，重在养阴补肺，但不可忽视补脾，因脾为肺之母，补脾能助肺益气，有利于补肺生肌，促进脓疡的愈合。我常用养阴清肺汤合沙参麦冬汤加减：北沙参、麦冬、生黄芪、百合、怀山药、苡仁、冬瓜仁、白及、桔梗、生甘草。如有低热，加十大功劳叶、地骨皮；咳嗽重者，加紫金牛、百部；食欲差者，加鸡内金、蔻仁；胸闷痛者，加郁金、瓜蒌皮。如偏于阳气虚者，可用补中益气汤合阳和汤加减。对于脓毒未净、邪热未清者，仍需配合清热、排脓方药，切忌单纯补益，以免邪留不去，而使病情缠绵反复。

问：洪老，您在临床治疗肺痈过程中有哪些典型病案？

洪老：我这里可以介绍几个典型病例。

例一 胡某，男，27岁，1970年3月17日初诊。

患者因发热、咳嗽、胸痛、痰黏稠有臭味入乡村医院住院。正值我领学生在当地开门办学，遂以中药进行治疗。

症见形寒发热，体温39.2℃，汗出热不退，咳嗽频，咳引左侧胸痛，痰黏稠黄白相兼，痰有腥臭味，呼吸喘促，大便不畅，小便黄，口干引饮，不思饮食，舌质红暗，舌苔黄厚腻，脉象弦滑数兼见浮象。听诊左肺中部呼吸音减弱，有湿性啰音。

X线检查：两肺纹理明显增深，左肺中部有大片浸润阴影，中有液平面。诊断为左肺脓疡。

化验：白细胞总数12.0×10^9/L，中性82%。

中医辨证为肺痈证。属成痈期。治宜清热化瘀消痈。方用麻杏甘石汤、千金苇茎汤加减：

生麻黄10g，生石膏30g，南杏仁10g，生甘草10g，鲜苇茎60g，冬瓜仁30g，桃仁10g，薏苡仁30g，生大黄10g，黄芩10g，野荞麦根30g，败酱草30g，蒲公英30g，桔梗30g。连服1周，每剂嘱煎3次，分次服用。

二诊：患者服上方1周，体温下降至37.6℃，咳嗽咯脓痰减少，大便已通畅，全身症状亦有改善，效不更方，继续清热化瘀，以期痈脓彻底消除。患者要求出院回乡间服中药治疗，予原方续服2周后返医院复查。

三诊：临床症状消失，X线复查肺脓疡炎性浸润已吸收。化验白细胞已正常。舌质红嫩，舌苔偏少，脉象细弦，重按无力。此乃病后气阴虚损，改用《金匮要略》麦门冬汤加减以益气阴善后。

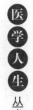

本案治疗值逢开门办学，大兴草医草药医教活动，从而为单纯中医药治疗提供了极好机会，当然也是对中医药治疗急性化脓性炎症的最好考验。

从患者证候表现及西医理化检查来看，肺脓疡诊断明确，中医辨证为肺痈成痈期。由于患者仍兼有恶寒发热，脉浮等表证，说明肺卫表证仍未离去，故用麻杏甘石汤宣肺泄热解表，既清里又解表。千金苇茎汤具有良好的清肺化痰、逐瘀排脓功效，善治热毒壅肺，痰瘀互结所致之肺痈病证。同时，也常用于肺系病证中的肺热痰瘀互结病证。由于农村取材方便，草药资源丰富，故用新鲜苇茎入药，从而更能发挥苇茎"善清肺热"之长。根据辨证和辨病之临床依据，处方中重用了清热解毒药，如黄芩、野荞麦根、败酱草、蒲公英等，有效地发挥了"团队"优势，从而克服了"势单力薄""战斗力弱"的弊端，改变了"用药不力"，而影响疗效的被动局面。"痰瘀阻结"为肺痈的核心病理。痰可酿瘀，瘀滞生痰，两者因果关系密切。本案用药始终抓住"痰瘀"病机进行组方择药，既清痰热，宣畅肺气，以助"治节"功能恢复，减少因痰气交阻，气滞血瘀，而不利于局部脓疡炎性浸润的吸收；又直接应用桃仁、大黄、败酱草等以活血散瘀，改善病灶血液循环，减少炎症渗出，这对迅速控制病情，加速炎症病灶的吸收有重要作用。"肺与大肠相表里"，腑气通畅，既可有效排毒，又可缓解因肺气壅塞而引发的咳嗽、喘促、胸痛等肺失宣肃证候。方中桃仁、大黄，既可活血逐瘀，又可润燥滑肠，通腑泄热，有助于痰热瘀邪的清除。桔梗用量30g，是我治痰的惯用剂量，临床未见有恶心呕吐反应。宣降肺气，祛痰排脓为其功用之长。仲景的桔梗汤、景岳的桔梗杏仁煎、程钟龄的加味桔梗汤等均为祛痰排脓之有效方。桔梗为药食两用之品，若用量太小难以发挥其效用优势。我认为，对古代文献的引用也要从实际出发，不宜"人云亦云"而束缚创新思维。

此外，在治疗中始终坚持祛痰排脓、清热解毒的两个重要治法。前者促进脓痰排出，不再壅滞于肺；后者是清除蕴结的热毒，不使肺叶受热毒的燔灼而腐烂，两法须兼顾而不能偏废。本案疗效之所以显著，与实施上述的战略战术是分不开的。我认为，近时的中医临床由于过多地依赖于西医西药，是造成中医学术萎缩的重要原因。

例二 张某，女，31岁，1982年11月3日初诊。

患者左上肺肺脓疡，经住院治疗3周后，临床症状消失，胸片报告炎性浸润已吸收，惟左上肺空洞尚未完全闭合，出院服中药治疗。

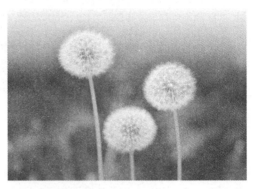

症见面色㿠白，形体瘦弱，胃纳不佳，神倦乏力，怯寒易感，略有咳嗽，咯痰稀白，气短自汗。舌质暗淡，舌苔腻白黄相兼，脉细小，右寸细滑。证属肺脾气虚，痰瘀未清，故空洞愈合不良。治宜补益肺脾，祛痰散瘀。方用补中益气汤合千缗汤加减：

生黄芪30g，西党参30g，白术15g，炙甘草10g，当归10g，升麻10g，北柴胡10g，合欢皮30g，白及30g，小牙皂6g，法半夏10g，生姜3片，陈皮10g，桃仁10g，血竭6g，败酱草15g。7剂，每日1剂。

二诊：服药后自觉精神好转，饮食增加，面色渐华，无明显不适，原方续服30剂后复查胸片。

三诊：40天后X线复查：左上肺空洞已消失，仅见索状阴影。饮食如常，体重增加2.5kg，无自觉不适，舌质红润，舌苔薄白，脉平。嘱续服补中益气丸调理善后。

本案前期西医治疗炎性浸润吸收，脓疡症状消除，但空洞闭合不良，而接受中医药治疗。我认为，局部空洞闭合不良，从中医外科理解似属慢性脓疡范畴，为外科阴证。此时如继续抗炎治疗显然无助于空洞

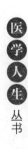

愈合。肺组织属肌肉组织，中医认为与脾有关。"脾主肌肉"。肺与脾的关系十分密切，为母子关系，所谓"脾为肺之母"。脾气虚可导致肺气不足，称为"土不生金"。肺气虚通过补脾，可收到"补土生金"效果，即所谓"补脾生肺"。因此，本患者应用补中益气汤补益肺脾，以期生肌强肺。方中合欢皮能消痈敛涩，对肺痈久不敛口者甚宜；白及能去腐生肌，坚敛肺脏，封填破损，能补肺气。两药与补中益气汤结合可加速空洞的闭合。血竭为外科、伤科要药，有良好的去腐生肌、散瘀生新之功效。《本草经疏》称："麒麟竭，甘主补，咸主消，散瘀血、生新血之要药。"《济急仙方》单用为末外敷，治臁疮不合等。败酱草排脓祛瘀见长，为治内痈要药。其与桃仁、血竭相配，有较强的祛瘀生新效果。千缗汤为《金匮要略》皂荚丸变方，具有涤痰宣窍、祛除顽痰之功效，与活血行瘀药组合，可达祛痰散瘀，去腐生新之功。因此，患者服药后通过调节整体，改善局部，促进空洞愈合的多元效果，体现了治人与治病相结合的特色和优势。

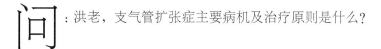：洪老，支气管扩张症是什么样的疾病?

洪老：支气管扩张症为呼吸系统常见的慢性感染性疾病之一，其主要表现为慢性咳嗽、咯大量脓痰及反复咯血。属于呼吸系统疾病中难治症之一。本病属中医"咳嗽""咯血""肺痈"等症范畴。

问：洪老，支气管扩张症主要病机及治疗原则是什么?

洪老：支气管扩张症的主要病机是痰瘀阻肺，郁久化热，热壅血瘀，蓄结痈脓。"痰""瘀""热"是本病的病机重心。外感风热、燥气、火邪，以及内因七情所郁，常为本病的诱发因素。痰瘀为本，热郁为标，病程迁延，郁热伤阴，可出现肺热阴虚，子盗母气，由肺及脾，脾虚气弱，抗邪能力下降，常为本病反复感染的主要内因。久病肺虚，金不制木，或素体肝旺，化火上炎，极易出现肝火肺热症，是支气管扩张症大咯血的重要病理之一。

本病的治疗原则，急性发作阶段，以清热、排脓、止血为主，缓解阶段，以益气阴、健脾气、行瘀滞为主。

问：洪老，给我们讲讲支气管扩张症应如何辨证施治？

洪老：我就来谈谈支气管扩张症的辨证治疗。

（1）痰热瘀阻证：此证为支气管扩张急性发作阶段的基本证型。主要证候为咳嗽，痰黄黏稠量多，咯吐不爽，胸闷气憋，或痰中带血，血色鲜红、紫暗相兼，或发热，舌质红暗，苔黄腻，脉弦滑数。治疗重在泄热祛痰行瘀。经验用药：金荞麦根30g，天葵子15g，十大功劳15g，七叶一枝花15g，蒲公英30g，生麻黄10g，生石膏30g，冬瓜仁30g，海蛤壳20g，浙贝母15g，桃仁10g，生大黄10g（后下）。大黄为方中重要药物之一，既可通腑泻热，清降肺火，又可凉血止血，化瘀导滞，使血止而不留瘀，且有利于局部血管的修复。若便溏者可改用制大黄。如痰及呼吸有臭味，痰培养有绿脓杆菌或厌氧菌时，可加用夏枯草20～30g，白头翁15～30g。白细胞明显升高，可加用败酱草15～30g。

本方意在直挫病势，药性偏于寒凉，对脾胃虚弱的患者，必要时可酌减剂量，或稍佐健脾和胃之品，如鸡内金、炒麦芽、法半夏、陈皮等。

（2）肝火肺热证：此证常为急性发作阶段的重要证型之一，多与痰热证或肺热阴虚证同时出现。症见呛咳阵作，咳时面赤，咽干，情绪急躁易怒，形体消瘦，痰黄稠黏，或痰中带血，血色鲜红，舌质红暗，以舌边红为著，苔黄或腻，脉弦数。治疗重在清肝泻肺。经验用药：青黛10g，海蛤壳20～30g，桑白皮15g，生栀子10g，黄芩10g，瓜蒌皮15g，白头翁15～30g，秦皮15g，生大黄10g。

方中白头翁、秦皮既可清肝泄热，又可凉血消瘀，具有良好的清热止血作用。支气管扩张的肝火肺热证，与肝火犯肺的内伤咳嗽证是不完全相同的，前者的肝火肺热，是以肺热（痰热）为本，肝火为标，如果此时单纯泻肝而不注意清肺，肺热证就难以控制，痰热证候就不易消除。而后者肝火犯肺的内伤咳嗽证，是以肝火为本，肺热为标，治疗应重在清肝，以顿挫气火的逆乱，使肺得清肃，则咳嗽解除。

（3）热伤血咯证：反复咯血为本证的主要临床特点，咯血量不等，可见痰带血丝、血痰、小咯血到大咯血。血色多为鲜红，或兼带暗红。常伴随痰热瘀阻或肝火肺热的本证。治疗重在清热泻火，凉血化瘀止血。支气管扩张症咯血的治疗，重点应放在清气火而达到止血之目的，所谓"治火即是治血"。经验用药：黄芩10g，青黛10g，海蛤壳20g，桑白皮15g，生大黄10g，生地黄30g，生栀子10g，藕节30g，茜草15g，参三七6g。如出血量大，可酌情选用收敛止血药。由于支气管扩张症以"痰""瘀""热"为主要病理基础，热易伤血络，瘀使血不归经，痰出不畅，或频繁咳嗽，常为诱发或加剧咯血的重要原因。因此，在用药上，要注意把"清热""散瘀""利痰"贯穿到治疗咯血的全过程。

支气管扩张症患者有时咯血量较大，严重者可引起窒息，此时应及时采取中西医结合的抢救措施。中药可试用羊蹄根50g，接骨仙桃草30g，紫珠草30g，三七末10g，大黄粉10g，水煎取药液作保留灌肠，每次

200mL 左右，每日 1～2 次。可克服口服汤药难的问题，且可以提高止血效果。

(4) 肺热阴虚证：多见于支气管扩张症急性发作阶段经过治标后，标证基本控制，但余邪未清，气阴两损。此时的证候特点是感染控制，咯血停止，仅有少许咳嗽，少量黄痰，一般为一日 10 口以内，气短神疲，口舌干燥，或有低热，舌质偏红暗，苔薄少，或兼有微黄腻苔，脉细滑或近数。治宜益气养阴，清泄肺热。经验用药：孩儿参 30g，北沙参 15～30g，麦冬 10g，百合 15～30g，玉竹 10g，怀山药 15g，浙贝母 10g，十大功劳 15～30g，桑白皮 15g，地骨皮 30g，桃仁 10g。

临床经验提示，本症患者有时出现低热，应根据临床表现作具体分析。我体会，大多数低热与感染未完全控制有关，若处理不当，有可能再度出现急性复发。此时宜选用金荞麦根、七叶一枝花、天葵子、鱼腥草之类以清肃肺热余邪；若低热确属阴虚所致，可酌情选用清虚热药，如银柴胡、白薇、酥鳖甲等。

问：洪老，您能给我们讲讲如何控制和减少支气管扩张复发吗？

洪老：支气管扩张症是一种常见而又较为难治的病症，我认为，在治疗上除通过辨证施治提高疗效外，认真分析总结其反复发作和影响疗效的诸因素，研究和探索解决的对策，对提高临床疗效和控制复发有积极的意义。

1. 提高机体和局部防御功能

不少支气管扩张症患者，由于病情迁延，反复发作，机体和局部防御功能明显减弱，支气管系统反复感染，呈现一派正虚邪恋，虚实夹杂的复杂局面。此时抗感染药物，也难以充分发挥作用。因此在治疗上要正确运用"扶正以祛邪"和"祛邪以安正"的治则，来调节虚实之间的矛盾，扭转疗效徘徊不前的被动局面。根据"脾旺不受邪"和补脾以生肺的理论，在辨证论治的原则指导下，应重视"补益脾气"药物的应用，如参苓白术散、四君子汤、玉屏风散和补中益气汤之类常为首选的补脾方剂。通过补脾，正虚现象随之改善，抗邪能力明显提高，继发感染不同程度得到遏制，因而促进了总体疗效的提高。

2. 调整患者体质，重视缓解期的治疗

从大多数患者的体质来看，气火偏盛，阴虚肺燥者居多，而支气管扩张症的发作，以春季和秋季为多，这与肝气旺于春和秋天多风燥的气候特点有密切关系。支气管扩张症患者要注意在春季配合服用泻肝的清肺方药，而在秋季应服用凉燥肃肺方药，这对改善和调整患者体质以适应自然界气候的调节能力，控制和减少急性发作有良好的作用。

部分患者因情绪抑郁，气郁化火，或性情急躁，暴怒伤肝，以致肝火横逆犯肺，而激发支气管扩张症的急性发作。此类患者的证候表现，常以咯血为主，以气火亢盛和邪火迫肺的见证突出，对这部分患者，应在缓解期着重调肝、泻肝，以达到治肝理肺之目的。

久病多虚，亦为支气管扩张症患者的体质特点，其呼吸系统的抗感染及免疫防御功能低下，这是造成反复感染的重要原因。所以，在缓解期应重视扶正固本，通过补益肺、脾、肾，提高机体免疫功能，增强抗御外邪的能力，以减少反复发作的机会。

3. 创新治疗思路

本症患者长期痰量较多，且排痰不畅，同时痰易化热，故咯吐黄痰为常见症状之一。西医以抗感染为基本治法，虽抗生素的使用逐步升级，最终亦难控制感染局面。

(1) 补益宗气以杜绝"生痰之源"：痰多为支气管扩张症的主要表现，由于病理原因，本证患者既表现痰多，又排痰不畅，因而反复并感染是其主要矛盾。既往多为"见痰治痰"，因此效果不佳，且呈现被动局面。如何治痰？通过多年的实践和思考，我发现本病患者右关脉象多为弦滑。右寸为手太阴肺之候，弦与滑主痰或痰饮，细为虚脉。由此可以看出"脾

走近国医大师

洪广祥

·125·

为生痰之源""肺为贮痰之器"理论的正确性。弦滑脉为实证脉象。久病必虚，肺脾两虚，常为肺系病证的主要病机。为什么支气管扩张症患者右关（脾胃）出现实证脉候？细思其源，显然与脾主运化功能失常密切相关。由于久病脾虚，不能运化水湿，聚湿成饮，饮凝成痰，通过经脉的络属关系，脾虚不能布津于肺，而是将痰饮上渍于肺，致使本症患者经常处于痰多状态。因此，我提出"治痰先治脾"，以杜绝生痰之源。根据宗气与肺，以及肺脾与宗气生成的关系，在临床上以补中益气汤治疗支气管扩张症，期望通过补益宗气，以杜绝生痰之源。经过近年的实践和验证，患者经治疗后不仅痰量明显减少，而且全身虚弱状态也得到明显改善。

补中益气汤在一般情况下全程使用，但必须与整体辨证施治方案紧密衔接，不能单独使用，常与清化痰热或益气养阴方药联合应用。当热象突出，或肝火犯肺证显现时，临床先治其标实，待标实得到顿挫，病情稳定后可考虑应用补中益气汤。其具体用量如下：生黄芪 30g，西党参／太子参 30g，漂白术 10g，炙甘草 10g，全当归 10g，升麻 10g，北柴胡 10g，广陈皮 10g。

若显现气阴两虚时，可选麦门冬汤与补中益气汤联合应用。具体用法用量如下：麦门冬 30～50g，西党参／太子参 30g，法半夏 10g，粳米 15g，红枣 6 枚，炙甘草 10g。

麦门冬汤方中的人参也可改为北沙参 30g，以养肺阴，粳米也可改为淮小麦 30g，合大枣、甘草，又成为甘麦大枣汤，这对支气管扩张症有肝气偏急者尤为适宜，符合《黄帝内经》"肝苦急，急食甘以缓之"的柔肝缓急理论。同时，也是对肺阴的有效保护，以防肝逆犯肺。

如气阳偏虚者，呈现气短难续，自汗易感，背冷怯寒，咳嗽痰多，日咯痰数十口，舌质暗淡，舌苔白黄腻中间偏厚，脉虚弦滑。治宜益气温阳以杜绝生痰之源。方用补中益气汤加附子，甚则合苓桂术甘汤以温阳化饮。

典型病案

例一 刘某，58 岁，男，2002 年 3 月 13 日初诊。

幼时患咳嗽，常遇寒而反复发作。成年后吸烟成瘾，每日吸 20～30 支。咳嗽日益加重，痰量明显增多，发作时痰量日达 100～200mL，痰色黄白相兼，质稠黏，有时出现痰血。经 X 线摄片及 CT 检查，均诊断为右肺支气管扩张，伴支气管炎。长年西医对症治疗，并多次住院，效果不理想。经友人介绍求余诊治。

症见咳嗽痰多，痰黄白相兼，黄脓痰占 2/3，痰量日约 100mL 以上，有时可多达 200mL 以上，胸满憋气，动则气憋加重，咳甚时痰中带血，或咯鲜血，伴口干渴，但饮不多，大便偏燥结，胃纳甚差，形体消瘦。平素易感冒，易自汗，舌质暗红而嫩，舌苔中部黄白厚腻，脉象右寸细弦滑，右关弦滑甚。

证属本虚标实，以肺脾气虚为本虚，痰热遏肺为标实，且现瘀滞脉络之象。治拟先治其痰热虚实，后治其肺脾本虚。方用生麻黄 10g，南杏仁 10g，生石膏 30g，生甘草 10g，桑白皮 10g，地骨皮 30g，金荞麦根 30g，败酱草 15g，黄芩 10g，白及 30g，合欢皮 30g，桔梗 30g，三七末 6g（分冲），生大黄 10g。

二诊：患者服药 7 剂，黄痰减少三分之一，口干渴改善，大便通畅，厚腻苔略有减少，脉象如前。效不更方，再进 7 剂。

三诊：黄痰续减，但痰量如前，饮食未增，气短神疲，大便稀软，苔黄续减，厚腻苔仍存，右关弦滑，右寸细弦滑无明显改观。

服药后痰热标实顿挫，虚像更加显露，拟补益宗气以"杜绝生痰之源"，促使痰量减少；散瘀生肌，以助扩张病灶之改善，减少咯血症状反复。

药用：生黄芪 30g，西党参 30g，白术 15g，炙甘草 10g，丹参 15g，北柴胡 10g，升麻 10g，陈皮 10g，白及 30g，合欢皮 30g，三七末 6g，制大黄 10g，桔梗 30g，败酱草 15g，金荞麦根 15g。7 剂，每日

1 剂。

四诊：服药后气短神疲略见改善，饮食增加，痰量略有减少，但不甚显著，未现咯血症状和助热反应。嘱原方再进 7 剂。

五诊：痰量已减少过半，黄痰消除，饮食续增，大便软成形，每日一次，体力明显改善，厚苔已少 2/3，右寸右关弦滑脉象见减。

上方再加熟附子 10g，桂枝 10g，白茯苓 30g，续服 7 剂。

六诊：服药后无不适，痰量减至日 30 ～ 50mL，以白稀黏痰为主，少有黄黏痰，全身诸症已见明显改善，且病情稳定，抗风寒能力增强，病家甚为满意，并说"中医真神奇"。

由于患者对中医药疗效的高度认可，治疗信心显著增强，持续接受中医药治疗长达二三年，期间偶现病情反复，但症状轻微，无需住院和接受频繁的西药抗感染治疗，且基本未出现咯血症状。

本案从初诊证情分析，既有肺脾气虚，又有痰热夹瘀，虚实见证突出。在治疗上先从标实论治，用麻杏甘石汤合泻白散，并加用黄芩、金荞麦根、败酱草清化痰热，重用桔梗以宣肺排痰，使郁闭的痰液迅速排出，有助于感染的控制，胸部憋闷症状解除。方中又选用白及、合欢皮、三七、大黄以散瘀生肌去腐生新，有助于支气管扩张病灶的改善。同时，又可达到祛瘀止血，防止反复出血的效果。患者服药 14 剂，痰热标实证得到有效顿挫，但痰量未见减少，且虚象愈加显露，故三诊运用了扶正祛邪治则，实施补虚泻实治法。选用补中益气汤补益宗气，以"杜绝生痰之源"，同时又重视清痰热、排痰浊、散血瘀以治标实，为治本虚提供有效的支持，避免出现补虚碍邪的副反应。用药 2 周后患者痰量显

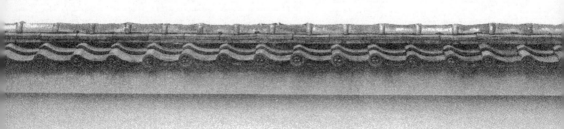

著减少，全身症状亦见改善，说明通过补益宗气以杜绝生痰之源，以及"脾为生痰之源"理论的正确性。

支气管扩张症，"痰"是诸症中的主要矛盾，痰可致瘀，又易化热，是引发反复感染的重要原因。除应用补益宗气以杜绝生痰之源，还应看到，痰为阴邪非温不化，张仲景有"病痰饮者当以温药和之"的治则，因此，在五诊处方中又大胆使用芪附汤和苓桂术甘汤，从而加大了温阳化饮的力度，患者服药后并未出现化热化燥之反应，而是痰量显著减少，全身症状明显改善，病情稳定。由此可见，坚持以中医药理论为指导，力求在继承的基础上创新，是提高中医临床疗效的关键。

例二 王某，56 岁，男，1995 年 9 月 13 日初诊。

患鼻炎 20 余年，常流黄浊鼻涕，有时鼻涕带腥味，嗅觉渐趋减退。久治效果不佳，且咳嗽咯痰症状日见明显，先以咯吐白黏痰为主，嗣后黄脓痰逐渐增多，有时痰带血丝，间歇低热。后经某医院诊断为支气管扩张症、慢性鼻窦炎，并多方治疗效果不佳。

初诊症见咳嗽甚，以午后及后半夜更甚，咯痰不畅，以黄黏痰为主，日咯痰数十口，胸部憋闷，口苦口干口黏，鼻塞声重，晨起鼻涕稠黄，嗅觉差，易感冒，时有低热，神疲乏力，自汗盗汗，恶冷恶热，胃纳甚差，形体消瘦，烦躁失眠，大便干结，有时先硬后溏，舌质红暗而嫩，舌苔前 1/3 少，中后部白黄厚腻，脉右寸细滑，右关弦滑偏数。

证属痰热壅肺，鼻窍不宣，热伤肺阴，宗气不足，虚实夹杂。治宜清泄肺热，涤痰宣窍以治标实，佐补气阴。

生麻黄 10g，南杏仁 10g，生石膏 30g，生甘草 10g，金荞麦根

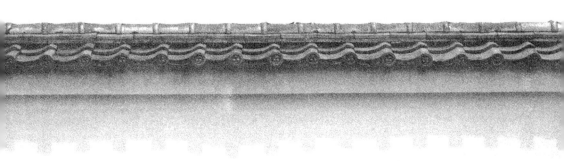

30g，败酱草 15g，桔梗 30g，小牙皂 6g，法半夏 10g，辛夷花 10g，苍耳子 10g，白芷 15g，川芎 10g，麦门冬 30g，太子参 30g，生黄芪 30g，制大黄 10g。7 剂，水煎服，每日 1 剂。

二诊：服药后咯痰较前易出，痰量增多，日夜约 30 口，嗅觉改善，大便易解，原方续服 7 剂。

三诊：黄稠痰明显减少，白黏痰增多，总痰量未见减少。鼻塞声重减轻，胸部憋闷解除，饮食略增，体温正常，其他诸症亦见好转，舌脉基本同前。原方加卫矛 15g，皂角刺 15g，7 剂。

四诊：患者诉服上方后鼻塞基本消除，黄稠痰已减少，痰量稍减少，但易咯出，要求服药减少痰量。舌质红暗而嫩，舌苔前 1/3 薄少，中间披白黄腻苔，已不厚，脉右寸仍细滑，右关弦滑力度变化不大，口干不欲饮。

服上方 3 周，痰热标实征象已明显顿挫，全身症状亦大有改善，唯总痰量未能减少，痰瘀夙根仍存，拟补益宗气，以杜绝生痰之源，益气阴以促阴阳平衡，再配合消痰散瘀泄热以除标实。

药用：生黄芪 30g，西党参 30g，生白术 15g，炙甘草 10g，全当归 10g，北柴胡 10g，升麻 10g，广陈皮 10g，麦门冬 30g，皂角刺 15g，卫矛 15g，金荞麦根 30g，30 剂，每日 1 剂。

五诊：服药 30 剂，病情稳定，日咯痰十余口，以白黏痰为主，痰总量及黄痰已显著减少，鼻道通畅，无明显分泌物，体质大为改善，已少有感冒，胃纳显增，舌质暗红而嫩，略披薄白微黄腻苔，右关细弦滑。

患者服上方加减已近两年，病情一直稳定，偶有轻微感冒亦未引发病情反复。慢性鼻窦炎症状基本消除。CT 及胸片复查支气管扩张症变有一定改善，符合中医药疗效的客观性。

从本案病史分析，患者先有鼻窦炎，后再发支气管扩张症，鼻窦炎为其基础病变，这与慢性呼吸系统病症同时并发慢性鼻腔疾患的相关性是一致的。其相关性大概约 60％ 左右。故我曾提出"肺鼻同治"的观点，即治肺的同时要相应治鼻，甚至将治鼻摆在第一位，以澄清源截其根。在治疗本例患者过程中将"肺鼻同治"贯穿全过程，因而取得了相得益彰的双赢效果，这一经验值得临床重视。

本案除重用补中益气汤及麦门冬汤之外，方中还应用了我治鼻的经验用药，如麻黄、白芷、辛夷花、苍耳子、皂角刺、卫矛、桔梗、野荞麦根、生黄芪等，共奏宣通排脓之功，对鼻渊浊涕、鼻窍不通有显著疗效。同时，该方对支气管扩张症排痰不畅，痰液黏稠难出，也有较好疗效。如有咯血症状者，可在咯血停止之后，及时配合应用，患者排痰通畅，继发感染机会减少，对控制反复咯血有积极意义。

（2）消痈祛腐以祛壅邪之实：西医认为，支气管扩张症是肺内支气管管腔持续不可复性扩张，伴管壁纤维性增厚的慢性化脓性疾病。由于支气管黏液腺分泌大量黏液，加重管腔阻塞，引流不畅而加重感冒，极易"化腐成脓"，从而引发支气管扩张的黏膜表面出现慢性溃疡。这就是出现长期咳嗽，大量脓痰，反复咯血症状的病理基础。如呼吸道感染急性发作时，黄绿色脓痰明显增加，一日数百毫升，若有厌氧菌混合感染，则有臭味。在本症急性发作时，中医或中西医结合治疗可获得较好疗效。但在慢性迁延期西医无计可施，常规的中医治疗思路亦难取效。

我对《金匮要略·疮痈肠痈浸淫病脉证治》中的薏苡附子败酱散、大黄牡丹皮汤、排脓汤，以及《外科全生集》中的阳和汤有极大兴趣，心想可否作为治疗支气管扩张症的新思路和新方药呢？经过多年的临床应用，证明它对改善症状，控制病情，减少反复有较好疗效。

从薏苡附子败酱散和大黄牡丹汤二方分析，在临床运用时各有侧重，前者治里虚而热不盛，体虚脉弱的慢性肠痈，已成脓未溃者最宜；后者治里热实证的急性肠痈，以未成脓者效果最好。排脓汤，即桔梗汤加生姜、大枣，其中桔梗一药为方中之舟楫，可引药留连于肺，亦可助其清肺排脓，为排脓之要药。桔梗药食两用，用于排脓用量宜重，常用量为30g。以上3方均为张仲景用于治疗肠痈的基本方剂，有清热解毒、

走近国医大师

洪广祥

131

消痈排脓、逐瘀攻下、振奋阳气之功。

支气管扩张症的基本病理为痰、热、瘀、虚。虚实夹杂，病程缠长，反复发作是其基本特点。因此在治疗过程中，必须把补虚泻实治则贯穿始终。在本症的稳定期间，我常将补中益气汤、薏苡附子败酱散、加减大黄牡丹汤、排脓汤进行加减组合成一个基本方，然后再在辨证施治原则指导下，酌情运用。这个基本方称为消痈祛腐生肌汤。

生黄芪 30g，西党参 30g，漂白术 15g，炙甘草 10g，全当归 10g，升麻 10g，北柴胡 10g，广陈皮 10g，薏苡仁 30g，熟附子 10g，败酱草 15g，生大黄 10g，丹皮 10g，桃仁 10g，桔梗 30g，白及 30g，合欢皮 30g。每日 1 剂，水煎两次分服。

全方共奏补益肺脾、消痈排脓（痰）、去腐生肌之功，适合于病情稳定，里热不甚，无出血倾向之支气管扩张症患者。如气阴两虚证明显者，可考虑去附子改麦门冬 30g。方中白及为祛腐散瘀生肌要药，与合欢皮相配其消痈生肌之力更强。白及与大黄相配，既能防止出血，又能散瘀收敛以止血，可达到双向调节之目的。临床应用未见有动血和引发出血副反应。

典型病案

李某，男，52 岁，干部，2001 年 6 月初诊。

患左下肺支气管扩张症 20 余年，长期咳嗽，咯吐黄脓痰，痰量有时多达数百毫升，痰出不畅时呈黄绿色，可闻及腥臭味，反复咯血，血色鲜红与暗红并见，血量多时每日可达数十口。形体日见消瘦，体重减轻明显，胃纳差，神倦乏力，气短胸闷喘憋，不耐寒热，平素背冷怯寒，极易感冒，易引发急性感染，长年不断使用抗生素及止血药，多次住院治疗亦难稳定病情。舌质红暗，舌体胖嫩，边有齿印，苔黄白厚腻，脉象虚弦滑数，右关弦滑甚，口唇红暗，舌下静脉延伸怒张。

辨证为气阳两虚，痰瘀热痹阻肺络，肺失肃降，郁久化腐成痈脓。本虚标实，虚实夹杂，先治其标实，以清肺涤痰、散瘀宣络为首诊治法。

生麻黄 10g，南杏仁 10g，生石膏 30g，炙甘草 10g，败酱草 15g，金荞麦根 30g，黄芩 10g，皂角刺 15g，小牙皂 6g，法半夏 10g，桔梗 30g，桃仁 10g，制大黄 10g，生黄芪 30g。嘱连服 2 周，每日 1 剂。

二诊：服药 14 剂后痰量增多，约 200mL，黄痰已减少过半，白稠黏痰占 2/3，胸闷喘憋明显改善，厚腻苔亦减 1/3。标实证候顿挫，病情更趋稳定。适合服用消痈祛腐生肌汤以补虚泻实，标本同治。嘱连服 14 剂，每日 1 剂。

三诊：服药 14 剂后，痰量减少 1/3，黄黏痰仅有 1/5，未见出血征象，体力亦见改善，饮食增加，嘱续服消痈祛腐生肌汤 30 剂，因系外地患者，嘱其如遇急性发作可就地西医对症治疗，并停服上方。

四诊：患者就诊时告知，服药期间未出现反复或急性加重，痰量已减至每日 50mL 左右，日黄痰仅 2～3 口，且易排出，全身症状明显改善，脉数已除，弦滑亦见缓和，舌苔薄腻黄白相兼，效不更方，嘱其在当地续服消痈祛腐生肌汤，有情况及时联系。

五诊：服上方半年余，期间感冒二次，有反复现象，但程度轻微，对症治疗后病情控制快，不需住院治疗，且可照常上班。由此看出，消痈祛腐生肌汤有很好的远期疗效。

西医认为，支气管扩张症为病理破坏性，是不可复性扩张，但从中医药的积极参与来看，其疗效十分显著，对控制病情发展，阻断扩张病灶进一步加重，改善临床症状，减少合并症的发生，提高患者的生活质量有非常重要的现实意义。

（3）温阳宣通以治阳虚之本：支气管扩张症常以咯黄脓痰及咯血为标志性症状，因而"火""热""燥"为辨证施治或选方遣药中心点。我认为，本证"火""热""燥"的病理和证候是客观存在的临床事实，但绝不是其主流和本质，是它的一种标证和兼证。

理由之一，支气管扩张症的形成，大多是继发于呼吸道感染和支气管阻塞，尤其是儿童和青年时期麻疹、百日咳后的支气管肺炎，以及

洪广祥

慢性鼻腔的化脓性炎症等，再就是支气管先天性发育缺损和遗传因素。由此可见，支气管扩张症的发生与年幼患病、体质虚弱、先天发育不良等密切相关，虚为其主要发病基础。发病后又迁延不愈，久治无效，正气损伤，机体抗邪能力急剧下降，是诱发反复感染的重要基础。

理由之二，痰多既是本病的主症，又是诸多矛盾中的主要矛盾。西医以积极抗感染的方法，力图减少和控制痰量，但始终难以如愿。中医亦常以"祛痰""化痰"为手段，效果也不佳，甚至还逊于西药的疗效。我在临床科研过程中，注意加强脉学研究，发现支气管扩张症患者关脉弦滑有力为主要特征，前已述及，弦滑为邪实脉象，右关候脾胃，正好说明"脾为生痰之源"理论的正确性。脾虚生痰为湿痰，色白而黏为湿痰特征。支气管扩张症患者的痰液多为黄白相兼，感染重时黄脓痰占优势。通过观察发现，先排出者为黄痰，后排出者为白痰，说明支气管黏液腺分泌出来的痰是白色痰，由于支气管阻塞，痰质黏稠，排痰不畅，又易郁而化热，西医称为合并感染，尤以细菌感染为主。因此，我认为黄痰的基础是湿痰，湿痰为阴邪，由脾气虚或气阳虚所致。临床治疗湿痰要强调温化。

理由之三，支气管扩张症"瘀"的现象突出，多因支气管阻塞，气道不利，气滞易致血瘀；另一方面，痰滞气机，气津不化，又易酿痰。痰阻气壅，是产生瘀的基础。血得温则行，遇寒则凝，瘀血为阴邪，非温不散。

基于上述理由，结合临床实践，提出"温阳宣通"为治支气管扩张症主要治法之一。

"温阳宣通"我选用《外科证治全生集》中的阳和汤。该方主要功用为温阳通脉，散寒化痰，主治痈疽阴证。阴疽多为人体阳气不足，气血虚损，邪气寒化所致。阳和汤用于阴疽之证，如离照当空，阴霾自散，化阴凝而使阳和，故以"阳和"名汤。阳和汤由熟地黄、白芥子、鹿角胶、肉桂、姜炭、麻黄、生甘草组成。支气管扩张症似属中医外科阴疽证范畴，故将此方移植用于治疗支气管扩张症稳定期，痰热证候不明显

者。经临床数十例验证，对稳定病情，减少反复，改善症状，提高抗邪能力有较好效果，未发现其他不良反应，临床可大胆使用。但对痰热证候明显，或有出血倾向者不宜使用本法。

典型病案

杨某，女，48岁，1992年4月16日初诊。

患慢性咳嗽，咯黄脓痰，偶有血痰10余年，后经支气管镜检查确诊为双下肺支气管扩张症。长期中西医治疗，仅能短暂控制症状，但不能稳定病情。

初诊时症见咳嗽痰多，痰量日夜约30余口，黄脓痰占1/3，未见痰血，伴胸闷气憋，有时咳引胸痛，怯寒肢冷，易自汗，易感冒，神倦乏力，形体消瘦，面色暗滞，口唇暗红，舌质偏红暗，苔黄白厚腻，脉虚弦滑近数，右关弦滑，右寸细滑。

证属气阳虚弱，痰热郁肺，瘀阻肺络。先治痰热标实。方用：生麻黄10g，南杏仁10g，黄芩10g，生甘草10g，金荞麦根30g，白毛夏枯草20g，浙贝母15g，桔梗30g，海蛤壳20g，生黄芪30g，白术15g，瓜蒌壳15g，广郁金15g。7剂，每日1剂。

二诊：患者服药7剂，自觉痰易排出，胸闷憋气减轻，黄脓痰略有减少，痰量如前，嘱原方续服14剂。

三诊：黄脓痰每日3～5口，以白黏痰为主，痰量减少不明显，以早晨及午后痰量较多，黄苔减少，以白厚腻苔为主，舌质暗红，脉象虚弦滑，已无数象。痰热证候基本控制，改为温阳宣通，补益脾胃，佐祛痰清热论治。

生麻黄10g，鹿角霜20g，肉桂6g，炮姜炭10g，炒白芥子10g，熟地黄15g，生甘草10g，生黄芪30g，西党参30g，白术15g，广陈皮10g，全当归10g，败酱草15g，白毛夏枯草15g，桔梗30g。7剂，每日1剂。

走近国医大师

洪广祥

135

四诊：服上方 7 剂，痰量减少 1/3，厚腻苔亦见减少，体力增强，自汗基本消除，未见有不良反应。嘱原方续服，观察可否持续施用温阳宣通方药。

五诊：患者连续服上方 30 余剂，诉疗效甚佳，痰量日仅十余口，黄痰已消失，胸闷气憋已除，精神大为改善，饮食亦增，二便正常，舌质偏暗红，舌苔黄腻，面色、口唇已无暗滞现象，脉细滑，右关弦滑之象显著缓和。

本案始见本虚标实证候突出，根据"急则治其标"的法则，先治痰热标实。在组方择药过程中，又充分注意"攻邪不伤正"和"攻补兼施"的原则，故方中又加用了黄芪、白术以扶正。同时，生黄芪与桔梗相配，有利于升提肺气，以提高排痰力度。三诊时痰热标实证候基本控制，已呈现应用"温阳宣通"治支气管扩张症的极好时机，从而果断地施用阳和汤合补中益气汤加减，以温阳宣通，补益肺脾。由于支气管扩张症的病理基础决定了"生痰"与"排痰"始终是一对突出矛盾，而且全程显现，通过合理治疗可减少矛盾的激化，控制反复感染的发生。但"痰郁"是一个永恒的病机，"化热"也就随时呈现。所以在"温阳宣通"的同时，仍然注意"清痰热"和"排痰"的有机结合，从而解决顾此失彼的被动状态。由于支气管扩张症患者"脾虚失运"和胃纳不佳的证候长期存在，故为保护脾胃生机和防止胶质滋腻碍胃的现象出现，方中将鹿角胶改为鹿角霜，既可避免碍胃，又可防止出血。

患者已接受治疗二年余，未出现既往反复发作和频繁感染状况，咯血痰未再发生，病情稳定，体重增加，生活质量明显提高，说明坚持以中医药理论为指导，在继承的基础上创新，对提高中医药的疗效、开创新的治疗思路具有重要的现实意义。

问：洪老，如何辨识肺癌？

洪老：西医学对肺癌按组织学分类，分为鳞状细胞癌、腺癌、小细胞未分化癌等。由于肿瘤部位的不同，临床常分为中心型肺癌和周围型癌。

肺癌的证候复杂，常因癌肿发生的部位、大小、种类、发展阶段及有无转移或并发症而有所不同。早期可无症状，或症状轻微。中心型肺癌出现症状较早，周围型肺癌较晚。通常认为，肺癌常见症状有咳嗽、咯血、胸痛、发热、气急等，现将其证候特征分述如下：

（1）咳嗽：是最为常见的早期症状，常是陈发性呛咳，或呈高音调的阻塞性咳嗽，无痰或仅有少量白色黏液痰。如咯痰不利，或痰郁化热时，则咳嗽增剧，且见痰黄稠而黏，舌红苔黄脉数，久则肺阴与肺气俱伤。肺阴伤则可见干咳、咯血、低热、盗汗、舌质红等症；肺气伤则可见咳声低弱、短息、声音嘶哑、唇绀、面浮肢肿等气血阴阳俱衰的见证。

（2）咯血：早期近气道者可首先咯血，时作时止，量可多可少，色或鲜红，或深暗，多兼泡沫，或痰中带血互不相混，伴腐肉而出；大络破损或癌巢破溃空洞形成可致出血不止，或阻塞气道窒息，或气随血脱，均可卒死。虚证咯血，痰血相混，久而不止。但多为先实而后虚，虚实夹杂。

（3）胸痛：患者多有程度不同的胸痛。肺癌早期胸痛不著，胸闷满胀，疼痛而不固定，多以气滞为主；晚期邪毒浸渍，瘀血不行则疼痛夜甚，固定不移如锥如刺，甚则破骨坏肉，痛不可按，不得转侧。

（4）气急：初期正气未大衰，息高声粗，胸闷气急，多见实证。晚期邪毒盘踞日甚，肺之气阴俱损，则气短喘息而声息低怯，胸闷而不甚急，因少气不足以息故动则尤甚，静而喜卧不耐劳作，气息低微，此为邪实而正虚。

（5）发热：为肺癌常见症状，一般多属阴虚内热，故见午后或夜间发热，或手足心热，伴有心烦、盗汗、口干、咽燥等症，发热亦可由痰瘀内阻、毒热内蕴引起，热势壮盛，久稽不退。

走近国医大师

洪广祥

肺癌晚期，癌肿邪毒可导致消瘦和虚损证候。不同部位的远处转移常可引起相应症状的发生。

问：洪老，您能结合自身临床经验谈谈肺癌中医辨证分型吗？

洪老：我对晚期肺癌基本证型的确定是通过对 100 例肺癌患者治疗前的临床表现进行全面的记录和统计处理之后而提出的，因此能在一定程度上反映肺癌中医辨证分型的客观规律从而有利于指导临床辨证用药。

研究资料表明，晚期肺癌患者均有程度不同的咳嗽、咯痰、咯血、胸痛、呼吸困难及瘀血征象及见证，但各证型之间又有其自身的特殊表现。

（1）瘀血阻肺证：主症为面色暗，舌质紫暗或有瘀斑，舌下静脉粗大怒张，伴粟粒状增生，胸痛有定处。次症为咳嗽、咯痰，或兼有血痰；胸闷气憋；食少，乏力，消瘦。此型为鳞癌、腺癌、未分化癌为多见。治疗以化瘀消痰、扶正健脾为主。经验用药：卫矛、猫爪草、桃仁、酥鳖甲、苏木、瓜蒌皮、郁闷、郁金、西党参（或人参）、白术、薏苡仁、红枣等。

（2）痰浊瘀结证：主症为咳嗽，咯痰，痰质黏稠，痰白或黄白相兼，胸闷气憋，舌苔黄腻或黄厚腻，脉弦或弦滑。次症为舌体瘀血征象；胸部闷痛；食少，乏力，消瘦；多伴慢性支气管炎病史。此证型以鳞癌为多见。治疗以祛痰化瘀、扶正健脾为主。经验用药：猫爪草、黄药子、葶苈子、浙贝母、天浆壳、海蛤壳、桃仁、土鳖虫、生黄芪、西党参、白术、薏苡仁等。此证型易出现"痰瘀化热"现象，必要时可酌选鱼腥草、野荞麦根、十大功劳叶、七叶一枝花、天葵子之类清泄痰热药。

（3）肺脾气虚证：主症为面色萎黄，消瘦，食少，神倦乏力，气短，咳嗽无力。次症为咳嗽、咯痰，以及舌体瘀血征象。此证型以鳞癌为多见。治疗以补益肺脾，祛痰行瘀为主。经验用药：生黄芪、西党参、茯苓、白术、薏苡仁、法半夏、陈皮、猫爪草、天浆壳、牡荆子、卫矛、川芎等。

（4）气阴两虚证：主症为干咳无痰或痰少，或痰夹血丝，低热，手足心热，盗汗，气短，口干，大便干结，舌质暗，苔少或无苔，脉象细数或细弦。次症为头昏耳鸣，消瘦，食少，神倦乏力。舌下静脉粗大怒张。此证型以腺癌、未分化癌为多见。治疗以益气养阴，祛痰消瘀为主。经验用药：孩儿参、生晒参、北沙参、天冬、麦冬、百合、玉竹、怀山药、黄精、丹皮、赤芍、桃仁、旱莲草等。低热明显，可选加地骨皮、十大功劳叶等。

上述证型中，如合并有上腔静脉压迫综合征，酌加葶苈子 10 ～ 15g，猪苓 15 ～ 30g，生麻黄 10g；咯血为肺癌常见症状，可酌加生蒲黄 10 ～ 15g，蚊母草（又名仙桃草）30 ～ 60g，并暂时停用活血动血药；胸痛甚者，可选用延胡索末 3 ～ 6g（分冲），麝香 0.2g（分冲）。

从临床实践看，瘀血阻肺型为肺癌的基本证型，既可单独出现，又常与其他证型合并存在。就证型的分布来看，临床以瘀血阻肺及痰浊

走近国医大师

洪广祥

139

瘀结型最为多见，其次为肺脾气虚及气阴两虚。由于中、晚期肺癌患者的临床表现及病情演变复杂，气血阴阳严重失调，正虚邪实的矛盾突出，临床上有时常两型或三型症状同时并见，应遵循辨证论治的原则，灵活处理。

问

：洪老，您能介绍一些治疗肺癌的典型病案吗？

洪老：可以。

例一　付某，女，62岁，2005年5月31日门诊。

患者2002年8月行右肺腺癌部分切除，术后化疗6次。于2004年12月复查右肺腺癌复发，又行右肺全切除，未作放、化疗，于五月份起单纯接受中医药治疗。

2006年1月14日复查：胸部正侧位片示右全肺切除术后改变，左肺未见实变影，左肺正常。B超示：胆囊多发结石。肝、脾、腹、双肾、腹膜后、腹腔、双肾上腺未见异常。

体重增加，肌肉丰满，面色华润，饮食及二便、睡眠均正常。患者对中医药疗效甚为满意。

治疗经过：初诊症见颜面虚浮，形体瘦弱，食欲一般，神疲乏力，气短不足以息，右胸部手术刀口处疼痛麻木，二便平，舌质偏红暗，舌苔白，脉象虚数。

证属气虚夹瘀，术后元气更伤，经络气血运行不利。治宜益气行瘀，调畅气机。方用补中益气汤合桂枝茯苓丸加减。

生黄芪30g，西党参30g，白术15g，炙甘草10g，升麻10g，北柴胡10g，陈皮10g，桂枝10g，茯苓15g，丹皮10g，赤芍20g，桃仁10g，神曲10g，炒山楂30g，炒麦芽30g。每日1剂，水煎服。

患者服药后自我感觉良好，神倦减轻，饮食亦有改善。上述主方持续服用10个余月，病情稳定。期间偶有感冒，或胆囊部位不舒，手术刀口隐隐作痛，一般在主方基础上稍作调整，保持处方大局稳定，以扶正抗癌，控制复发。目前仍在连续服药治疗，可进一步观察远期疗效。

肺癌的病因多为虚、瘀、痰、毒四个方面，其中以虚为本，痰瘀毒邪为标。病位在肺，常累及脾肾。我认为，肺癌是因虚而得病，因虚而致实，全身属虚，局部为实。治疗应坚持"扶正祛邪"和"扶正抗癌""留人治病"的原则，切忌单纯"以毒攻毒"和大肆攻伐，损伤正气的治疗方法。

本案西医首次已行手术和化疗，但又复发而行二次手术，右肺全切除。手术和放。化疗虽然是西医治疗肿瘤首选的治疗手段，但没有解决好人与病的关系。"以人为本"和"治人与治病"相结合，是中医的一大特色和优势，要予以高度重视和科学应用。

从本案的治疗过程分析，在配方择药上充分发挥了中医药治疗肿瘤的特色，始终坚持"留人治病"和"扶正抗癌"的原则，因而获得了较好的临床疗效。前已述及，"虚"是肿瘤发病的基础，二次手术又大伤元气，放、化疗毒副反应既伤阳又损阴，从而加重了元气的损伤。《黄帝内经》云："邪之所凑，其气必虚。"正气虚损是引发肿瘤转移和复发的重要原因，因此，该患者全程服用补中益气汤以补益宗气，补脾强肺，补土生金，从而增强免疫调节功能，遏制肿瘤的复发和转移。另一方面，气虚可致瘀，瘀是肿瘤邪实的重要表现。瘀阻血络易形成瘀滞凝结，是癌块形成的病理基础。桂枝茯苓丸为《金匮要略》治"妇人宿有癥病"的名方，由桂枝。桃仁、茯苓、丹皮、芍药等药组成，有"化瘀消癥"之功效。日本非常重视本方剂的应用。我亦常用于内科范围的瘀血见证，具有良好的活血化瘀、缓消癥块功效。我常扶正调理方药配合，治疗恶性肿瘤化瘀消 有较好效果，长期服用未见有不良反应。但对有出血倾向者不宜使用。方中君药桂枝是配方择药之关键。桂枝辛散温通，助血运行，消癥散结，统率诸药，直达病所。药理研究提示，该方有良好的抗炎、免疫调节、抗血栓、改善血流、抗肿瘤等广泛的药理活性。由此

洪广祥

说明，桂枝茯苓丸不仅可用于妇科，也可以广泛用于各科瘀血见症。

例二 叶某，男，73 岁，2005 年 3 月 1 日初诊。

病史摘要：患者 2004 年健康体检，胸片发现右下肺有一块阴影，高度怀疑占位性病变。上海某医院进一步检查确诊为右下肺腺鳞癌，并于 10 月底手术切除肿瘤。未作化疗和放疗。

2001 年 1 月因心肌梗死行支架术。有 2 型糖尿病史。

症见形体消瘦，气短难续，动则更甚，右胸紧束感明显，偶尔隐痛，胸闷不适，略有咳嗽、少量白痰，饮食、二便尚佳。面色及舌质暗红，舌苔薄白，脉虚略弦。

症属高年体衰，术后元气大伤，瘀滞脉络。治宜补益元气，散瘀通络，防治肿瘤转移。方用补元汤（经验方）合桂枝茯苓丸加减。

生黄芪 30g，西党参 30g，漂白术 15g，白茯苓 15g，炙甘草 10g，全当归 10g，升麻 10g，北柴胡 10g，广陈皮 15g，锁阳 15g，山萸肉 15g，桂枝 10g，桃仁 10g，丹皮 10g，赤芍 20g，薤白 10g，胡颓子根 20g，肉苁蓉 15g，胡芦巴 10g。每日 1 剂。

二诊：服上方 30 剂，自觉气短乏力有改善，体力增强，病情稳定。患者认为改善体质，控制肿瘤转移大有希望，治疗信心倍增。仍守原方随证微调续服。

三诊：2005 年 9 月 5 日胸片复查报告，除手术致胸膜肥厚外，未见新病灶出现。继守原方调理。

四诊：2006 年 4 月初胸片复查未见新病变，再次提示病情稳定。活动后胸闷气短症状虽未能消除，但亦未见加重。饮食及睡眠、二便均好，生活能自理。患者继续坚持中医药扶正抗癌，以期获得更佳的远期疗效。

本案为高龄肺腺鳞癌术后患者，曾因心肌梗死而行支架术，同时患 2 型糖尿病多年。由于年迈体衰，全身情况较差，故未施行放、化疗治疗，而单纯接受中医药治疗。在治疗过程中始终坚持"留人治病""扶

正抗癌"的治疗原则，力争获得"扶正以祛邪"的最佳效果。补元汤为我的经验方，该方是在补中益气汤补益宗气的基础上，再加锁阳、山萸肉以补肾壮元，使宗气生成注入生机和活力。补元汤重在补益宗气，即脾肺之气。根据宗气与元气的相互关系，元气由先天之气和后天之气而生成，故在补益宗气的同时，注意补益肾气，有助于元气的化生和滋养。临床实践证明，补元汤对正气虚弱，免疫防御机能下降等相关的慢性疾病有较好的疗效。我在治疗肺肿瘤、慢性阻塞性肺疾病、支气管哮喘等病症时，常以补元汤为基础方之一。锁阳又名"不老药"，味甘性温，能补阴扶阳，男女通用，因其疗效神奇，故为历代医家所珍重。锁阳既能补肾阳，又能益精血，刚柔相济，双向调节，助阳而不燥，补阴而不腻，是补肾壮元的良药。临床煎剂常用量为 15 ～ 30g。

山萸萸酸涩微温质润，既能补阳气，又能补阴血，长于纳气固脱，涵阴敛阳。其性能特点与锁阳相近，均为刚柔相济，双向调节药。我体会锁阳、山萸萸与补中益气汤相配合，还有助于肺功能的改善，生活质量的提高，机体全身状态的调整，对遏制肿瘤的转移，有不可忽视的重要作用。

走近国医大师

洪广祥

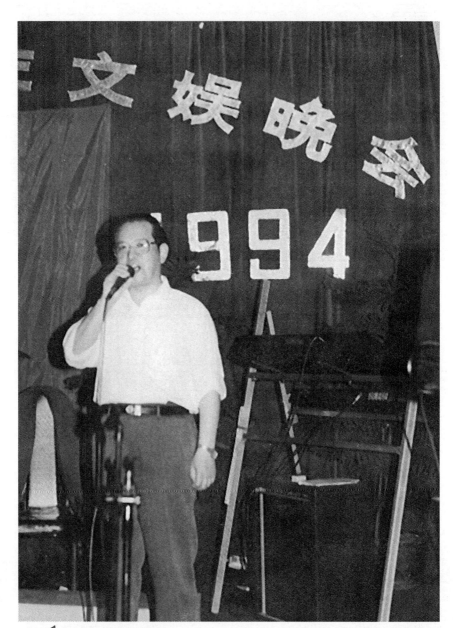

多才多艺的洪广祥教授

10 妙手仁心
诊治呼吸疾病成果不断

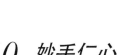：洪老，您是中医治疗肺系疾病方面的知名专家，您在中医治疗肺系疾病方面创新了不少方法，并取得了满意疗效，您能跟我们谈谈这方面的经验吗？

洪老：我先从治疗慢性支气管炎方面谈起吧。慢性支气管炎是一种常见病、多发病，在老年人中发病率甚高，寒冷地区发病率较高。慢性患者反复发作，经久不愈，易并发肺气肿、肺心病。因此，注意发挥中医药防治本病的优势，这对提高临床疗效，减少复发和控制合并症的发生都具有重要意义。

问：洪老，慢性支气管炎发病的因素有哪些？

洪老：慢性支气管炎的发生和发展，根据多年的防治实践及研究结果，初步明确其病因是多方面的，而且往往是综合性的。中医学对慢性支气管炎发生、发展的认识，既注重于正气不足，脏腑功能低下来探讨本病的发生和发展，又重视六淫外邪的侵袭在发病中的作用，尤其强调内因的主导作用。因为"百病之生"，虽然"各有所因"，但"邪之所凑，其气必虚"，只有人体正气发生了变化，外邪才能乘虚而入。因此，慢性支气管炎的发病，可从两个方面来认识。

一是六淫外邪的侵袭：六淫致病，从今天的临床实践来看，它除了气候因素之外，还包括一部分致病的微生物及物理、化学等多种因素。从慢性支气管炎的病因调查分析来看，感冒是引起慢性支气管炎复发和加重的重要因素。有人曾对气象因素与慢性支气管炎的关系进行了研究，证实寒冷、气温骤变和气压、风速、湿度的变化，可使慢性支气管炎的发病率和复发率明显增高，其中尤以寒冷、风速过大与慢性支气管炎的发病和病情波动关系最为密切。动物实验也证实，寒冷、温度骤降或有害气体的刺激，都能使实验动物的呼吸道黏液腺分泌亢进，纤毛运动减弱，造成上呼吸道常见菌继发感染，引起类似人的急性和慢性支气管炎的病变。由此可见，慢性支气管炎的发病直接与六淫外邪的侵袭密切相关。六淫之中，又以风寒二邪为主。

二是脏腑功能衰退：正虚是形成慢性炎症的重要原因。从慢性支气管炎的发生和发展来看，正是反映了这个病理过程。慢性支气管炎所表现的咳、痰、喘，与肺、脾、肾三脏功能衰退有着极其密切的关系。

慢性支气管炎的形成，在中医理论中，不独责之于肺，而更重要的原因还在于脾肾，故古人有"肺不伤不咳，脾不伤不久咳，肾不伤不咳不喘"之论述，具体阐明了慢性支气管炎的发病机理。临床经验提示，慢性支气管炎的病理基础主要是阳虚。阳虚的病位在脾肾，而特别是肾。因肾阳为全身阳气的根本，肾阳不足，可进一步导致肺、脾功能低下，从而促使"本虚"加重。肺、脾、肾与咳、痰、喘的关系，是"肾为生痰之本，脾为生痰之源，肺为贮痰之器""咳嗽在肺，其根在肾""喘由肾虚"所致。这就是说，咳喘的病机，一方面是由于痰饮阻遏气道，肺气宣降不利；另一方面，也和肾气虚弱，失于摄纳有关，肾虚不能纳气，就会出现喘促气短，呼多吸少，动则更甚的气喘见证。由于病情的发展阶段不同，其临床表现则有所侧重，如本病的早期往往以肺虚为主，而晚期常以肾虚为主。

脾肾阳虚，尤其是肾阳虚所表现的证候，常标志着整个机体的功能衰退。这可以说是一些慢性疾病发展到一定程度所常有的共性。大量的临床和实验研究资料表明，慢性支气管炎不仅存在着呼吸系统的局部改变，而且整个机体存在着多方面的内在平衡失调。因此，慢性支气管炎的病理特点是"其标在肺，其本在脾肾"。肺的病理改变，可以导致脾肾受损；而脾肾功能低下，又促使肺的病理变化发展和加重。

：洪老，您能介绍一下您对慢性支气管炎的总体认识吗？

洪老：咳、痰、喘是慢性支气管炎的主要临床表现，就大多数患者来说，痰是一个主要矛盾。从病机来讲，以虚为本，以痰为标，本虚标实是本病的主要特点。在治疗上，如何处理整体（肺脾肾虚）与局部（炎症）、本虚（正气虚弱）与标实（痰浊壅盛）的关系，通过多年的临床科研，初步认为，治咳治喘以治痰为先，治虚治本勿忘标和实。并应贯彻"防治感冒，控制感染，辨证施治，扶正固本"的治疗原则。临床实施这一原则时，既要全面考虑，又要突出重点，不要一下子全抓全治，主次不分。因为疾病的发生发展多具有阶段性，不同的阶段各有其主要矛盾，临床应针对不同的矛盾采取不同的治疗方法。

：洪老，慢性支气管炎急性发作如何分寒热？

洪广祥

洪老：慢性支气管炎患者因受凉、感冒或其他因素引起咳、痰、喘任何一项症状比平素增重一成以上者，称为急性发作期。临床表现以炎症征象较为突出，病情较急而重，属邪实阶段。此期的关键必须迅速控制感染，防止病势加重。针对这期病情的表现特点，按"急则治其标"的原则治疗。治疗重在祛邪，并应区分寒、热的不同而辨证用药。急性发作期表现为寒证者，见咳嗽或气喘，痰稀白而量多，伴见恶寒发热，头痛鼻塞，舌苔薄白，脉浮滑。其病机为风寒或寒痰遏肺，肺失宣降，治应辛散肺寒，化痰利气。常用药有生麻黄、桂枝或苏叶、干姜、细辛、紫菀、杏仁、陈皮、牡荆子、甘草等。小青龙汤或射干麻黄汤为常用方。切忌寒凉、敛肺之药，以免邪遏肺气，迁延不愈。发作期表现为热证者，症见咳嗽或气喘，痰黄黏稠，且不易咯出，伴见发热或微恶风寒，口渴，舌质红，苔薄黄或黄腻，脉浮滑数。其病机为风热或兼痰热犯肺，肺失宣肃，治宜辛凉清肺化痰。常用药有桑叶、杏仁、桔梗、连翘、薄荷、鱼腥草、黄芩、浙贝、生甘草等。桑菊饮、麻杏甘石汤为常用方。肺热重者，可酌加金荞麦根、七叶一枝花、天葵子等；咳甚痰多者，还可加用矮地茶、瓜子金等，以加强祛痰镇咳之效果。

问：洪老，慢性支气管炎迁延期辨证如何分虚实？

洪老：此期患者以病邪缠绵，症状反复，迁延不愈，功能紊乱，抗病力差为特点。证候表现多属本虚标实，虚实夹杂。针对这些特点，应按"标本兼顾"的原则，治疗重在扶正祛邪。同时，还应根据肺、脾、肾的临床不同见证，进行辨证施治。

（1）肺虚咳痰证：咳声清朗，多为单声咳或间歇咳，白天多于夜晚，咯痰稀白，24小时痰量 20～50mL，或伴见胸部憋闷，畏寒背冷，舌质淡红或偏淡，苔薄白，脉多见弦象。其病机为肺气不足，寒痰伏肺。治宜益气温肺，祛痰止咳。常用药有黄芪、百部、紫菀、款冬、杏仁、

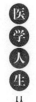

法半夏、陈皮、天浆壳、矮地茶、牡荆子等。玉屏风散、温肺煎（经验方）为常用方。

（2）脾虚湿痰证：咳声重浊，多为连声咳，夜重日轻，咳黏液痰，24小时痰量50mL以上，兼见畏寒肢冷，大便稀软，舌质偏淡或胖，有齿印，舌苔白或白腻，脉多弦滑，体检可见有轻度或中度肺气肿征象，肺功能轻度或中度减损。其病机为脾气虚弱，湿痰犯肺。治宜健脾燥湿，祛痰止咳。常用药有党参、白术、茯苓、甘草、法半夏、陈皮、白芥子、矮地茶、牡荆子、天浆壳等。补中益气汤、苓桂术甘汤、二陈汤为常用方。阳虚寒象明显者，加干姜或熟附子。

（3）肾虚痰喘证：咳声喘沉或咳声嘎涩，多为阵咳，夜多于日，咯黏液痰，24小时痰量80～100mL以上，常伴有胸部憋闷，喉间痰鸣，喘息气促，动则加重，畏寒背冷，或兼见腰酸乏力，夜尿频或咳而遗尿，或尿后余沥，舌质淡或胖嫩，或舌质暗，舌边有瘀斑，舌苔白滑润，脉象多沉细，或弦滑，两尺弱。体检有较明显的肺气肿征象，肺部听诊可闻及哮鸣音或干湿 音，肺功能明显减退。实验室检查，肾上腺皮质功能多低下。本证型多见于喘息型支气管炎，或合并中重度肺气肿的患者，其病机为肾不纳气，痰浊壅肺，气血瘀阻。治宜补肾纳气，化痰平喘，活血祛瘀。常用药有补骨脂、五味子、淫羊藿、沉香、苏子、礞石、椒目、葶苈子、牡荆子、小牙皂、青皮、桃仁、红花等。参蛤散、苏子降气汤、千缗汤为常用方。

本证患者不仅痰浊壅盛，而且排痰不畅，极易痰郁化热或称为继发感染，而兼见痰热证候，在用药时可酌情选用黄芩、鱼腥草、桑白皮、鹅管石、十大功劳、野荞麦根、七叶一枝花、天葵子等。大便不畅者，可适当加用大黄，达到腑气通肺气降，以提高平喘效果。临床治疗中，对肾虚痰喘的患者，采取纯攻纯补的方法都不适宜，纯攻则正气易伤，纯补则气壅更甚，只有标本兼顾，扶正祛邪并举，虚实同治，方能取得疗效。

洪广祥

问：洪老，慢性支气管炎缓解期如何治疗？

洪老：此期患者临床病情暂时稳定，但机体抗病力差，病根未消除，容易复感外邪，而使病症复发或加重。因此，必须重视缓解期患者的治疗。朱丹溪说："久病之症，未发宜扶正为主，已发以攻邪为主。"可见中医很早就注意到了缓解期治疗的重要性。慢性支气管炎缓解期以本虚为主，标症不突出，按"缓则治本"的原则，治疗的重点在于扶正固本，提高机体抗病能力，以巩固疗效，减少或控制复发。

缓解期扶正固本一般采取综合治疗措施，如戒烟、体育锻炼及气功、针灸、药物治疗等。"冬病夏治"是慢性支气管炎患者不可忽视的重要环节，通过"冬病夏治"，可以减少或控制复发，甚至可望治愈。药物治疗，同样要坚持辨证施治的原则，常规治疗一般可分为三种情况，如偏于肺脾气虚者，以益气补脾为主，常用方剂如玉屏风散、补中益气汤加减；偏于脾肾阳虚者，以健脾益气、补肾壮阳为主，方以右归丸、桂附八味丸、补中益气汤加减；偏于肺肾阴虚者，以滋养肺肾为主，方以七味都气丸、金水六君煎、六味地黄丸加减。

必须指出，慢性支气管炎缓解期，虽然以本虚为主，但病有"宿根"，余邪不尽，稍遇气候骤变，极易引起病情反复。因此，服用　　扶正固本方药时，要适当配合祛痰利气和防治感冒的有效方药，以减少反复，保证缓解期治疗方法的正常进行，有利于提高扶正固

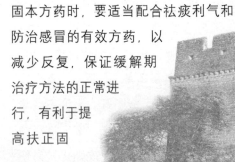

本的预期效果。

笔者体会，慢性支气管炎缓解期扶正应以扶脾为先，脾气健则肺气充，卫气固则抗御外邪能力增强；脾主运化，脾虚则湿从内生，聚为痰浊，上渍于肺，故实脾又是杜绝生痰之源的关键。未发时强调扶脾，当然不排斥补肾的重要作用，如患者肾虚证候明显，在治疗上又应注意补肾，通过补肾以实脾益肺。个人经验，若长年迁延不愈，反复发作，合并肺气肿者居多。其缓解期亦多为虚中有实，则既有肾失摄纳，又有痰瘀伏肺等肾虚肺实证候。因此，在扶正过程中，要注意补虚不忘实，扶正不碍邪。力求补而不壅，滋而不腻，寒温适当，药源方便，易于坚持。下面为我常用的经验方：

（1）咳喘固本煎：由生黄芪 15 ～ 30g，白术 10 ～ 15g，防风 15 ～ 30g，怀山药 15 ～ 30g，胡颓子叶 15 ～ 30g，牡荆子 10 ～ 15g，鬼箭羽 10 ～ 15g 组成。

用法：水煎服，每日 1 剂。连服 3 ～ 6 个月。

加减：一般不作加减，坚持服用全方。必要时可根据辨证酌情加药。如肾气虚者加菟丝子、山萸肉；肾阴虚者加女贞子、胡桃肉；肾阳虚者加巴戟天、补骨脂。

适用范围：用于慢性支气管炎或哮喘缓解后的患者，对中、老年体虚气衰，反复易感者尤为适用。

方解：本方为玉屏风散的变通方剂。针对本病患者体虚气弱，易感外邪而设。方中用黄芪补气固表；白术健脾，补中焦以助肺气；防风助黄芪益气御风；怀山药益气补中，滋养肺肾，且有定喘宁嗽之功，与白术相配，增强实脾之力。缓解期，虽虚多实少，但毕竟虚中夹实，痰瘀余邪未尽，遇气候骤变，极易引起病情反复。故伍牡荆子、鬼箭羽、胡颓子叶利气祛痰行瘀，补中兼疏，以防气机壅滞，有利于提高扶正固本方药的效果。

胡颓子，别名潘桑，潘桑树。药用其干燥的叶、根、果。胡颓子叶微苦，

洪广祥

止咳平喘。用于支气管炎、咳嗽、哮喘。

临床经验证明，本方有较好的扶正固本效果。尤其在增强呼吸道免疫调节能力，减少感冒，控制急性发作方面效果显著。

（2）加味益气护卫汤（经验方）：生黄芪15～30g，防风10～15g，白术10～15g，仙茅10g，淫羊藿10～15g，桂枝10g，白芍10g，生姜10g，大枣6枚，炙甘草10g，路路通15g，鬼箭羽10～15g。

用法：水煎服，每日1剂，连服3～6个月。坚持用药，疗程愈长，效果愈佳。

方解：黄芪、防风、白术益气护卫，增强肺卫御邪能力，改善上呼吸道免疫调节功能；桂枝、白芍、生姜、大枣、甘草重在调和营卫，提高对气候和致敏因子的适应性；肺脾之气根源于肾气，故用仙茅、仙灵脾益肾气、壮元气，以助肺脾生化之源；路路通，又名枫果、九空子，为金缕梅科植物枫香树的果实，性平、味苦，有祛风活络、利水通经之功，民间常用于风疹瘙痒症，可能与其具有"祛风活络"和抗过敏作用有关。慢性支气管炎，尤其是喘息型支气管炎，合并过敏性鼻炎者较多。故方中加路路通以"祛风活络"，改善鼻腔敏感症状。鬼箭羽又名卫矛，系卫矛科植物，味苦，性寒，有散风邪、破瘀通经之功效。我根据其功效，用于治疗过敏性鼻炎疗效显著。尤其在改善鼻腔通气和鼻痒流涕症状方面效果更为突出。全方共奏益气护卫，调和营卫，扶正固本之功。本方不仅适用于慢性支气管炎和支气管哮喘缓解期，也适用于慢性阻塞性肺疾病稳定期扶正固本。

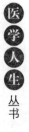

问：洪老，我们知道慢性阻塞性肺疾病简称为慢阻肺，是一种破坏性的肺部疾病，您在治疗慢性阻塞性肺疾病方面具有丰富的临床经验，您能谈谈在慢性阻塞性肺疾病发病中，宗气与肺及慢阻肺的关系吗？

洪老：宗气（也可称为大气），是积于胸中之气。张锡纯说："胸中所积之气，名为大气。"宗气由肺吸入之清气和脾胃运化之水谷之精气相结合而成。肺和脾胃在宗气形成的过程中发挥着重要作用。其中，肺又是宗气形成和聚集的场所。所以宗气的旺衰，与肺、脾胃有关，尤与肺关系密切。宗气聚集于胸中，经肺的宣发作用，出咽喉，贯心脉；经肺的肃降作用蓄于丹田。宗气的主要功能表现在两个方面，一是行呼吸，上出咽喉（息道），以促进肺的呼吸运动，并与语言、声音的强弱有关；二是行气血，贯通心脉，将气血布散全身，以温养脏腑组织和维持其正常功能活动、寒温调节。由此可见，肺是通过生成宗气而起主一身之气的作用。肺主一身之气的功能失常，则会影响呼吸功能和宗气的生成以及全身之气升降出入运动。临床可表现为咳嗽喘促，少气不足以息，声低气怯，肢倦乏力等症状。宗气为病，虚多实少。故《读医随笔》说："宗气者，动气也。"

临床上见咳喘日久患者，易引起肺气虚弱之证。肺气虚，必宗气生成不足，宗气虚则一身之气也虚。卫气与肺气密切相关，故又称肺卫之气。卫气为具有防御功能之气，对维持人体内环境与外环境的平衡以及抵御外邪入侵，尤其对肺系疾病的防御有着重要作用。卫气的强弱与宗气的旺衰关系密切。因为卫气的生成，依赖于脾胃化生的水谷精微，上输于肺，在肺气的作用下，水谷精微被敷布到经脉之外成为卫气（又称卫阳）以发挥防御、温煦和调节作用。

慢阻肺患者普遍存在抗御外邪能力低下，免疫调节能力下降，对寒冷和气温变化极为敏感，常易感冒和继发感染，而引发病情的反复和急性加重。大量临床研究证实，慢阻肺急性加重患者约50%以上是由反复呼吸道感染所致。这显然与宗气不足，卫气不固存在着密切关系。所谓"邪之所凑，其气必虚"。这就提示我们，在慢阻肺急性加重期和稳定期都应注意提高患者全身和局部的防御功能，"扶正以祛邪"，以减少反复发作，提高防治效果。

走近国医大师

洪广祥

153

贯心脉而行气血，是宗气的重要功能，它与肺主气和"主治节"功能密切相关。气为血之帅，气行则血行，气滞则血瘀。慢阻肺患者肺气虚弱，宗气生成不足，既可导致气虚血瘀，也可因气机不利，血滞为瘀。故慢阻肺患者多数见口唇、舌质和舌下静脉存在不同程度的血瘀征象。故有学者提出"肺病多瘀"和"治肺须活血"的见解，有其一定的临床和理论依据。也有人研究肺血流图与肺气虚的关系，结果表明，肺气虚病人的肺血流图的上升角小于对照组，波幅高度低于对照组，流入容积速度慢于对照组，统计学处理有显著性差异。肺血流图主要反映肺动脉容积的变化，特别是波幅的降低和流入容积速度减慢，均提示肺气虚病人肺血管弹性较差，肺动脉血流量减少或肺循环阻力增加。这可能是肺气虚病人表现咳喘无力的病理生理基础之一。从肺毛细血管有效血流量的变化，观察肺循环状态，测定结果表明，肺气虚组流速明显降低，每次心搏出量的变化，肺气虚组全部低于正常，其肺通气功能也相应下降。肺毛细血管有效血流量是反映肺循环状态的主要指标之一，和气体交换关系密切。肺气助心行血，宗气贯心脉而行气血，肺气虚损，宗气不足，必然影响到推动心血的功能。

从上述宗气与慢阻肺的粗浅分析，可以看出，宗气对慢阻肺的直接影响。经验认为，慢阻肺的发生发展与肺脾肾的关系十分密切，本虚标实是其基本病理特征。但本虚的特征标志还需进一步探讨。目前对本虚的认识，基本上把肺脾肾虚视为本虚的基础，并没有形成规律和特征性的定位。慢阻肺是气道疾病，有关"气"和"气机"理论是中医学理论的特色和优势，应运用"气"和"气机"理论来探讨慢阻肺的发生和发展、证候规律及治则治法，并应用现代实验手段建立具有中医特色的实验动物模型，创新慢阻肺的新理念和新思路，为提高慢阻肺的防治效果开拓新的局面。

这里附带探讨一下慢阻肺"补肾"和"纳气平喘"的问题。中医理论认为，人体的呼吸运动，虽为肺所主，但吸入之气，必须下归于肾，

由肾气为之摄纳，呼吸才能通畅调匀。说明肾主纳气，对人体的呼吸运动具有重要意义。正如《类证治裁》指出："肺为气之主，肾为气之根，肺主出气，肾主纳气，阴阳相交，呼吸乃和。"如果肾的纳气功能减退，摄纳无权，吸入之气不能归纳于肾，就会出现呼多吸少，吸气困难，动则喘甚等肾不纳气的病理变化。这就是大家所熟知的喘证中的虚喘证，这亦是慢阻肺的标志性症状。

基于上述论点，临床上将喘证中的"动则喘甚"，认为是"肾不纳气"或"肾失摄纳"的结果。因此，在治疗方法上强调"补肾"而达到"纳气平喘"之目的。实践经验证明，这种治疗思路见效甚微。

"肾主纳气"，可以理解为人体元气（又名"原气""真气"）的生理功能之一。元气根源于肾，由先天之精所化生，并赖后天之精以充养而成。但元气之盛衰，并非完全取决于先天禀赋，与脾胃运化水谷精气的功能密切相关。正如《景岳全书》指出："人之自生至老，凡先天之有不足者，但得后天培养之功，则补天之功，亦可居其强半，此脾胃之气所关乎人生者不小。"《灵枢·天年》云：人 10 ～ 40 岁元气充足，50 ～ 100 岁，元气渐衰。根据有关资料披露，慢阻肺患病率随着年龄增长呈上升趋势，35 ～ 55 岁年龄阶段上升明显，55 ～ 66 岁达高峰。这个年龄段从生理规律来说，人的元气渐衰，再加上慢阻肺病理的复杂性，试图直接通过补肾来提升元气，以达到"纳气平喘"，改善肺功能和提高生活质量是非常困难的。因此，我们应该从实际出发，认真思考既往的临床思路，可否转换一下思维观念，从"补肾纳气"，置换到"补益宗气"和"益气举陷"的思路上来，以期提高"动则喘甚"的临床疗效。基于肾与元气和宗气的关系，在强调"补益宗气"和"益气举陷"的前提下，注意配合补肾药物的使用是必要的。这种认识，张锡纯先生在《医学衷中参西录》中治大气下陷方——升陷汤的组方思路及其药物配伍已充分体现了上述观点。升陷汤主治胸中大气下陷，气短不足以息，或努力呼吸，有似乎喘，或气息将停，危在顷刻的病证，与慢阻肺肾失摄纳的喘

走近国医大师

洪广祥

155

症极相类似，值得学习和借鉴。

问：洪老，您能谈谈呼吸肌疲劳与慢阻肺的关系吗？

洪老：呼吸肌疲劳是慢阻肺患者呼吸急促、表浅和"动则喘剧"的重要原因之一。西医认为，呼吸肌是呼吸运动的动力泵。人的呼吸肌由膈肌、肋间肌和腹肌三个部分组成。另外还有，辅助呼吸肌在吸气过程中膈肌起的作用占呼吸肌的 60%～80%。呼吸肌疲劳的出现可明显早于呼吸功能衰竭，或称为泵衰竭，是慢阻肺患者呼吸衰竭发生的重要因素。从某种意义上来说，呼吸肌疲劳参与了原发病的进展与恶化之关键环节。因此，针对呼吸肌疲劳的问题，如何减缓呼吸肌疲劳的进程，控制和阻断呼吸肌的萎缩，对慢阻肺的治疗具有重要临床意义。呼吸肌疲劳的产生，通常是多种因素相互作用的结果。在慢阻肺中，同时存在肌肉萎缩，能量供应不足，负荷过重和相对性中枢驱动不足等因素。疲劳是一种持续过程。我认为，从中医角度分析，呼吸肌疲劳与肺脾气虚关系密切，是宗气虚衰的结果。根据"脾主肌肉"和"肺主治节"的理论，在治疗过程中及早介入，见肺之病当先实脾，通过"补土生金"和"补益宗气"，延缓和控制呼吸肌疲劳的发生和发展。我建议今后在慢阻肺辨证施治的内容中，增加"呼吸肌疲劳"的内容，将它纳入症的系统。

营养障碍，也是慢阻肺的一个棘手问题。据资料介绍，约 23%～60%（平均 40%）的慢阻肺患者体重低于标准体重的 10%，并伴有营养障碍的各种指标，如体态、生物化学以及免疫学的改变。临床资料证明，慢阻肺患者体质差，常伴有食欲不振、营养不良、能量代谢低下，随病情发展，一旦出现呼吸衰竭，尤其需用人工通气者，则营养不良进一步加重。营养不良可降低肺通气功能及机体免疫功能，使患者易于发生二重感染及全身衰竭，成为呼吸衰竭死亡的重要原因。正确评估呼吸衰竭患者的营养状态，并给予恰当的营养支持，已成为提高此类病人存活率

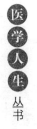

和生活质量的重要课题。

从中医角度分析，西医讲的营养障碍，不能单纯理解为脾胃虚弱，而是已经涉及元气和宗气的虚衰，甚至呈现脾胃衰败的局面。脾胃为后天之本，"安谷则昌"，"绝谷则亡"，"有一分胃气，就有一分生机"，人"以胃气为本"，这已是从理论到实践，都已证实的客观规律。慢阻肺的营养障碍已直接关系到病者的预后和生存。相当一部分慢阻肺患者出现反复感染，甚至对抗生素出现抵抗，副反应增多，造成医生面对感染无法控制陷入被动的局面。这种情况的出现，虽然原因很多，但与患者的营养障碍，脾胃气衰，宗气不足，气血阴阳的逆乱有关，呈现正不胜邪的严峻局面。李东垣指出："脾胃不足之源乃阳气不足，阴气有余。当从元气不足……随证用药治之。"意思是说，脾胃不足的根源，是阳气不足，阴火有余，治疗方法，应该以培补脾胃中气为主。因此，在治疗慢阻肺过程中，要时时注意保护脾胃生机，大忌用苦寒药损伤脾胃的元气，或因攻邪而克伐脾胃之气。所谓"脾胃一虚，肺气先绝生化之源"。我认为，要将补脾胃、护胃气贯穿治疗全过程，以发挥中医药治疗慢阻肺患者营养障碍的优势，为提高患者生存质量和控制病情发展提供有效支持。

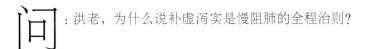

问：洪老，为什么说补虚泻实是慢阻肺的全程治则？

洪老：从临床角度来看，绝大多数慢阻肺患者呈现两类证候，即虚证与实证。本虚标实，虚实挟杂是慢阻肺证候的基本特点。无论在急性加重期或症状稳定期，虚中夹实，或实中夹虚的证候表现全程都可兼见，有时实证为主要矛盾，但虚证又常左右实证的治疗效果；当虚证为主要矛盾时，如处理不当，或疏忽对实证的兼顾，又常是引发病情反复的重要诱因。因此在治疗慢阻肺过程中，应该重视虚实夹杂的问题，将补虚泻实的治则贯穿慢阻肺治疗的全过程。这对提高临床疗效，有效地稳定和控制病情，甚至对支持抗生素的抗感染效应，减少有效疗程和剂量，降低副反应等，都将发挥重要作用。补虚泻实治则，实际体现了"以人为本"和"治人与治病"相结合的科学原则，是中医基础理论与临床实际紧密结合的应用过程，是中医特色和优势的实际体现。我认为，如何看待慢阻肺的虚实及其具体定位，是一个既很具体又非常重要的问题。鉴于慢阻肺病机的复杂性，虚实症状的相互兼夹，其病位虽在肺，但涉及脾肾心肝的阴阳气血。从慢阻肺"虚"的规律来看，很难定位在某一脏，或某个方面。我认为，正气虚衰是慢阻肺本虚的综合反映。中医所讲的正气，实际包括了人的元气、宗气和卫气等。气有阴阳之分，从慢阻肺的发生发展及其病机特点来看，气阳虚是其本虚的关键。气阳虚实际涵盖了元气、宗气和卫气之虚，比肺虚、脾虚、肾虚，或称肺脾肾虚有更宽和更广的包容性，有利于提高补虚的实效性和灵活性。

（一）气阳虚为慢阻肺本虚

根据全国防治慢性支气管炎的基础研究披露，认为慢性支气管类的病理基础主要为阳虚。阳虚的实质可归纳为三个方面的内容。①垂体 - 肾上腺皮质功能的低下。不少单位通过 ACTH 试验及 17- 羟类固醇含量测定，发现慢性支气管炎患者之垂体 - 肾上腺皮质功能均有不同程度的衰退现象，尤其是肾阳虚病人最为明显。②机体免疫功能的下降。③植物神经功能紊乱。阳虚患者均显示了副交感神经功能偏亢。有的单位还对各种型别的慢性支气管炎患者进行了植物神经介质测定，如乙酰胆碱测定，发现脾阳虚的病人胆碱能神经功能偏亢。动物实验证明，胆碱能神经功能偏亢，不仅使支气管腺体分泌增多，而且易导致消化功能紊乱。

慢阻肺多见于气虚体衰者，这部分病人常显现整体生理功能减退，气阳亏虚证候突出，如形寒肢冷，自汗畏风，不耐风寒，易伤风感冒，鼻流清涕；神疲懒言，语声低弱，咳痰无力，气短喘促，或气短不足以息；小便清长，或尿后余沥，或咳则尿出，性功能明显低弱，或阳痿等。

从临床现象分析，慢阻肺的气阳虚衰程度，是随着病程的迁延、

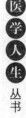

病情的加重而循序渐进的。因为慢阻肺与慢性支气管炎和肺气肿密切相关。这就决定了慢阻肺患者久病体衰，病程迁延，反复发作，元气耗伤是必然的结果。人以阳气为本，阳衰必致阴盛，形成恶性循环。这就是由肺及心和呼衰、心衰的最后终结。另一方面，临床也发现，慢阻肺患者对益气温阳方药有较强的适应性和耐受力，即使有化热或伤阴的患者，在正确处理正虚邪实和阴阳寒热的前提下，根据"阴阳互根"的理论，在处方中继续保持益气温阳的适当力度，对稳定病情，改善症状，调节机体免疫力，控制病势的发展等，都有十分重要的作用。

由此可见，确定慢阻肺气阳虚为其本虚的观点是符合临床实际的。因此，补益气阳，或益气温阳是慢阻肺补虚的基本治法。至于由阳及阴，或阴阳两虚，那是一个权变和分寸问题，不影响基本法则的确定。

（二）痰瘀伏肺为慢阻肺标实

从临床角度分析，大多数慢阻肺患者痰的症状突出，可有如下不同表现，如痰多稀白、泡沫痰、黄黏痰、痰黏稠不爽、痰多黏腻色白、痰稠厚成块、喉中痰鸣，舌苔厚腻，脉弦滑，右寸（肺）脉滑和右关（脾）脉弦滑突出，正好说明"脾为生痰之源""肺为贮痰之器"理论的正确性。痰是引发咳嗽、喘憋（息）的主要原因。尤其在慢阻肺合并感染的急性加重期，由于气道黏液分泌亢进，痰量明显增多，且多数患者排痰

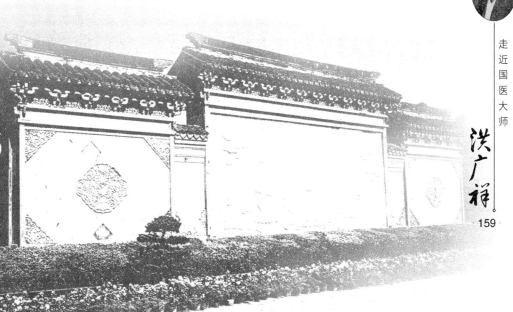

不畅，出现痰郁化热，热伤气阴（津）的证候，致使痰液更加稠厚胶黏，甚至形成黏液栓子（痰栓），进一步加重气道的阻塞，致使"咳逆上气"的症状难以缓解，且有可能出现痰壅气闭的危险。

另一方面，痰可酿瘀，痰为瘀的基础。这与气道阻塞，肺失肃降密切相关。因为肺主气而朝百脉，有敷布津液，通调水道，助心行血的功能。慢阻肺反复发作，肺气痹阻加剧，宣降和主治节的功能进一步削弱，直接影响肺的布津行血，以致津停成痰，血滞为瘀，造成痰瘀相互为患。痰夹瘀血，结成窠臼，伏藏于肺，致使气道阻塞，肃降功能严重失常，气机逆乱症状难以缓解。临床所见，慢阻肺患者不仅痰的症状突出，且瘀血见症亦很明显。如面色晦滞，唇、舌暗或紫暗，舌下青筋显露，指甲暗红等瘀血征象。由于慢阻肺患者长期过度使用辅助呼吸肌，导致颈、肩、上背部肌肉长期僵硬、酸痛、胀满等症，也应视为瘀滞肌筋的表现，属于瘀症范畴。又如慢阻肺伴随胃肠道功能紊乱，所引起的脘腹饱胀，是因膈肌下降使胃容量减少、微循环障碍，导致缺氧及高碳酸血症等，造成胃肠瘀血。

在慢阻肺治疗过程中，常根据气虚血瘀和气壅血滞的理论，在处方中酌加活血化瘀宣络药，可明显提高综合疗效，并有利于缺氧发绀症状的改善。

从西医角度看肺与血瘀的关系，肺脏是唯一接受心脏排血的器官，也是唯一含体循环和肺循环的器官，肺脏毛细血管床的表面积达 $70m^2$，为体表面积的 40 多倍，占人体毛细血管床的 60% 以上。如果因气道阻塞，而导致"治节"失常，肺血管堵塞 15% ~ 20%，即可出现低氧血症，发生率为 88%。慢性阻塞性肺疾病病情较重者，可出现程度不同的缺氧状态，加上酸中毒和感染，使血流呈"黏""稠""聚"的高凝状态。有人曾对一组慢阻肺患者于活血化瘀前后做多部位微循环观察，并与正常对照组比较，结果发现，观察组患者整个病变过程均存在不同程度的微循环障碍，并随病情加重而递增，经活血化瘀等治疗后，随着临床病情的好转，微循环障碍各项指标也得到改善。由此可见，慢阻肺的血瘀现象是客观存在的事实。

临床经验也证实，痰瘀标实证不仅在慢阻肺的急性加重期，即使在病情稳定期，都存在痰瘀现象。由此可见，痰瘀伏肺是形成气道阻塞的病理基础，为慢阻肺的标实证。因此，建立痰瘀为标实的概念，并积极探索治痰治瘀的新思路和新经验，对提高慢阻肺的防治效果有着重要意义。

问：洪老，如何辨证治疗慢阻肺？治疗慢阻肺您有哪些用药经验？

洪老：慢阻肺与中医"肺胀"证治既有联系，又有区别。"肺胀"包含了西医慢阻肺、肺心病、肺性脑病等方面诊治内容。但慢阻肺是仅以慢性支气管炎和慢性阻塞性肺气肿为基础内容的一组疾患。因此"肺胀"的诊治思路和方法，不完全适合于慢阻肺的临床应用。临床应根据慢阻肺的临床特点，重新设计其辨证施治方案。

我在《中医药治疗慢性阻塞性肺疾病的几点思考》一文中提出，本虚标实、虚实夹杂是慢阻肺证候的基本特点。急性加重期或症状稳定期，虚中夹实，或实中夹虚的证候表现全程都可兼见。

（一）急性加重期

西医认为，引起急性加重最常见原因是气管－支气管感染，主要是病毒、细菌感染。急性加重的主要症状是气促加重，常伴有喘息、胸闷、咳嗽加剧、痰量增加、痰液颜色和（或）黏度改变以及发热等。此外，亦可出现全身不适、失眠、嗜睡、疲乏、抑郁等症状。痰量增加及出现脓性痰常提示细菌感染。

从中医辨证角度看慢阻肺急性加重期的证候表现，多为外感风寒引动痰瘀宿根，呈现外寒内饮为主的证候，如咳逆喘满不得卧，气短气急，咯痰白稀，呈泡沫状，胸部膨满，或恶风寒，发热，口干不欲饮，

走近国医大师

洪广祥

161

周身酸楚，面色青暗，舌体胖大，舌质暗淡，舌苔白滑，脉浮紧或浮弦滑。此时主要表现为病毒感染。

痰热郁肺亦为急性加重期证候表现，多因外寒内饮未能及时解除，致邪郁化热。如咳逆喘息气粗，胸满烦躁，目睛胀突，痰黄或白，黏稠难咯，或发热微恶寒，溲黄便干，口渴欲饮，舌质红暗，苔黄或白黄相兼厚腻，脉象弦滑数，或兼浮象。此时主要表现为细菌感染，或病毒、细菌感染。

患者在急性加重期阶段，主要矛盾是邪实，标证突出，但始终伴随虚象，如神疲体倦，气短汗出，怯寒肢冷，食欲不振，加重期间极易反复感冒，虚弱脉与邪实脉并存等。

急性加重期，应根据"急则治其标"和"祛邪以安正"的治则，辨证论治，合理择方选药，尽快地控制病情，以最短时间促使患者进入稳定期。我认为，此时用药要更加严格辨证，不宜单纯套用西医抗感染而大肆应用苦寒清热、清化痰热方药，以免"闭门留寇"和气阳受伤，病情加重，变证丛生。临床经验证明，急性加重期如能正确运用辨证论治方药，或根据病情合理应用中西医结合的方法，大多治疗效果显著，且可避免一些并发症的发生，从而为患者进入稳定期的治疗赢得主动权。

（二）稳定期

此阶段患者咳嗽、咯痰、气短等症状稳定或症状轻微。西医稳定期治疗目的为：减轻症状，阻止病情发展，缓解或阻止肺功能下降；改善活动能力，提高生活质量；降低病死率。

从中医辨证角度看，慢阻肺稳定期的证候表现，多呈现气阳虚弱和痰瘀伏肺为主的证候。

（1）气阳虚弱：多表现为气短不足以息，动则加剧，怯寒肢冷，不耐风寒，形体瘦薄，饮食不馨，体倦乏力，大便易溏软，舌质暗淡，舌苔薄白或微腻，脉虚软，右关偏弦滑，右寸多细滑或细弦滑，两尺脉弱等气阳虚弱，肺脾肾虚证候。

如由阳及阴，而呈现气阴两虚证候者，除见上述阳气虚弱证候外，还可兼见口干而不欲饮，舌质偏红，舌苔薄少，脉细弦虚数等气阴虚兼证。慢阻肺以单纯阴虚者临床少见。

（2）痰瘀伏肺：多表现为面色晦滞，颈、肩、上背部肌肉僵硬、酸痛、胀满；或脘腹饱胀，唇、舌暗或紫暗，舌下青筋显露，指甲暗红；胸部膨满，咯痰稠黏，舌苔腻，脉右寸细滑，右关弦滑等痰瘀伏肺，气血瘀滞证候。

痰瘀久羁，易兼夹郁热，可兼见口干，或大便不畅，夜寐不安，舌质红暗，舌苔黄腻，脉象兼数等郁热见证。

慢阻肺稳定期阶段，主要矛盾为正虚邪实，以正虚为主要矛盾。气阳虚弱，肺脾肾虚是正虚的主要方面。它对稳定期的治疗有举足轻重的影响。病情反复，或急性加重与气阳虚弱，宗气不足，抗御外邪能力低下，免疫调节能力下降，有极为密切的关系。另一方面，稳定期痰瘀伏肺，气血瘀滞，始终是慢阻肺的内在原因，是形成虚实夹杂证候的关键。痰瘀阻遏，气血瘀滞，气机升降失调，是影响肺通气功能的重要病理基础。宗气不足，气虚下陷，致使肺功能低下；痰瘀阻肺，肺失肃降，是气道阻塞的基本原因。

因此，慢阻肺肺功能下降，既与宗气生成不足，又与痰瘀阻肺有着十分密切的关系。亦虚亦实是慢阻肺肺功能下降的病机特点。故对慢阻肺的治疗，以及实现其治疗预期目标，应将补虚泻实治则贯穿治疗的全过程。

这里需要特别强调的是，慢阻肺急性加重期和稳定期的证候表现，大多存在证型的重叠交叉，虚实互见。因此，"扶正以祛邪"和"祛邪以安正"治则的运用应高度重视，以充分体现中医药理论在临床中的指导作用。

（三）临床用药经验

慢阻肺急性加重期和稳定期以外寒内饮、痰热郁肺和气阳虚弱、

走近国医大师

洪广祥

痰瘀伏肺为基本中医证候。其治法应突出温散肺寒、宣肺泄热、益气温阳、祛痰行瘀。

（1）温散肺寒：此法主要针对慢阻肺患者因外感风寒，肺失宣肃，而引发急性加重。为外寒内饮证的主要治法。小青龙汤为其代表方。我常用剂量：生麻黄10g，桂枝10g，干姜10g，法半夏10g，白芍10g，北细辛3～5g，五味子10g。痰壅喘急较甚者，可加葶苈子15g，青皮15g，牡荆子15g。功善泻肺除壅，降逆平喘。兼夹郁热者，可加生石膏30g，黄芩10g，以清泄郁热，其与小青龙汤为伍，可达温清并用，既散肺寒，又清郁热，是临床常用的一种治疗方法，它对加重期以病毒感染为主，又有细菌感染趋势者，有显著的治疗效果。但应注意，在使用小青龙汤温散肺寒时，如无明显郁热见证，不宜加用清泄肺热药，以免闭门留寇，敛邪遏肺，使肺气更加郁闭，而加重喘满症状。

（2）宣肺泄热：此法主要针对急性加重期痰热郁肺证的治法。慢阻肺出现痰热郁肺证多因风寒之邪未能及时和彻底宣散，以致内陷化热，也可称为继发感染。另一方面，由于痰液黏稠，排痰不畅，或过用寒凉药，使肺气郁闭，而出现痰郁化热。临床还可见到慢阻肺患者因宗气不足，气虚下陷，无力使痰液咯出，以致痰液留滞，郁而化热。宣肺泄热为痰热郁肺证的主要治法。宣肺是泄热的基础。肺得宣肃，痰热易清；肺气郁闭，则痰热不易化解，痰液更加黏稠难出，从而使感染进一步加重。临床把握好宣肺与泄热的关系，才能发挥中医药的真正优势。

宣肺泄热的代表方为《金匮要略》治"肺胀"的越婢加半夏汤（麻黄、石膏、生姜、半夏、甘草、大枣），功能宣肺泄热，降逆平喘。宣散泄热是本方的立方宗旨。常用剂量为生麻黄10g，生石膏30～50g，生姜10g，法半夏10g，生甘草10g，大枣6枚。方中麻黄、石膏，辛凉配伍，辛能宣肺散邪，凉能清泄内热；生姜、半夏散饮化痰以降逆；甘草、大枣安内攘外，以扶正祛邪。这里要说明的是，石膏虽属寒凉类药，但与其他苦寒清热药不同，因石膏味辛甘性寒，辛能散，甘能养，寒能清。

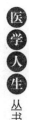

临床实践证明，石膏为清解肺胃气分实热之要药。邪在卫分即外感风热表证亦不忌石膏；对肺卫邪盛高热者，非但不忌，反为必用之品。盖其味辛能散，邪热可由表外解。对此张锡纯论述甚为透彻："盖诸药之退热，以寒胜热也，而石膏之退热，逐热外出也……"其与麻黄相配具有较强的宣肺泄热作用。麻黄与石膏用量比例，对疗效有很大影响。麻黄与石膏原方用量是1:(2～3)，大量的石膏，一则制麻黄的辛温，使本方变为辛凉，二则功效专一，使本方专于清宣肺热。我临床用量多掌握在1:(3～5)之间，若石膏用量过大，又会遏制麻黄辛温宣散之力，反而导致邪热郁闭，咳喘加重。石膏用量的多少，应视肺热轻重而定，如热重者石膏宜重用；麻黄与甘草比例，也宜恰当，一般取等量为宜。因为甘草量大则牵制麻黄宣散之力，量小则恐麻黄宣散太过，都会直接影响疗效。临床也发现，有些患者对麻黄很敏感，容易出现兴奋现象而影响睡眠。解决办法是适当加大生甘草用量以"甘以缓之"，可有效抑制麻黄兴奋之性。

若痰热症状较重，如痰黄黏稠，痰鸣喘息，躁烦便结者，加金荞麦根 30g，白毛夏枯草 20g，黄芩 10～15g，葶苈子 20～30g，生大黄 10g，以加强清化痰热、泻肺通腑作用。必要时可配合礞石滚痰丸。热伤气津，口舌干燥，苔黄少津者加麦门冬 20～30g，玉竹 10～15g，北沙参 30g 以养阴生津。

（3）益气温阳：此法主要针对慢阻肺稳定期气阳虚弱证而设的治法。气阳虚弱既是慢阻肺的病机重心，也是慢阻肺本虚的中心证候，它直接关系着病情的稳定和发展。因此益气温阳法的正确运用，对慢阻肺预期治疗目标的实现有着举足轻重的影响。气阳虚以元气虚和宗气虚为主。益气温阳我常选用补中益气汤、补元汤（经验方）、芪附汤加减：生黄芪 30g，西党参 30g，炒白术 10～15g，炙甘草 10g，当归 10g，升麻 10g，北柴胡 10g，陈皮 10g，山萸肉 10～15g，锁阳 10～15g，熟附子 10g。阳虚较甚者，可酌情选用补骨脂、胡芦巴；兼夹气阴两虚者，可配合生脉散或麦门冬汤以阴阳两补。由于慢阻肺病程长，症状迁

洪广祥

延，又易反复，故应鼓励患者树立信心，坚持缓治，不可操之过急。益气温阳法和益气温阳方药，对慢阻肺稳定期患者体质的改善和生活质量的提高，免疫调节和抗邪能力的加强，减少病情反复和急性加重，保护和改善肺功能等方面均有较好效果。临床发现，慢阻肺长年坚持治疗者，尤其在稳定期阶段重视持续治疗者，疗效更为显著。

这里有必要指出，不少患者由于年迈体衰，出现急性加重时，虚象突出，虚实并见。此时治疗必须虚实兼顾，扶正与祛邪并举，补中益气汤与祛邪方药结合应用，可明显提高疗效。也未见因补益而出现"敛邪"或"壅塞"之象，关键在于处理好扶正补益与祛邪泻实、补益宗气与调畅气机的关系。

（4）祛痰行瘀：痰瘀伏肺，气道壅塞为慢阻肺基本病机之一，因此祛痰行瘀是慢阻肺泻实的主要治法。痰瘀导致气道阻塞，影响肺气肃降，是引发喘息憋闷的重要原因，也是急性加重的病理基础。痰瘀为阴邪，非温不化。因此用药宜温，切忌寒凉郁遏，出现痰瘀胶固，加重气道壅塞。我常选用千缗汤、苓桂术甘汤、桂枝茯苓丸加减。药用：小牙皂 6g，法半夏 10g，生姜 10g，茯苓 30g，桂枝 10g，炒白术 10g，炙甘草 10g，桃仁 10g，丹皮 10g，赤芍 20g，青皮 15g，陈皮 10g，葶苈子 15 - 30g。

若痰瘀化热，出现痰黄稠黏，口渴便结，

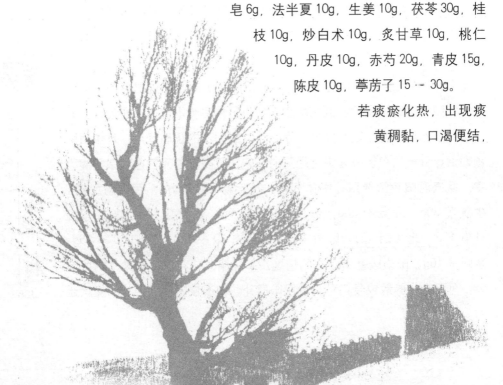

舌质红暗，苔黄厚腻，脉滑数等痰热瘀阻证候时，可改用清化痰热、散瘀泄热方药。药用：金荞麦根30g，黄芩10g，白毛夏枯草15g，生石膏30g，浙贝母10g，海蛤壳20g，桃仁10g，丹皮10g，赤芍20g，生大黄10g，葶苈子20g，桔梗30g。兼有表邪遏肺，喘满症状较甚者，可合用麻杏甘石汤，以宣肺泄热。待痰热证候顿挫后，及时改用"温化"方药以图缓治。

祛痰行瘀法为慢阻肺基本治法。无论在急性加重期还是稳定期均可配合其他治法综合运用。

问：洪老，慢性肺源性心脏病是中老年的多发病、常见病，是临床常见的内科危重急症。本病大多数是从慢性支气管炎、阻塞性肺气肿及其他慢性胸疾病或肺血管引起的心脏病。您能谈谈在治疗这方面的经验吗？

洪老：痰瘀伏肺与气道阻塞、肺失肃降密切相关，我的主要治疗经验就是控制感染，改善心肺功能，同时须积极治疗并发症。

根据肺心病的临床表现，属于中医学"喘证""肺胀""心悸""水肿"等证范畴。临床以胸部膨满，胀闷如塞，喘咳上气，痰多，烦躁，心慌为特征，其病程缠绵，时轻时重，日久则见面色晦暗，唇甲青紫，脘腹胀闷，肢体浮肿，甚或喘脱。

问：洪老，慢性肺源性心脏病的病因和病机是什么？

洪老：西医认为，引起肺心病的原因较复杂，其中以慢性支气管炎并发阻塞性肺气肿最为常见，其次为支气管哮喘、支气管扩张、肺结核等病。

由此可见，肺心病的发病基础，源于肺而受累于心。痰瘀伏肺为慢性肺病证的重要病理基础。反复发作，迁延不愈，宗气虚衰日益加重，

走近国医大师

洪广祥

167

又进一步削弱了"主治节"和"助心行血"功能的协调平衡。心肺同居上焦,心主血,肺主气;心主行血,肺主呼吸。故宗气具有贯心脉而司呼吸的生理功能,是联结心之搏动和肺之呼吸两者之间的中心环节。说明心与肺之间关系密切。如心肺的平衡协调被打破,必然肺病及心,出现心肺同病。

1. 痰瘀伏肺,治节失常

肺心病多由内伤久咳、久喘、久哮、肺痨等肺系慢性疾患反复发作,迁延不愈发展而成。痰瘀伏肺与气道阻塞,肺失肃降密切相关。痰可酿瘀,痰为瘀的基础。痰瘀阻遏气道,"治节"和"肃降"功能失常,从而使"朝百脉"和"助心行血"功能受到严重影响,出现瘀滞血脉和心血瘀阻的病理反应,是导致肺心同病的重要病理基础。

痰瘀伏肺,气道阻塞,肺失肃降,治节失常,脉络瘀滞,故患者长期出现咳嗽、咯痰、喘息、呼吸困难、紫绀等症状。

瘀阻血脉,痰瘀蒙窍,清阳闭阻,还可出现肺性脑病;瘀滞脉络,血不归经,又是引发应激性溃疡,出现上消化道出血的重要原因。

这里要特别强调,痰瘀伏肺,治节失常,既可因气道壅塞,肺失肃降,也可因宗气虚衰,运化不及而形成。前者为"气滞血瘀""气滞津凝";后者为"气虚血瘀""气虚不运"。说明肺心病痰瘀病机亦虚亦实,虚实夹杂。

痰瘀伏肺,治节失常为肺心病重要病机。其与西医学认为,由于肺心病肺动脉血管狭窄或阻塞,使得肺内的血流受阻,肺动脉压力增高和右心室肥厚的观点相吻合。

2. 痰瘀热壅,气道郁闭

多为痰瘀化热,或感受六淫之邪,邪从热化,此时痰瘀热相兼为患,致使肺气更加抑遏,气道阻塞更为严重,肺主治节和肃降功能进一步受损。呼吸功能由代偿发展成失代偿,出现缺氧或二氧化碳潴留,易导致呼吸衰竭。肺气壅塞是其发病关键,热壅、痰阻、瘀滞为其重要病理基础。呼吸衰竭实际上是因肺实不通,而致气道阻塞,通气严重受阻,肺

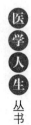

气失于肃降。肺气以通降为顺，肺气失于通降，治节乏力，势必影响助心行血，加重心脉瘀滞，进而引发心力衰竭，主要为右心衰竭。

痰、瘀壅塞气机，血脉瘀滞，脑络失宣，易引发肺性脑病。另一方面，热入营血，血热搏结，或气壅痰凝，或气虚血滞，均可形成血瘀，瘀血随经上攻于肺，可进一步加重呼吸困难和紫绀。

肺与大肠相表里，肺气壅塞可致腑气不通，腑热熏蒸于肺，又可转化成腑结肺痹。此时如治疗得当，正能胜邪，可截断病势发展。

热为阳邪，最易耗气伤阴，轻则气阴两伤，重则气阴两竭，甚至因邪盛正衰，而成内闭外脱之危候。

3. 气化不力，水饮留滞

水肿为肺心病常见主症。水溢肌肤可引发全身浮肿，或双下肢水肿；水凌心肺可加重喘满心悸气急症状；水滞脑络可并发脑水肿。因此西医对肺心病心衰者，重视使用利尿剂。通过利尿有助于减轻水肿，对改善肺心病心衰病情有重要作用。

肺心病出现水饮留滞，为阳虚不运，气化不力所致。《黄帝内经》云："膀胱者州都之官，津液藏焉，气化则能出焉。"

中医学认为，水液的正常运行，依赖气的推动。肺心病水肿的发生，是全身气化功能障碍的表现。与肺、脾、肾尤其是肾关系密切。阳气虚衰，气化不及，水液潴留，是引发水肿的重要病理基础。诚如《景岳全书·肿胀》指出："凡水肿等证，乃肺脾肾相干之病，盖水为至阴，故其本在肾；水化于气，故其标在肺；水唯畏土，故其制在脾。今肺虚则气不化精而化水，脾虚则土不制水而反克，肾虚则水无所主而妄行。"此外，肺心病瘀滞脉络为重要病理障碍。瘀血阻滞、三焦水道不利，往往可使水肿反复难愈。所谓"血不利则为水"。因此，瘀滞水停也是肺心病心衰发生水肿的重要原因。

4. 宗气虚衰，卫阳不固

肺心病急性发作的诱因是急性呼吸道感染。西医认为，肺心病的

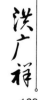

走近国医大师

洪广祥

治疗关键是控制感染。由于肺心病患者整体虚衰，抗邪能力弱，免疫调节能力低下，故易出现反复感染而诱发急性加重。如何看待肺心病患者易于反复感染，从中医学角度来说，显然与"邪之所凑，其气必虚"的内因密切相关。正气不足是发病的内在原因。其中卫气，也称卫阳，是机体抵御病邪的第一道防线。卫气为宗气之一部分。当宗气虚衰，卫气不足时，人体肌表便失于固护，防御功能低下，则易被外邪侵袭而发病。肺心病急性呼吸道感染，初始多为感受风寒病邪，通常以病毒感染为主。风寒未能及时疏散，并与痰瘀结合，又易郁而化热，即西医所称混合感染。前者多表现为风寒犯肺或外寒内饮；后者多表现为邪热郁肺或痰热壅肺。慢阻肺、肺心病患者反复感染，且往往无发热，白细胞不高等中毒症状。仅感气急加重，胃纳减退。如不及时处理，轻度感染，也可导致失代偿性呼吸衰竭发生。

因此，宗气虚衰，卫阳不固，抗御病邪能力低下，是导致反复感邪而引发肺心病急性加重的重要诱因。

宗气属阳气范畴。肺心病的宗气虚衰，可视为阳气虚衰。随着病情的发展和加重，由宗气虚衰逐步出现全身阳气的虚衰，或称为真元虚衰。此时患者体力下降突出，免疫调节能力低下，脏器功能衰竭明显，感染也愈频繁。随着病情的进展，最终可导致呼吸衰竭、心力衰竭和并发症的发生。

临床经验揭示，痰瘀伏肺，宗气虚衰为肺心病的关键病机，它贯穿肺心病的各个阶段。

上盛下虚，本虚标实为肺心病的证候特征。补虚泻实为肺心病的全程治则。

问：洪老，如何辨证治疗肺心痛？

洪老：肺心病的形成过程比较漫长，所以它的临床表现和体征也

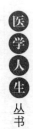

是缓慢地逐渐出现。首先患者多半有慢性阻塞性肺疾病等原发病的症状，如长期咳嗽，咳痰，喘息，气短，动则加剧，并逐渐出现心慌、呼吸困难、体力下降、紫绀等缺氧现象。随着病程的进展，最终可导致呼吸衰竭和心力衰竭。其表现为明显呼吸困难，心率增快，颈静脉怒张，肝肿大，双下肢水肿，静脉压明显升高等。同时可有肺性脑病、心律失常、上消化道出血等并发症。

基于上述肺心病的临床表现，从辨证与辨病相结合出发，以中医药理论为指导，尽量体现辨证论治的基本原则，结合个人见解，提出如下辨证施治的初步方案。

（1）心肺瘀阻证：多见于肺心功能代偿期。此期以慢阻肺的表现为主。

证候：咳嗽，咯痰，胸部憋闷，动则心悸、气喘，倦怠乏力，紫绀，面色暗滞，口唇暗。舌质暗红，舌苔腻白或黄白相兼，脉象虚弦滑。

病机：宗气虚衰，痰瘀伏肺，心血瘀阻。

治法：补宗气，涤痰浊，行血瘀。

方药：补元汤（经验方）、千缗汤、桂枝茯苓丸加减。

生黄芪30g，西党参30g，漂白术15g，当归10g，升麻10g，北柴胡10g，炙甘草10g，山萸肉15g，锁阳15g，小牙皂6g，法半夏15g，桂枝10g，桃仁10g，赤芍15g，陈皮10g，白茯苓15g。

方中以补元汤补宗气以益气行血，改善心肺功能；千缗汤涤痰浊除肺壅，以疏利气道，降低气道阻力，有助于喘满和缺氧症状的改善；桂枝茯苓丸温通血脉，活血行瘀，以减轻肺血管阻力，降低肺动脉高压，使"肺主治节"和"心主血脉"的功能得到有效保护。

全方用药以"温补""温通"和"温化"为主，这是基于阳气虚衰和痰瘀为阴邪的病机而立方择药的。"血得温则行"，"气赖阳始运"，"痰为阴邪非温不化"等中医药理论在方药组合中得到较好体现。补虚泻实治则贯穿全过程。

洪广祥

至于随证加减用药方面，只能从实际出发作具体运用，这里不作过多干预，避免影响主动思维的发挥。

（2）痰瘀热壅证：多见于急性加重期，临床表现以呼吸衰竭为主。

证候：咳嗽加重，痰稠厚难出，痰色黄，或黄白相兼，喘促息粗，腹满便结；面色青紫；烦躁失眠，甚则昼睡夜醒，短暂性神志恍惚，躁动不安。严重时可出现嗜睡、抽搐、昏迷等症。舌质红暗或绛，舌苔黄厚腻，脉象虚弦滑数。

病机：痰瘀热壅，气道郁闭，腑气不通。

治法：泄热除壅，涤痰行瘀，通利腑气。

方药：礞石滚痰丸、千缗汤、涤痰汤加减。

白毛夏枯草 15 ~ 30g，黄芩 10g，金荞麦根 20 ~ 30g，生大黄 10g，礞石 20g，小牙皂 6g，法半夏 10g，葶苈子 20 ~ 30g，胆南星 6 ~ 10g，竹沥 20mL（分冲），石菖蒲 10 ~ 15g，桃仁 10g，郁金 10 ~ 15g，全瓜蒌 20g，枳实 15g。

方中用白毛夏枯草、黄芩、金荞麦根清肺泄热，控制感染；礞石、小牙皂、法半夏、葶苈子、全瓜蒌涤痰除壅，减轻气道阻塞；胆南星、石菖蒲、竹沥豁痰开窍醒神，有助于精神症状的改善和稠黏痰的排出；桃仁、郁金活血行瘀，其与涤痰除壅药相伍，可有效地改善缺氧状态和心肺循环；大黄、枳实、瓜蒌通利腑气，泻下通便，有利于肺气肃降，减轻气道壅塞，改善通气功能。临床经验证明，慢性肺心病患者绝大多数会出现便秘，而便秘往往直接使病情加重，影响预后。因此，对便秘患者及时通利腑气，泻下通便，对控制感染，稳定病情，甚至对呼吸衰竭和肺性脑病的改善，均具有不可忽视的协同疗效。"肺与大肠相表里"理论和《伤寒论》承气汤的配方原则，对肺系病证和肺心病及其合并症的治疗，有着重要的指导作用。

气阴两虚兼证多在本证阶段出现。临床可配合生脉散或麦门冬汤以益气阴。肺性脑病多见于肺心病急性加重期痰瘀热壅阶段。痰迷神窍

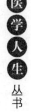

为其中心证候。此证是因各种慢性肺胸疾病伴发呼吸功能衰竭，导致低氧血症和高碳酸血症而出现的各种神经精神症状的一种临床综合征。临床特征为原有的呼吸衰竭症状加重并出现神志精神症状，属中医"痰迷心窍""错谵""神昏"范畴。

肺性脑病病机仍属"本虚标实"，正气衰虚为本，痰、瘀、热为标，涉及多个脏腑之气血阴阳紊乱。根据"急则治其标"的原则，涤痰、行瘀、泄热、开闭为其基本治法。基本方药可参见痰瘀热壅证的治疗方药。还可配合安宫牛黄丸、至宝丹以醒脑开窍。中医药参与肺性脑病的抢救治疗，应把握和抓住肺性脑病的初始阶段，早介入、防内陷、重开闭是中医药取得疗效的关键环节。

（3）阳虚水泛证：多见于右心衰竭，以体循环淤血为主。

证候：面浮，下肢肿，甚则一身悉肿，腹部胀满有水，尿少，心悸，喘咳不能平卧，咯痰清稀，怯寒肢冷，面唇青紫，舌胖质暗，舌苔白滑，脉沉虚数或结代。

病机：阳气虚衰，气化不力，水溢肌肤，上凌心肺。

治法：温阳化饮，利水消肿。

方药：真武汤、苓桂术甘汤、五苓散加减。

熟附子 10～15g（先煎），桂枝 10g，生黄芪 30g，茯苓 30g，白术 15g，泽泻 30g，生姜 10g，白芍 10g，红花 10g，赤芍 15g，益母草 30g，椒目 10g，葶苈子 30g，大腹皮 15g，广陈皮 15g。

方中用附子、桂枝温肾通阳，以助气化；黄芪、茯苓、白术、猪苓、泽泻、生姜健脾利水；红花、赤芍、益母草行瘀利水；椒目、葶苈子、陈皮、大腹皮行气逐水。右心衰竭以体循环淤血为主，与人体阳气虚衰和气道壅塞密切相关，阳虚血瘀和气壅血滞同时存在，即所谓脏器瘀血与缺氧。亦虚亦实是其临床特征。阳不化气和血瘀水停是其病理基础。"补虚泻实"仍然是右心衰竭必须遵循的基本治则。

临床经验提示，肺心病心衰出现水肿，单纯采取"利水消肿"法

走近国医大师

洪广祥

173

效果不佳，必须针对其阳虚失运，气化不力和肺气壅塞，治节失常，导致水液停蓄的病机进行辨证用药。其中附子、桂枝、黄芪、葶苈子为关键用药。熟附子温振心肾阳气。凡气阳衰弱，水湿潴留者，用本品有助阳化气，温阳利水，强心利尿之功。由于附子中含有乌头碱等多种生物碱，如果炮制不规范，易出现乌头碱中毒而引发心律失常。乌头碱等生物碱不耐热，经高温煎煮30分钟以上，可直接破坏其生物毒性，使用更加安全，其强心作用不受影响。桂枝善于温通心阳，对于心阳不振，心脉痹阻之阳虚心悸和气化失常之小便不利均有良效。桂枝辛甘化阳，但不能补阳，只有通阳之功，并无补阳之能。所谓通阳系指针对阳气因寒邪、痰浊、瘀血等困阻而不得畅通、舒展的病证采取的一种治法。桂枝辛能通、温能散，故可使寒邪解、痰浊消、瘀血散而阳气通矣。故桂枝常与助阳之附子，行瘀之桃仁，利水之泽泻相配，起到温阳、行瘀、利水之功。黄芪甘温，善于补益脾肺之气阳，故临床多用于阳虚气弱者。肺心病多为气阳虚衰，心力不继，气虚不运，易致水液停聚，而产生小便不利，肌肤浮肿。黄芪有补益宗气，利水消肿作用，临床可用于治疗各种原因所致的水肿。葶苈子苦辛大寒，有良好的泻肺除壅、下气行水作用。肺心病心衰常在呼吸衰竭的基础上诱发。气道壅塞，治节失常为呼吸衰竭、心力衰竭的重要病机。"因实致衰"和"因衰致实"为其共同的病理基础，故肺心病呼吸衰竭和心力衰竭的治疗要实施全程的"补虚泻实"治则。因此我提出"肺心病重在治肺"的战略观点。葶苈子善祛上焦实邪，凡痰瘀闭阻心肺，气血为之壅滞者皆可用之。它对气道壅塞，治节失常，以及气壅血滞，瘀滞水停所致的水肿，利水消肿效果显著。我认为，葶苈子之强心作用是通过"治肺"来实现的。根据我的经验，葶苈子临床用量以每次20～30g为宜，且应纱布包煎。药理研究表明，本品有强心苷样作用，能增强心肌收缩力，减慢心率，降低传导速度。

葶苈子始载于《神农本草经》，至宋代《本草衍义》始分甜葶苈子和苦葶苈子两种。目前认为，前者为播娘蒿种子，后者为独行菜种子。

肺心病心衰纠正后，应按慢性阻塞性肺疾病稳定期治疗思路，加强补益气阳，涤痰行瘀，标本结合，以图缓治，从而增强患者抵御病邪能力，减少反复感染，改善心肺功能，阻断病势发展。

问：洪老，肺癌在恶性肿瘤发病中占有相当比例，已成为肿瘤的常见病之一，您是如何发挥中医优势，开展中医治疗的呢？

洪老：西医学对肺癌按组织学分类，分为鳞状细胞癌、腺癌、小细胞未分化癌等。由于肿瘤部位的不同，临床常分为中心型肺癌和周围型肺癌。

肺癌的证候复杂，常因癌肿发生的部位、大小、种类、发展阶段及有无转移或并发症而有所不同。早期可无症状，或症状轻微。中心型肺癌出现症状较早，周围型肺癌较晚。通常认为，肺癌常见症状有咳嗽、咯血、胸痛、发热、气急等，现将其证候特征分述如下：

（1）咳嗽：是最为常见的早期症状，常是阵发性呛咳，或呈高音调的阻塞性咳嗽，无痰或仅有少量白色黏液痰。如咯痰不利，或痰郁化热时，则咳嗽增剧，且见痰黄稠而黏，舌红苔黄脉数，久则肺阴与肺气俱伤。肺阴伤则可见干咳、咯血、低热、盗汗、舌质红等症；肺气伤则可见咳声低弱、短气、自汗、乏力、舌淡红等症。病至晚期则见咳声低怯、端坐喘息、声音嘶哑、唇绀、面浮肢肿等气血阴阳俱衰的见证。

（2）咯血：早期近气道者可首先咯血，时作时止，量可多可少，色或鲜红，或深暗，多兼泡沫，或痰中带血互不相混，伴腐肉而出；大络破损或癌巢破溃空洞形成可致出血不止，或阻塞气道窒息，或气随血脱，均可卒死。虚证咯血，痰血相混，久而不止。但多为先实而后虚，虚实夹杂。

（3）胸痛：患者多有程度不同的胸痛。肺癌早期胸痛不著，胸闷满胀，疼痛而不固定，多以气滞为主；晚期邪毒浸渍，瘀血不行则疼痛

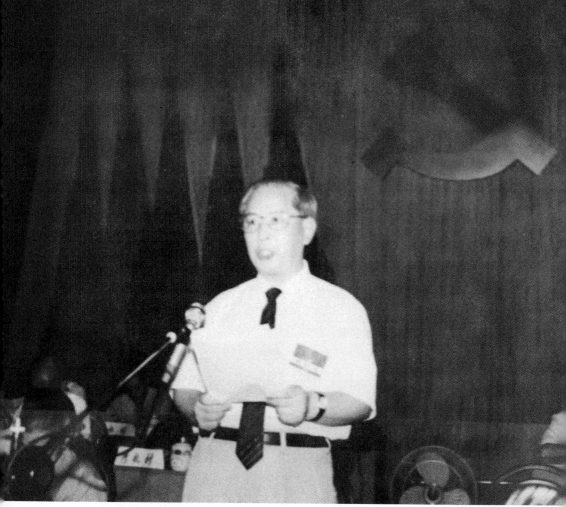

↑江西中医学院党委书记洪广祥在学校大会上讲话

夜甚，固定不移如锥如刺，甚则破骨坏肉，痛不可按，不得转侧。

（4）气急：初期正气未大衰，息高声粗，胸憋气急，多见实证。晚期邪毒盘踞日甚，肺之气阴俱损，则气短喘息而声息低怯，胸闷而不甚急，因少气不足以息故动则尤甚，静而喜卧不耐劳作，气息低微，此为邪实而正虚。

（5）发热：为肺癌常见症状，一般多属阴虚内热，故见午后或夜间发热，或手足心热，伴有心烦、盗汗、口干、咽燥等症，发热亦可由痰瘀内阻、毒热内蕴引起，热势壮盛，久稽不退。

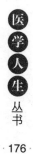

肺癌晚期，癌肿邪毒可导致消瘦和虚损证候。不同部位的远处转移常可引起相应症状的发生。

肺癌在恶性肿瘤的发病中占有相当比例，已成为肿瘤的常见病之一。一般来说，病人单纯接受中医药治疗者，绝大多数为晚期病人，如何发挥中医药治疗的优势，控制病情发展，延长病人生存期，减轻临床症状，使晚期肺癌患者获得较好的治疗机会，是中医临床科研的重要课题。我从事肺癌临床科研多年，现将点滴体会介绍如下：

一是深刻认识肺癌的病机，是提高临床疗效的关键

肺癌属"肺积"证范畴，并与咳嗽、喘证、胸痛、肺痈、咯血、痨瘵等病证密切相关。肺癌的病位在肺，中医认为，肺为娇脏，易受外邪，肺气不足，则邪气乘虚而入。邪留于肺，肺气壅滞，气滞日久必致血瘀，瘀积日久则成块（癌块）。故古人有"血瘀而成"的理论。临床实践证明，肺癌患者均见有不同程度的舌暗、瘀斑、舌下静脉延伸扩张，其周围呈粟状增生以及其他"血瘀"征象和症状，由此可见，"血瘀"为肺癌的基本病理。

"肺主气""朝百脉"，人体气血津液的正常进行，全赖气的推动。肺癌患者气血瘀滞，必然会直接影响肺津的正常输布，肺不布津则津液停聚，郁积不行，而转化为痰浊。痰浊阻肺，肺失肃降，不仅可引起咳嗽、咯痰、胸闷、气憋等肺之见症，同时痰浊壅肺，肺气受阻，又进一步加重血瘀，形成恶性循环。故古人有"痰挟瘀血遂成窠囊"的理论。痰瘀互结的病理变化，在肺癌的病理机转中占有重要地位。

"积之成者，正气不足，而后邪气踞之。"100例晚期肺癌患者有关病因的回顾性调查表明，正气不足，脏腑气血阴阳失调，是肺癌发生的重要内因。肺癌发生后，又极易耗气伤血，伤阴损阳，机体抗癌能力进一步下降，促使癌症扩散和发展。晚期肺癌患者均有显著的脾气虚见证。"脾为后天之本"，"气血生化之源"。临床实践证明，肺癌患者凡见面削形瘦，"大肉尽脱"的脾败见证，常预示着患者已进入生命垂危阶段。

走近国医大师

洪广祥

177

由此可见，正气存否决定着肺癌患者的生机。

随着晚期肺癌的病情发展和病理演变，部分病人可出现由气之阳虚而转变为气之阴阳两虚，临床呈现肺脾肾三脏之阴阳两虚见证。如患者除有肺脾气阳虚的见证外，还同时伴见干咳，低热，手足心热，盗汗，口干，大便干结，舌红苔少，脉象细数等肺脾肾阴虚的症状。这种转化多见于术后复发的肺癌患者，常预示病势极其严重，治疗效果也极差。

此外，"痰热"常为晚期肺癌病理演变的一个侧面，多因痰瘀化热所致。痰瘀化热的直接原因，是由于癌块阻塞支气管，致使痰液引流不畅，出现继发感染的缘故。患者表现发热，口苦口干，咯痰黄白相兼或咯脓血痰，大便干结，舌苔黄厚腻，脉象弦滑或兼数。一旦出现这种转化，临床治疗时，必须采取截断方法，以求得热象迅速控制，以阻断病情的急剧恶化。

二是晚期肺癌的治疗要坚持"以补助攻""留人治病"的原则

前已述及，晚期肺癌的病理，主要表现是血瘀→痰瘀→化热→耗气伤血，伤阴损阳。在治疗方法上，要根据病机特点，采取活血化瘀、消痰散结、清泄郁热、健脾益气、养阴护阳的治法。但是施治过程中，要按病情的复杂性和兼夹证进行有机结合，不可面面俱到，主次不分。尤其是晚期肺癌，不仅癌症表现已日趋严重而且正气不支已直接威胁患者的生机。因此"扶正补益"，就成为治疗的关键。通过合理"补益"，机体状态得到有效的改善，不仅有助于提高抗癌能力，延缓病势急剧恶化，同时还能提高机体对抗癌药物的耐受力和敏感性，并为攻癌药物的使用创造较为良好的机体状态。鉴于晚期肺癌患者阴阳气血俱虚，脏腑机能严重失调，其中又以脾胃受损，元气耗伤为中心环节，根据"脾为后天之本""气血生化之源"和"有胃气则生，无胃气则死"的理论，在使用"补益"法的过程中，应将"健脾气""保胃气"贯穿于"补"的全过程，一切有损于脾胃功能和克伐脾胃生机的药物均当慎用。在应用补益扶正药时，要掌握补而不壅，温而不燥，补运结合的原则，并注意醒脾药的有机配合，从而达到"以补助攻""留人治病"的目的。

问：洪老，您在治疗慢性阻塞性肺病方面研发了系列新药，颇有疗效，您能和我们谈谈这方面的情况吗？

洪老：我在总结中医治疗哮喘病人的基础上，先后研制了"定喘宁""哮喘固本冲剂"和治疗支气管扩张的"黛哈金鳖汤"，疗效均很好，特别是"蠲哮片"有较好的涤痰祛瘀、利气平喘的功效。

1983年，我就开始寻找高效平喘药，那时，我在临床上经常遇到一些病人由于长期、反复使用平喘西药产生耐药性而求助于中医。在求救声面前我深感责任重大，决心攻克这一病症。经过7年艰苦探索，我终于找到了哮喘反复发作的宿根，并在全国率先提出了"痰瘀伏肺"的新论点。在临床中改变了传统的"专认祛痰为先"治法，研制出治痰治瘀要以治气为先的平喘新药"定喘宁"片，从而提高了哮喘病的临床治疗效果。经临床观察，显效率达85%～90%。

国家级三类平喘新药"蠲哮片"继1997年被国家科委列为国家级重点新产品后，于1998年8月8日在第十一届全国发明展览会上荣获金牌奖。

"蠲哮片"以中医药理论为指导，切合临床实际，充分体现了我在全国率先创立的"痰瘀伏肺为哮喘反复发作宿根"和"治痰治瘀要以治气为先"治疗哮喘的超常思路和组方原则。该药以苦降作用为主，属纯中药复方制剂。具有泻肺除壅、涤痰祛瘀、利气平喘之功效。经中国中医研究院（现中国中医科学院）西苑医院等全国五家医院447例临床观察发现，该药对支气管哮喘急性发作期热哮痰瘀伏肺证疗效显著，显控率达69.4%，总有效率达93.4%。

走近国医大师

洪广祥

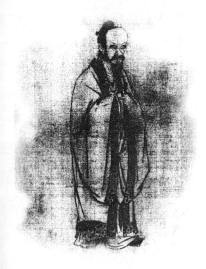

11 传道授业
确立两手抓办学方针

问：洪老，您从江西医学院一附院的科主任，提拔为江西中医学院（现江西中医药大学）副院长，可以说您受命于学校办学困难之时，当时您是如何抓机遇谋发展的呢？

洪老：当时，面临改革困难时期，学院很多工作亟待推进，是抓住机遇开拓进取，还是因循守旧止步不前，学院党委一班人认为机不可失，应该抓住改革发展的有利机遇，围绕经济建设这个中心，把教育改革引向深入。

改革初期，我们学院底子很薄，家业不厚，实力不强，要实现快速发展，加强学科建设则是重中之重。1997年以来，我院的学科建设有了一个很好的开端，但学科建设是一项系统工程，难

医
学
人
生
丛
书

180

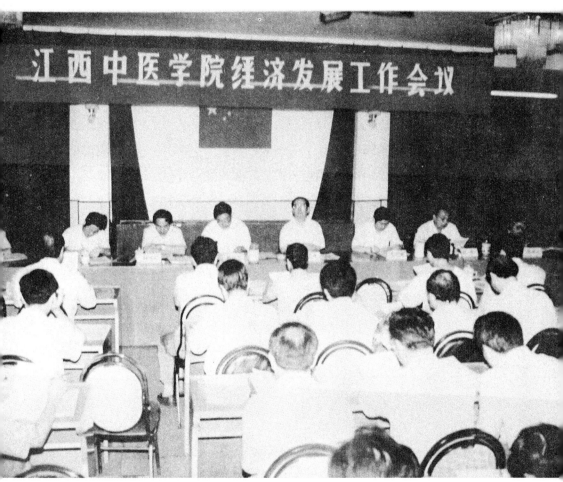

洪广祥教授主持学校经济发展工作会议

度很大。第一，我们学院高素质的学科队伍非常薄弱，难以承担学科建设、学术水平高质量发展的重任；第二，学科优势和特色优势严重不足，一些重点学科由于没有得到很好的支持，特色优势没有得到很好的发挥；第三，由于学院经费难以扶持重点学科，使一些重点学科的硬件建设不能适应学科发展的需要；第四，各个学科之间在学术上的互补性不强，学科之间不能互相支持，也阻碍了学术的发展。这些状况必须亟待改进，如果继续下去，就会影响我院在全国中医药高等院校中的学术地位，影响我院的改革与发展。学院党委认为，增强办学实力，包括三个方面的含义。第一，要实现办学规模、办学水平的发展和提高。办学规模的发展，不能单纯地理解是学生在校人数的多少，更主要的是宏观规模的发展，包括教育、科研、医疗、校办产业等等，特别是专业、课程、师资结构以及各种教育资源的合理配置，学科水平质量的提高，这是教育改革的核心。第二，要进一步争取实现学院财政状况的根本好转。学院的经济实力主要依靠江中制药厂的支持，学院自身经济实力不强，不能自己养活自己，这种状况必须尽快予以改变。要充分发挥学院人才集中的优势和科研能力优势，加大科技开发力度，增强学院的实力。有了实力，学院才能承担更高层次的科研攻关能力。同时要改善教职工的工作和生活条件，做到事业留人，感情留人，待遇留人。第三，要有一个符合学院实际的办学思路，要走出一条具有特色的校办产业发展道路，要有一

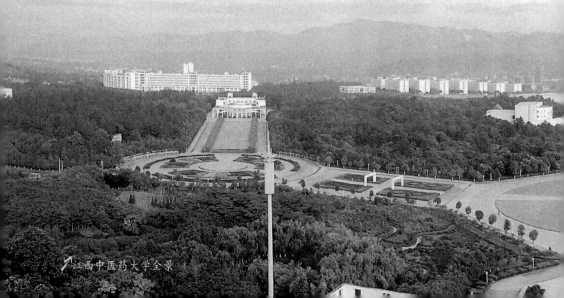

个团结务实的党委领导班子，因此我们始终把解放思想，开拓进取放在首位，积极调动一切有利因素，把发展作为硬道理，创造性地开展工作，带领师生大胆地挺进经济建设主战场，从此形成了我们学院鲜明特色的办学优势，赢得了较好的发展机遇。

是否能抓住机遇是事业成败的关键，我们学院在改革初期曾经抓住过机遇，但也丧失过机遇。1984 年和 1989 年，我们先后抓住了全国城市经济体质改革和经济治理整顿的机遇，大力发展校办产业，江中制药厂两次呈现经济腾飞，增强了学院实现自我发展的经济实力。没有江中制药厂的改革发展，就没有江西中医学院的发展。经过第一次经济腾飞，江中制药厂固定资产已达 4 亿多元，经济效益进入全国重点工业企业 500 强之列，进入全国制药行业 50 强，位居江西工业企业第二位，成为全国企业博士后流动站之一。

问：1989 年省委任命您为江西中医学院（现江西中医药大学）党委书记，全面主持学院工作，提出了"坚持以育人为中心，一手抓合格人才培养，一手抓经济自我发展"的办学方针，这一方针为学院的发展产生了哪些重要影响呢？

洪老：党委坚持社会主义办学方向，充分发挥领导核心的作用，创造性地提出了"坚持以育人为中心，一手抓合格人才培养，一手抓经

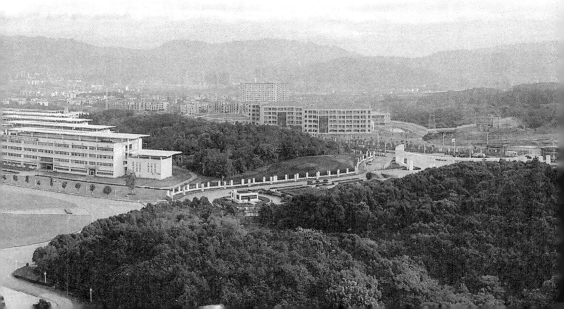

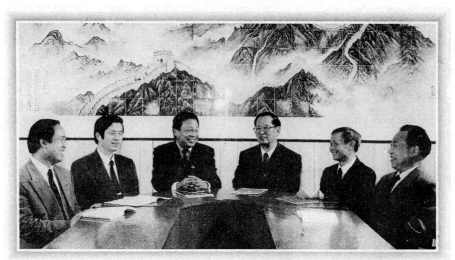

江西中医学院党委领导班子研究校办产业发展规划

济自我发展"这个具有学院发展特色的办学思路和奋斗目标，同时确立了"面向新世纪，实行三步走"的发展战略，为我院的医教研、人才培养，特别是校办产业的改革与发展提供了有力的政治指导和思想保证。

在加强党的建设和思想政治工作方面，我院有 4 条经验受到上级组织和兄弟院校的好评：一是学院党委认真坚持中心组学习制度，结合实际，带动全院教职工不断解放思想、转变观念，真正把"以科学的理论武装人"落到实处；二是院党委认真贯彻民主集中制原则，严格按照党委领导下的校长负责制和"把握方向、协调关系、出好主意、用好干部"的原则，凝聚和发挥了党委领导班子的整体作用；三是以党的教育方针为依据，从学校的实际出发，坚持按照院党委提出的"四个有利于"的原则来判断各项工作的是非得失；四是加强基层党组织建设，充分发挥基层党组织在改革中的政治核心和战斗堡垒作用。

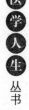
问：洪老，您对加强青年一代学生的培养有过专门的论述，您认为如何加强青年学生的培养呢？

洪老：我们的高等学校应当成为拥护党的领导，拥护社会主义制度，反对资产阶级自由化，反对"和平演变"的坚强堡垒。长期以来，国内外敌对势力利用国际垄断资产阶级在经济和科技方面的优势，在意识形态领域里竭力宣扬和渗透资产阶级自由化思潮，否定共产党的领导，否定社会主义制度，否定马克思主义，把在中国实现"和平演变"的妄想寄托在青年一代身上，同我们争夺接班人。这种斗争是长期的，有时甚至相当激烈。高校党组织只有加强青年学生的思想政治教育，提高他们的思想政治素质，才能筑起反对"和平演变"的堡垒。首要的问题是要加强他们马克思主义、毛泽东思想理论的学习，在思想上筑起抵御"和平演变"的钢铁长城，引导青年学生走又红又专的道路，成为社会主义事业可靠的接班人。

　　为了加强学生的思想政治工作，我们首先组织干部教师"联生到班"，在机关和各部、系抽调了100多名干部教师到各学生班级，组织学生认真学习和深刻领会党的十三届四中全会和五中全会的精神，加强对学生的形式任务教育和爱国主义教育，使青年学生更加明确自己的历

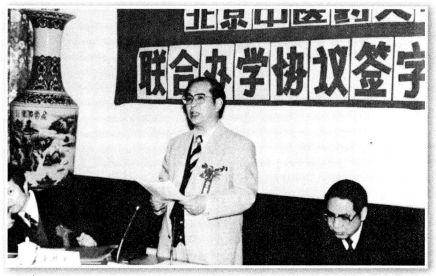

↑洪广祥教授在北京中医药大学与江西中医学院联合办学协议签字仪式上致辞

走近国医大师

洪广祥

185

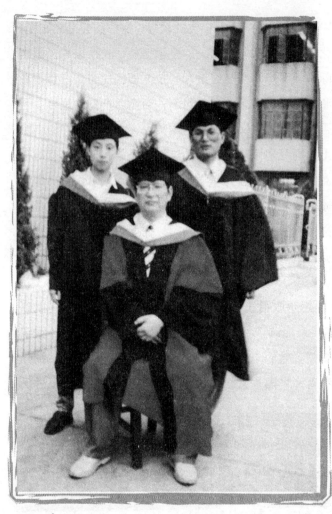

↑洪广祥教授与毕业学生合影留念

史责任；举办学生业余党校，辅导学生学习党的知识和马列著作、毛泽东著作；开展生动活泼的"学准则、用准则"的演讲比赛和"党在我心中"的歌咏比赛等一系列活动，提高青年学生的政治理论水平。

通过一系列的思想政治理论教育，当时一个优良的校风在我院形成，比如：天气冷了，老师给学生送棉絮；学生病了，学生工作部的老师还给学生送鸡蛋汤；许多学生积极参加义务献血、义务劳动以及志愿者活动；有的学生每逢周六主动把教室打扫得干干净净；学生的上课纪律明显好转，迟到、早退、旷课等现象基本杜绝，上课率达99%；形势政策教育听课率达100%；学生中讲大话、粗话的没有了，师生讲究语言文明，讲究谦和礼让、公而忘私、助人为乐、见义勇为……一个良好的校风在我院形成。

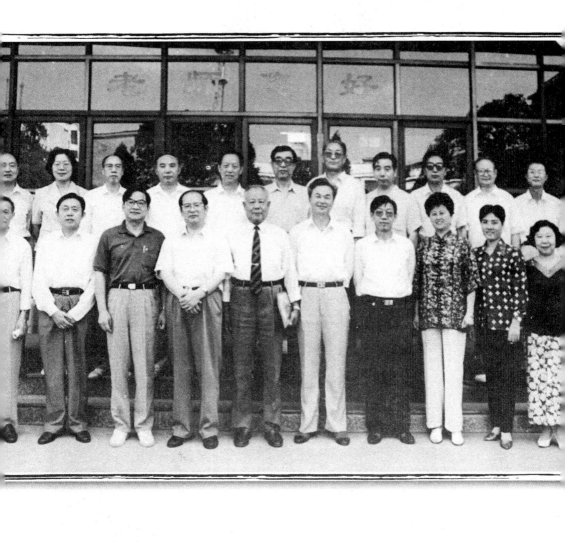

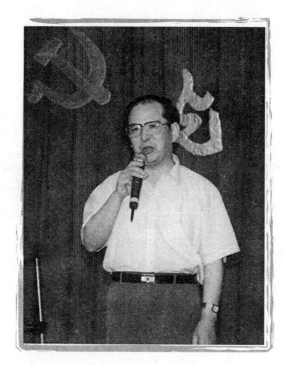

1996 年
七一前夕，江西
中医学院党委书
记洪广祥教授参
加学校举办的光
辉的旗帜赛诗会

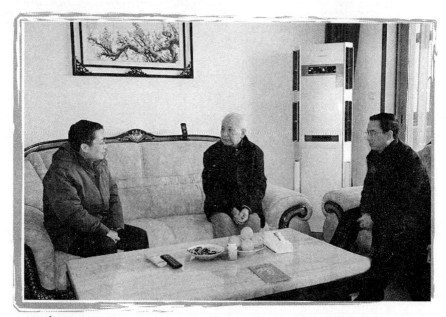

洪广祥教授与江西中医药大学党委书记刘红宁、副校长左铮云交流

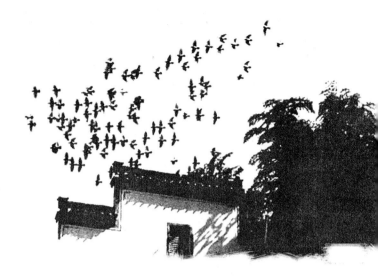

12 德艺兼顾
引导学生"精"于专业、"诚"于品德

问：您是如何认识并把握中医人才培养这件"百年大计"的呢？

洪老：无论是中医教学还是医疗科研，人才培养都是关键，我们要把人才培养放到重要位置，绷紧这根弦。

培养良好的学生，就要求学生懂得国家富强，民族振兴才能自立于民族之林；一个单位有实力就会凝聚人心，调动各方面积极性；一个人有实力才能担当起建设社会主义祖国的重任。中医药学是一座伟大的宝库，在临床医疗中显示出它独特的优越性和强大的生命力，越来越受到世界人们的重视和欢迎，特别是社会发展的今天，发达国家饱受医源性疾病的困扰，医学界无法解决药

走近国医大师

洪广祥

189

物毒副作用以及长期使用带来的耐药性和抗药性。要求提高医疗水平，特别是寻找自然疗法的呼声日益高涨，面对这样的形势和要求，如何加强学生继承和发扬中医学的责任感和使命感也是摆在我们面前的首要课题。一是要教育学生学好中医药理论，掌握中医药治疗技术。使他们认识到人生的价值要靠自己去创造、去追求，并在创造社会价值的同时实现自身价值。中医理论博大精深，中医临床灵活多变。江西中医学院有老一代名中医，也有新一代名中医，还有一大批中年骨干和学术带头人，他们都是青年学生学好专业、追求新知、立志成才的好导师。我们要求学生要有献身事业、务实求是、追求真知、立志成才的精神；艰苦奋斗、敢于进取、遵纪守法、尊师爱校，树立良好的精神和道德情操，做到品学兼优。

问：洪老，当代大学生应当追求什么，如何去追求？您认为他们应当如何去追求有价值的人生？

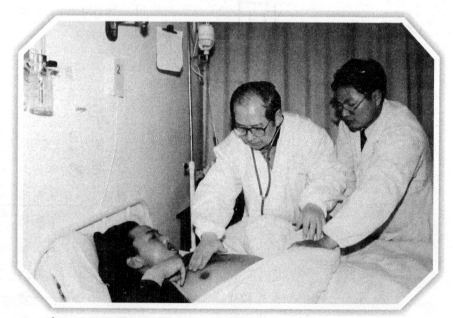

↑洪广祥教授指导研究生查房

医学人生丛书

洪老：我认为我们大学生应该从三个方面去追求：一是要追求真理，二是要追求知识，三是要追求美德。

第一，要追求真理。真理是一种认识和理论，只有正确反映了客观事物及其规律性的认识和理论才能成为真理。我们说马克思主义是真理，因为马克思主义科学地阐述了人类社会发展的趋势，它使社会主义由空想变成科学。同学们熟悉"只有社会主义才能救中国"这句话，这是中国近代史上中国人民经过长期斗争而得出的结论，这个结论是具有真理性的。十一届三中全会，党中央提出建设有中国特色的社会主义的路线，这是一条使我们国家繁荣富强的路线。这条路线有两个基本点，一是坚持四项基本原则，二是坚持改革开放。四个坚持是我们的基本原则，改革开放是社会主义现代化建设的总方针、总政策。这两个基本点经过十一届三中全会以来的实践证明，是正确的，既符合中国的国情，又符合马克思主义，是马克思主义的新发展，是真理，我们要认真学习，牢牢掌握这两个基本点。在追求真理的道路上是曲折、复杂、艰苦的。

第二，要追求知识。"知识就是力量。"知识是我们战胜自然的武器，是走向美好明天的阶梯，人类社会有今天，正是人类知识积累和运用的结果。现代科学技术的发展、社会的进步、劳动生产率的提高，都离不开知识。青年人精力充沛、求知心切、记忆力强，这是你们的优势。青春是最宝贵的，不要浪费了宝贵的青春时光，否则，对社会来说就是一种损失，对个人来说是一种自杀。岳飞《满江红》词云："莫等闲，白了少年头，空悲切。"这不仅是千古佳句，也道出了人生的真谛。只有苦读成才，没有安逸成才。马克思在《资本论》序言中有句名言："在科学上没有平坦的大道，只有不畏劳苦沿着陡峭的山路攀登的人，才有希望到达光辉的顶点。"这就是说要付出艰苦的劳动，才能攀登知识的高峰。人类知识浩如烟海，每个人掌握的知识是有限的，不可能成为百科专家，因此要把宝贵的时光用在最宝贵的地方，不要把宝贵的时间去看那些庸俗低下的东西。这里还有一个个人志趣和现实关系的处理问题，

走近国医大师

洪广祥

191

有些同学第一志愿是报考中医学院，想将来成为一代名医。有些同学志愿就不在这里，但是我们要服从党和人民的需要。我们应该认识到，中医药事业是一项光荣的事业，是四化建设一个重要的组成部分。现在世界上掀起一股中医热，很多国家都在学习和研究中医。虽然我们校园小，条件差，但是正是在这样一种环境条件下培养了一大批优秀人才。

第三，要追求美德。意大利诗人但丁说："人不能像走兽那样生活，应该追求知识和美德。"知识和美德是当代大学生必须具备的两个基本素质。一个缺乏美德的人，不是一个完全的人。作为新时期的大学生应具备哪些美德呢，我提出以下几个方面，供同学们参考：一是要有献身精神，为真理而献身，为事业而献身。二是要有务实求是精神，无论是做人做事都要实事求是。三是要养成严守纪律的习惯。在学校要遵守校规，到社会上要遵守公共秩序。四是要有互助友爱的精神。我这里讲的互助友爱包括两个方面：一方面是同学与同学之间，另一方面是同学与教师之间。师生之间，同学之间都要互助友爱，要尊敬教师。过去封建社会讲"一日为师终身为父"，说明教师毕竟是人生道路指路人之一，是知识传授者，我们每个人都应养成尊师爱教的品德。

问：洪老，您学验俱丰、德艺双馨，您的学生们对您毫无保留的传授中医知识深受感动，您这种无私传授中医知识的精神是如何践行的呢？

洪老：中医事业的发扬光大，离不开对教育的重视，否则中医事业将后继乏人乏术。我认为中医教育关系重大，因此倾注了大量心血，毫无保留的传授给我的学生们。我在多年的教育经验中，摸索出来的中医教学方法就是"给人以鱼，又授之以渔"。我讲课注重理论联系实际，处处以临证为念。

比如我讲述肺痈一证的时候，首先就很自然地描绘其临床以咳嗽、胸痛、发热、咯吐腥臭脓痰，甚则脓血相兼的形象特征，而且特别突出腥臭脓痰，使听者如见其人，如闻其痰，强调早期治疗，指出失败教训为清热不得法、不彻底、不得力，是无法控制病情发展的重要原因，应充分体现"先发制病"与使用效大力专的方法，对关键中药的用量与用法，侧重强调与解说，如鱼腥草治肺痈需用至 50g，因其有效成分易挥发，久煎易损失，故宜后煎等经验之谈，治疗血证及支气管哮喘、慢性肝炎等疑难重症擅长使用大黄等经验用药，均言无不尽，倾囊而出，甚至把如何虚心向同行学习、向病人学习、向一切能人学习的经历告知学生，使学生深受启发，倍受教益。

问：" 精 " 于专业是中医的生命，您在医疗实践中是如何做出表帅的？

洪老：我在医疗实践中不泥古，注重在继承中创新，在实践中思辨，准确地把握疾病的病因病理变化。几年来，我在国家级和省级杂志上发表过数十篇论文，这些论文都是我在医疗实践中的新见解。其中，《大

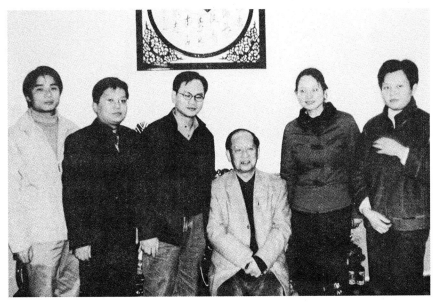

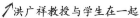
洪广祥教授与学生在一起

走近国医大师

洪广祥

193

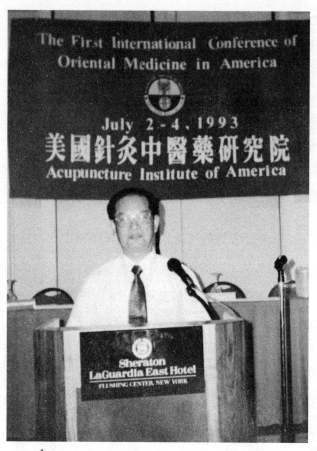

黄治疗上消化道出血的探讨》《哮证治疗之我见》是我在传统治法的基础上，加有我的新见解，新运用，具有较好的治疗效果。

↑洪广祥教授在美国讲学

我常说："疗效是中医的生命。"我当了中医学院的领导后，始终抓住附属医院医疗质量不放。我自己身先士卒，在医疗工作中严谨认真，不放过病人症状的细微变化。我耐心地坐在病人床头听咳嗽声，判断其咳嗽是来自上呼吸道还是下呼吸道；拿起病人床边的痰盂，察看痰液的颜色，以做到精确的辨证和正确的治疗。我每次查房以后，对每个人的病史和舌脉都记得清清楚楚，因而分析病情确凿有据，处方用药得心应手。

有人认为中医学术在萎缩，疗效在下降，中医临床疗效出现了"滑坡"态势。我的态度是，振兴中医从自己做起，有一种紧迫感和顽强信念，要有一种在所不惜的奉献精神，我平时抓紧时间，分分秒秒工作，为了不失信于病人，出差开会买好了当天下午的火车票，我还要坚持上午看完门诊。就是出差当天深夜回家，第二天上午还是照常上班。

问：洪老，您能和我们聊聊您研习中医的心得吗？有人认为学好中医需要悟性，您是怎样看的？

洪老：其实悟性，无非指人对事物的分析、理解能力。从历代名医的学术贡献看，多指医家的感悟、意会与灵感。在中医学术思想中，的确有许多疗效很好的方式手法，属于个体经验和操作技巧，有的是靠老师口传身教，有的则可以意会难以言传，只有通过长期随师揣摩体会，反复实践，用心感悟，才能学到手。如东汉医圣张仲景"勤求古训，博采众方"，悟出"千般疢难，不越三条"，创立六经辨证治"伤寒"，脏腑辨证治"杂病"。晋代针灸学家皇甫谧"带经而农"，边耕边读，"修身笃学"，精研针灸，悟出"依线检穴"的简便取穴法。唐代医家王太仆"弱龄慕道，夙好养生"，"精勤博访"，次注《素问》，悟出"益火之源，以消阴翳；壮水之主，以制阳光"的治疗大法。宋代伤寒学家郭白云，博采补亡，深入析理，悟出"冬不感寒而春自感风温之气而病者，亦谓之温"的新见。仲景近宗河间之学，悟出"病由邪生，攻邪已病"，养生食补，治病药攻，独创"攻邪论"。元代医家王安道精研医理，评析古法，悟出四气发病"以证测因"之说，更切合临床实际。明代医家张景岳精究医易，工于辨治，悟出"善补阳者，必于阴中求阳，则阳得阴助而生化无穷；善补阴者，必于阳中求阴，则阴得阳升而泉源不竭"，此说可与王冰之言遥相辉映。清代医家叶天士，广访名师，融贯各家，悟出"温邪上受，首先犯肺"，创立卫气营血辨证；"脾喜刚燥，胃喜柔润""脾升则健，胃降则和"，创立胃阴学说，既羽翼仲景之不足，又弥补东垣之未逮。他们皆是用"心"去感悟、去意会而获得。在我看来，悟性即是继承创新。

走近国医大师

洪广祥

·195·

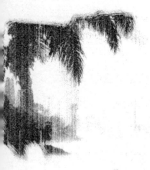
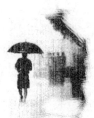

13 医教结合
鼓励教师能教能医

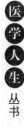

问：您常说提高学校生存能力和学术地位，增强办学效益，就必须抓住学科建设这个牛鼻子，您是如何处理学科建设与学院其他工作关系的？

洪老：学科建设落后影响人才培养质量，影响学术水平的提高，影响办学实力，我们在抓学科建设中，坚持以历史唯物主义为指导，用心去发现旧事物的突破口，新事物的生长点，坚持有所超越，有所创造，努力建立一个符合时代特征的中医药新学科。

我们把学科建设列为学校的中心工作，首先，在原有学科状况的基础上确定重点学科的选择，以国家教委颁布的建设"211工程"院校的标准

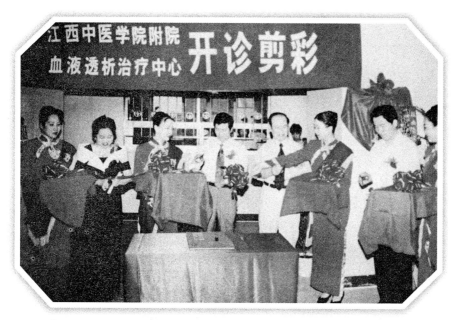

↑洪广祥教授为江西中医学院附属医院血液透析治疗中心开诊剪彩

为指导，着手进行学科建设规划研究、论证，确立符合我院实际，近期目标与长期目标相结合的学科建设方案，在一定程度上要打破原有格局，要转变观念解放思想，这就需要我们有总揽全局、敢于创新、搏击激流的勇气和决心，在形成共识的基础上，制订出可行的目标方向，尽快付诸实施，在实践中不断地完善和充实。建立起由院长挂帅，各系、相关处室领导以及若干知名教授参加的学科建设领导小组，着手进行学科的重新调整和组合，逐步建立结构合理的学科群，从中筛选出若干有实力的学科，加大人力、物力、财力的投入，其主要是抓住优势学科和特色学科的投入，下功夫进行建设。理顺学科与课程的关系，组织力量划分学科领域、界定学科内涵，同时要瞄准学科研究前沿，要求每一个优势学科应具有三个（或三个以上）稳定的、具有特色的、一定研究成果的研究方向。加大学科带头人的遴选和培养，学科带头人应具有合理的知识结构，良好的科研思路和技能，同时还需要一定的组织能力和社会活动能力。要把培养人才和研究工作同步进行，在科学研究的实践中促进人才脱颖而出。我们应该把提高学术和教育水平放在这个大背景里去考虑，增强责任感、使命感和自觉性。

问：学科建设的关键在师资队伍素质，学校在实施科教兴医战略，抓师资队伍建设方面积累了哪些经验？

洪老：在抓学科建设时，我们重视师资内在素质的提高，重视职业道德修养，鼓励竞争，鼓励创新，努力建设一支相对稳定、结构合理、一专多能的学术群体。一是要建设一支优秀的师资队伍，在实施过程中必须做到决心大、要求严、措施硬、操作稳。具体措施是：把好进人质量关。选留和录用教师，必须掌握条件，对其政治素质、业务素质、文化素质、身体素质进行严格考核。考核中要引进竞争机制，提倡公平竞争，择优录用人才。二是要拓宽用人视野，注意人才交流，避免过多使用"近亲繁殖"的人才。要重视高层次人才引进，对确认的学科带头人和中青年师资骨干，实行政策倾斜，为其提供较好的生活条件。

重视上岗前管理。选留的本科毕业生，第一年必须下附院和药厂实践一年，了解一些临床和生产中的问题，经考核如已达到锻炼的目的，可回校参加教学活动。如不合格，则继续锻炼一年或另择工作。硕士毕业生，第一年随主讲教师跟班听课，并协助进行科研工作。2～3年后，可接受部分教学任务，但还应做好组织试讲工作。试讲通过后，先发上岗证，然后再安排有关章节的教学。

培养学科带头人。新一代的学科带头人，应在具有5～10年教学实践（30～35岁），在经综合考核优秀的人员中挑选。严格按照培养学科带头人和教学骨干的条件要求，进行重点培养，为其提供开展科学研究和参加学术交流的机会，以拓宽学术视野。

改革职称聘任制，其核心问题是建立竞争机制。根据教学人员各自的能力和水平，按完成的工作项目和工作量累计积分。然后根据各档

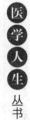

2012.09

江中集团 JZJT

↑洪广祥教授与江中集团董事长钟虹光合影

次的指标和积分高低，确定晋升对象。这样做才能真正使一批有真才实学的中青年教师脱颖而出。

健全教师考核制，建设一支优秀的师资队伍，必须有一套科学的、完整的、切实可行和利于操作的考核制度。否则，就没有一个统一的衡量标准。这个制度，应从学院、系部和教研室三级着手。分别根据自己的职责、教学内容和教学特点加以制订，然后统一实施，优留劣汰。

问：1997年我院建立了全国一流的中医呼吸病研究所及呼吸内科，形成了鲜明的学科优势，具体优势有哪些呢？

洪老：这个中医呼吸病研究所及呼吸内科是向社会推出的优质服务，具有诊断、治疗、研究以及护理的高水准、高效益功能，在面向医疗市场中我院使产业、教学、医疗、科研有机结合起来，相互融合、相互促进。中医药防治呼吸病是我院一大优势，经过不断探索和深入研究，我们积累了丰富的治疗呼吸系统疾病的经验，对呼吸道感染、肺炎、慢性支气管炎、支气管哮喘、肺气肿、肺心病、支气管扩张症、肺纤维化、原发性支气管肺癌等，特别是在预防支气管哮喘的复发，改善患者的过敏体质；增强慢性支气管炎患者呼吸道抗病能力；促进支气管扩张症患者局部炎症的消除和病变组织的修复；提高晚期原发性支气管肺癌患者的生存质量，改善慢阻肺患者的心肺功能等方面均具有显著的优势。

在这个研究室有知名学科带头人，有较强的技术力量梯队，有很强的诊治能力。一批先进的医疗仪器设备如肺功能仪、心脑肺呼吸监测系统、血气分析仪、纤维支气管镜、呼吸机、太空监护仪、除颤仪等，均为近年欧美新产品，能开展肺通气、气道阻力和弥散功能、睡眠呼吸监测、肺活检、支气管肺泡灌洗、病原菌基因监测、体外检测特异性变应原等为该科室提供了先进的诊治条件。

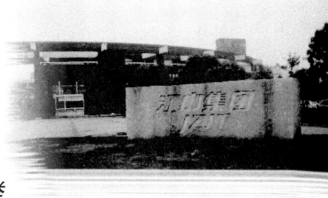

14 产研并举
校办企业效益显著

问：大家都知道，江中制药厂（江中集团的前身）是全国知名的校办企业，那么请问您认为江中制药厂之所以能在全国的校办工厂中脱颖而出，发展壮大成为今天家喻户晓的江中集团，它的主要秘诀在哪里？

洪老：谈到江中制药厂，这可是勾起了我许多的回忆啊。江中制药厂，许多人并不知道，其实它还有两个前身。最早的前身是江西省药科学校红旗制药厂，创建于 1969 年 10 月。第二个前身是直到 1984 年的 12 月，更名为江西中医学院制药厂，而到了 1990 年 3 月，才正式更名为江中制药厂。我想，这才是一个完整的江中制药厂的发展历程。1998 年 6 月，以江中制药厂为基础，正式组建成为江中集团，快速发展直到现在，成为了全国中药行业的领军企业之一。

您问到江中制药厂发展的秘诀在哪里？我想说，江中制药厂腾飞的关键是有一个廉政、团结的党政领导班子。他们领导的思维方式是抓党的建设来推动经济的发展，通过对市场的研究来确定企业的发展战略和新产品的开发，以产品的"新"和"优"去占领市场，并具

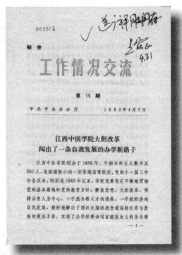

有强烈的市场品牌意识，走出了一条独具特色的发展道路。还记得，江中制药厂 1995 年创税利 1.2 亿元，人均达 30 多万元，投入产出比为 1:10，拿到了当时全国校办工厂的"四个第一"，创造了校办工厂的发展奇迹。当时的中共江西省委书记吴官正同志曾对该厂做了高度评价："江中人在江西这片土地上，一样创造特区的速度，特区的效益。"

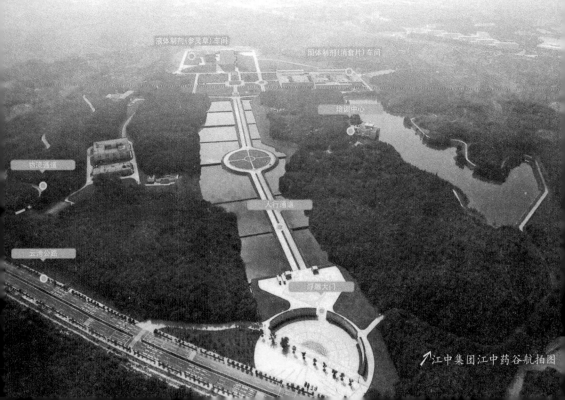

江中集团江中药谷航拍图

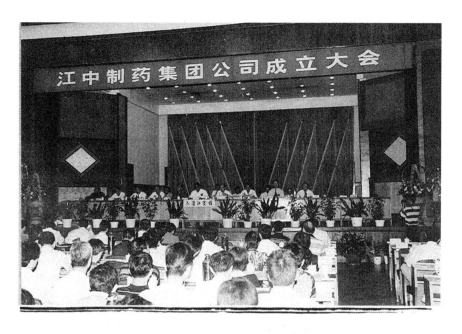

问：您能不能具体给我们谈谈学校党委特别是您在江中制药厂的发展中起到的作用？

　　洪老：从1985年到1995年十年，可以说是江中制药厂快速发展的十年，它为江西中医学院、江西省、国家都做出了很大的贡献，是有功劳的。江中的发展我认为，首先是江西中医学院党委抓住机遇、珍惜机遇、利用机遇的结果。在1984年城市经济体制刚出台，院党委就及时果断在药厂进行了大胆的改革，没有改革就没有今天。其次是得利于党的改革开放的政策，没有改革开放的政策，江中也发展不起来。三是得利于各方面的关心与支持。宣传江中最早是吴官正同志，他是当时的江西省委书记，他在许多场合关心江中、支持江中、鼓励江中的发展。四是得益于校办企业的优惠政策，为我们赢得了发展自己的经费支持。如果不是校办产业，没有中医学院这块牌子，就没有江中今天这样的发展速度。五是学院的开明政策和全体师生员工的支持。在药厂开始发展的前两三年，学院没要药厂上交一分钱，其目的就是放水养鱼，当时的

走近国医大师

洪广祥

203

不要和少要，使发展有了更大的后劲，这就是辩证法。举个例子：1985年江中制药厂建新房分房时，为了让职工尽早享受药厂发展的成果，许多职工分到了新房，而学院的副教授、讲师住房还相当困难，学院没有伸手向药厂要一套房子。可以说江中制药厂的每一步发展都浸透了学院领导和教师们关心支持的心血。六是江中药厂的今天，也是药厂领导和全厂职工的共同努力，辛勤劳动的结果。江中制药厂经济腾飞的实践，锻炼了江中一代新人。没有一代新人的成长，也就没有江中的腾飞。

所以，江中制药厂的发展，归根结底在于上述几个方面，至于说我个人起到了哪些推动作用，我认为是我当时作为学院领导班子成员之一，和其他班子成员一道发挥的作用。再举个例子：当时，学院党委在提拔钟虹光任药厂厂长时，他还不到30岁，把一个一般干部，放到正处级的位置，是要突破以往论资排辈世俗观念的，就是今天来讲仍是一种超前意识。我们大胆起用年轻干部的同时，还大胆放权，增强了企业自主决策的活力。当然，我们把年轻人推向领导岗位后，院党委始终不放松教育、引导。1989年在调整药厂班子时，院党委把药厂党总支升

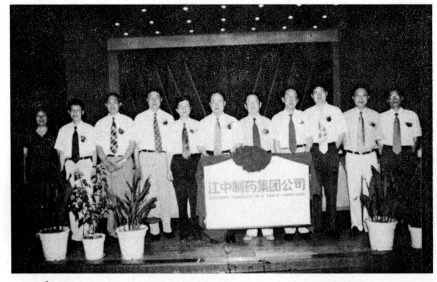

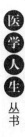
医学人生丛书

江中制药集团公司成立大会领导合影

格为党委，增强药厂领导班子建设的力量。

对于江中制药厂的成就，当时的省委、省政府和学院党委给予了充分的肯定和高度的评价。江中制药厂的经济效益已经跻身于全国500强，江中制药厂党委已跻身于全国500强，江中制药厂党委已跻身于全省先进党组织的行列，江中制药厂的发展被社会誉为达到了特区的速度和效益。

问：江中发展的道路是中国特色社会主义发展道路的缩影，江中发展道路的特色主要体现在哪些方面？

洪老：我认为概括起来主要有以下四点：

一是围绕经济抓党建，抓好党建促发展。药厂总结的：一个主旋律（坚持以经济建设为中心的主旋律），一个突破口（突破党政班子不团结的因素），一个基础工程（充分发挥党支部战斗堡垒作用和党员先锋模范作用这个基础工程），一项战略任务（坚持从严治党，反腐倡廉，注重塑造党组织的光辉形象，是企业党委工作战略任务），一个中心环节（加强思想政治工作，调动广大群众的积极性和创造性，是企业党组织工作的中心环节），这确实是很有特色的。这样的组织建设，即使放到当下，对如何有效发挥党组织的先进性仍然具有重要参考意义。

二是在搞好党政班子的团结上，党政共同抓住经济建设这个中心，使团结有了坚实的基础。在超常规发展上形成共识，使团结有了思想前提，把工作的重点放在生产经营的难点上，使团结有了着力点，从而形成了"一个共识"（即书记与厂长只有分工范围的侧重点不同，没有权力大小轻重之分；只有政治上同心，工作上同步，目标上同向，没有党政各自一把号,各吹各的调的权利）、"两条原则"（即书记要有经营意识，没有经营意识的书记是不够格的书记；厂长要有政治眼光，没有政治眼光的厂长是不够格的厂长）、"三个不计较"（即在各种权力使用上，只要有利于江中事业的发展，党政领导不计较谁大谁小，在各种活动的位

洪广祥

置排列上，只要有利于江中经济的发展，党政领导不计较谁先谁后；在物质待遇分配上，只要有利于调动职工的积极性，党政领导不计较谁多谁少），"四个一起抓"（党政领导一起抓廉政建设，惩治腐败；一起抓深化改革，转换内部机制；一起抓产品质量，强化科学管理；一起抓产品销售，促进市场流通）的成功经验。

三是"江中行舟，不进则退"，团结拼搏，开拓进取，勇于奉献，争创一流的江中精神。精神变物质，在江西这块红土地上创造出特区的速度和效益。

四是教学与生产优势互补，使两者互相推进，相得益彰。药厂向学院提供了巨大的经济支持，为学校的教学、科研和教工生活的改善创造了良好的条件，学校培养出来的优秀人才源源不断地向药厂输送，可以说现在药厂的科技和管理骨干基本上是学院培养出来的大学生。这样形成良性循环，这正是大江中的共同发展道路。

上述四条，我想正是推动江中制药厂出现两次经济腾飞的奥秘所在。

问：洪老，我们知道，正是由于江中制药厂的发展，增强了学校的办学实力，当时把1984年学校做出放活药厂的历史决策，视为改变学校命运之年，你认为是一个什么样的背景，才抓住了这样具有历史意义的机遇？

洪老：穷则思变是当时学校发展的内在动力，正是面临当时办学难的问题，我们及时抓住了我国城市经济体制改革刚刚起步的机遇，让校办企业先行先试，果然呈现了蓬勃发展的大好局面。

可以说，学校的发展始于1983年，当时经过换届的领导班子，面临着治校的许多压力：教育经费短缺，工资经费已占财政拨款的60%，剩下的钱无法支持学院的生存与发展。办学条件太差，连学生的开水供应都困难，教职工的生活待遇普遍偏低，教工每年每人的办公经费只有1元钱，当时教育界普遍认为，普通高等院校的办学经费中人头费年占比重达到 50% 为生存警戒线，70% 为死亡线。面对这种局面，其形势之严峻，问题之凝重，要解决办学经费短缺的问题，钱从哪里来？新上任学院领导以高度的责任感和使命感及时抓住了我国城市经济体制改革刚刚起步的机遇，于 1984 年作出了历史抉择，把搞活学院经济的突破口放到了唯一的校办企业——账面上资金只有 800 元的江中制药厂。学院党委敢为天下先，以敢吃第一只"螃蟹"的勇气在江中制药厂公开竞选厂长；实行厂长承包责任制；签订合同明确承包任务，要求当年实现

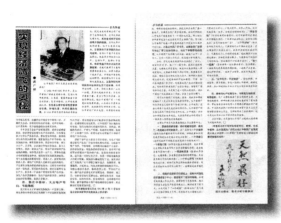

利润 30 万元。1985 年 2 月，江中制药厂进入新的运营机制，一年下来实现利润 210 万元，此后学院党委再度放宽政策，规定利润的上交部分每年不超过 20%，将利润的大头留给企业扩大再生产，实行放水养鱼，到 1992 年，江中制药厂投入产出比为 1:10，实现年税利 6500 万元，人均产值 50 万元，人均创利税 20 万元。从此，我院的经济获得了振兴。江中制药厂先后实现了两次经济腾飞：第一次 1985—1989 年累计实现产值一个亿，利润 2400 万；1992 年实现第二次经济腾飞，一年创利税 6500 万，经济效益跃居全国校办产业榜首。1993 年至今仍然保持健康发展势头，1994 年年利税突破亿元大关，在全国工业企业 500 强中位居第 304 位，利税总额在全国医药制药业中排行第七，经济效益名列全国工业企业 500 强，中药制药业第一和江西省工业企业第一。据统计，从 1986 年至今，江中制药厂创产值 18.4 亿元，上交增值税金 1.9 亿元，近年来每年为学院提供的办学经费 2000 多万元。

江中药厂的发展，有力地推动了学院事业的进步。改革开放以

来，我院基建项目22项，总建筑面积63104.97m²，总投资2461万元（国家投入1195万元，自筹1209万元），自筹资金多于国家投入，这里还不包括用于新校园的自筹资金。从1992年至1998年固定资产为 1459.6、2477.5、2650.5、3344.3、3629.6、4266.8、5059.0万元，在职职工人均收入1992年至1998年为3566、4767、6832、7841、8261、8706、9378元，职工生活用房得到较好解决，总建筑面积达31131.03m²，追溯求源，我院办学活力的增强，办学条件的改善，职工收入的普遍提高，均得益于校办经济的投入，得益于1984年对校办药厂进行的具有深远历史意义的改革。

问：江中制药厂在您主政校办企业期间，特别是在您担任江西中医学院党委书记时该厂先后实现了两次经济腾飞，您能跟我们讲讲这两次经济腾飞产生的社会效益吗？

洪老：1985年至1998年，在学院党委的正确领导下，江中制药厂取得了一个又一个令人瞩目的成就，继1989年实现第一个经济腾飞之后，1992年实现了第二次经济腾飞，经济效益雄居全国校办企业榜首。1992年9月，经江西省经济委员会、江西省计划委员会、江西省统计局、江西省财政厅、江西省劳动厅、江西省人事厅审核批准为中二型企业；1994年，经国家统计局、中国行业企业信息发布中心按1993年利税统计指标排序，荣列医药工业行业第七名；1994年12月，国务院发展研究中心等有关部门组织的1994年度中华人民共和国500家最大工业企业及行业企业评价排序中，认定江中制药厂位于中国500强最佳经济效益工业企业医药制造业第一位；1995年11月，江西省工业实施名牌战略领导小组授予江中制药厂生产的草珊瑚含片"江西省名牌产业"称号；1996年11月，国家医药管理局、中国医药质量管理协会授予江中制药厂"全国医药行业质量效益型先进省校办企业、勤工俭学先进单位"；1998年8月，中共江西省委、江西省人民政府授予江中制药厂省级文明单位，先后获得全国"五一"劳动奖状和全国政治思想工作优秀企业等光荣称号。

问：江中制药厂的发展的确激起了人们的回忆，特别是江中人的回忆，您能和我们谈谈江中药厂发展的历程吗？

洪老：当时有一篇文章，"敢问路在何方"基本上可以展现其发展风貌，你们不妨看看这篇文章。

敢问路在何方——江中制药厂发展纪实

"草珊瑚含片治疗咽喉炎确实亚克西！"阿凡提将江中制药厂生产的复方草珊瑚含片推向了千家万户。

"直挂云帆济沧海"，江中人在社会主义市场经济的大海中浪遏飞舟，悬帆勇进。

坐落在南昌青山湖畔的江中制药厂是江西中医学院的校办企业，肩负着生产、教学、科研三大任务。创办于1969年，现有职工300余人。

在党的基本路线指引下，这个小小的制药厂取得了一个又一个令人瞩目的成就。1992年实现产值1.6亿元，利税6500万元，人均实现产值50万元，人均创利税20万元，经济效益雄居全国高校校办企业榜首，并跻身全国工业企业经济效益500强之列，名列全国制药行业第四，荣获全国"五一劳动奖状"。1993年又迈上新台阶，获产值2.4亿元，利税7000万元的好效益，跃居全国制药行业第三名，1994年的生产形势仍保持着高速发展的势头。近几年来该厂的精神文明建设和物质文明建设同步发展，党建工作也取得了好成绩，厂党委被学院党委和省直机关工委授予先进基层党组织的光荣称号之后，1993年又荣获中共江西省授予的先进基层党组织的光荣称号。中共中央政治局常委、全国人大常务委员会委员长乔石以及江西省委书记毛致用、省长吴官正和国家教委、卫生部、国家中医药管理局领导先后视察了该厂，对这个校办产业所取得的成绩，给予了高度评价。

走近国医大师

洪广祥

一个令人瞩目的成就，就是一部感人的史诗，值得人们去了解、思索和借鉴。调转视野，回眸他们艰苦创业的壮阔历程，我们会获得许多有益的启迪。

抓住机遇敢为先

1984 年以前，江中制药厂这个校办企业，由于产、供、销都没有自主权，加上流动资金短缺，产品老化，因此只能维持简单的再生产，根本谈不上为学院的教学科研服务，反而成了学院的沉重包袱。1980 年还因质量问题，受到过《健康报》的点名批评，江西省药政局、医药管理局曾下令停产整顿达 8 个月之久，共 250 天，由于长时间的停产，"元气"大伤，这个药厂面临着倒闭的危险。

面对衰败的校办企业，刚刚上任的主管药厂的副院长洪广祥（现任学院党委书记），心如火烧。他多次到药厂，深入职工，掌握情况，征求意见，并鼓励大家增长志气，齐心协力，克服困难。在全面调查了解的基础上，借着中共中央关于经济体制改革决定的东风和城市改革的大潮，凭着他卓越的胆识，提出了制药厂加快改革、深化改革的大胆构想。

他把自己的想法带到党委，"对江中制药厂实行全面的经营承包责任制，在全院教职工中公开竞选厂长，把组阁权、劳动人事权、财务自主权都赋予厂长，厂长向我负责，我向党委负责，如果搞不上去，我洪广祥就自动辞职，继续当我的'郎中'"。他勇于担当、铿锵有力的话语，掷地有声，激人深思。

不能错过历史的快车，是应该加快中药厂改革的时候了，洪广祥大胆改革江中制药厂的方案在党委成员中很快达成了共识。

1984 年底，院党委做出了重新启动药厂的决定，28 岁的学院药学系 1982 年毕业的学生钟虹光和易敏之通过竞选脱颖而出，分别担任了正副厂长，从此江中制药厂开始谱写新的篇章。

博击激流敢历险

钟虹光，这位在上大学之前曾做过一段时间木工的好强青年，天

性"好高骛远"，是一位敢于实现理想的人。他开始像木工设计组合家具一样设计工厂的未来。

经过一番深思熟虑，他斗胆向学院党委立下了军令状，当年实现与学院签订的承包合同所要求的利润，完不成任务自动免职。按照承包合同，当年必须完成利润30万，比1984年14万的利润要翻一番。

开弓没有回头箭，要把目标变成现实谈何容易。面对产品老化、资金短缺、厂房设备陈旧等难题，钟虹光采取大刀阔斧、敢取敢舍的办法，推出拳头产品，复活药厂经济。

通过市场调查，他们了解到社会很需要有利于儿童增强免疫力和食欲的保健饮料，果断做出了停止生产原有的当归精、滋补力、小儿止咳糖浆等40多种中成药，改为发展短、平、快的儿童保健饮料——"宝宝康"，为了做好推销工作，厂领导带领职工推着三轮车走街串巷，摆摊设点搞直销，同时组织学院师生，利用节假日进行有偿推销。从南昌市火车站到八一桥，从沿江路到洪都大道，刮起了一阵"宝宝康风"，市民们妇孺皆知，购买力骤涨，不到3个月，就兑现了承包合同，实现利润30万。

30万算什么！钟虹光似乎有点"贪婪"，提出向创利100万的目标进军，把产品推向广东、福建、江苏、浙江、安徽等周边省市，至8月份就实现利润100万。这时，职工们都想歇口气，一些干部也提出要休整休整，雄心勃勃的钟虹光愈发踌躇满志，他并没有留恋已取得的在别人看来已是不可思议的成绩，而是以企业家的魄力提出了更高目标，到年底争取实现200万，随即将"宝宝康"推向全国人口最多的四川市场，在"跑火"的时候，每月要向重庆发一个火车皮的货，至年底创下利润230万。

经过一年的"三拼三搏"，药厂终于冲出困境，一举扭转了被动局面，跨进了全国国有企业的先进行列，钟虹光开始被同行们刮目相看，江中制药厂也开始被社会刮目相看。

洪广祥

时代在发展，江中航船伴着改革的急风，在市场经济的大海中追星揽月，到 1989 年累计实现产值一个亿，利润 2400 万，上交国家税收 560 万，上交学院 520 万，仅上交学院一项就相当赚回了三个药厂，实现了江中制药厂第一次经济腾飞。

大海行舟，绝不能企望一种平安，成功使人振奋，也会使人陶醉。"祸兮福所倚，福兮祸所伏。"由于只注意了发展企业的经济利润和指标，忽视了党的思想政治工作，厂领导班子的凝聚力受到了影响。争名争利，贪图安逸，一切向钱看的不良思想观念开始滋生起来，这就造成了一次严重滑坡，利润从几百万递减到几十万。这次滑坡使江中人得出了一个深刻的历史教训：什么时候放松思想政治工

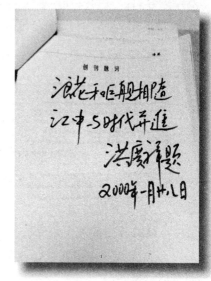

作，什么时候就要付出沉重代价！这是一个多么深刻、多么现实的教训。

两手抓，两手都要硬，发展经济首先要加强思想政治工作，江西中医学院党委根据党的基本路线和自己的办学实践提出了"以育人为中心，一手抓合格人才培养，一手抓经济自我发展"的办学方针，为了加强和改善药厂党委的领导，1989 年底，及时做出了调整党委领导班子的决定，将厂党总支升格为药厂党委。

挫折往往更能催人奋进。新的党政班子主要成员，认真总结了过去的经验教训，坚持在发展经济过程中苦练内功，大胆开拓。他们根据学院党委的要求，很快完成了治理整顿，在深入听取广大职工意见的基础上，又果断地做出了停止市场日益萎缩的系列保健饮料产品的生产，全力推出具有市场潜力的天然治疗口腔咽喉病的复方草珊瑚含片，并决定向银行贷款 100 万，加大广告投入。

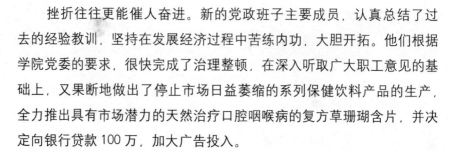

对当时的江中制药厂来说，这么多钱的广告投入，本身就是一种风险，弄不好就像金币丢入大海，连个水花都看不到。

遇到恶风恶浪，有经验的舵手必定迎着风浪上，勇开逆风船，胆怯、束手无策、坐等良机只能是船毁人亡。为了把新产品尽快推向市场，党委全力支持厂长工作，和厂长一起进行了三个方面的成功决策：一是千方百计提高产品质量，以名优产品闯天下；二是加强销售团队建设，巩固和扩大全国销售网点；三是准确预测市场，适时扩大生产规模。

党委和行政团队协作，共同努力，使江中制药厂又一次崛起。1991年创产值3800万元，利润770万元，终于力挽狂澜，冲出低谷，江中制药厂开始有了新复苏。

1992年，全国的治理整顿尚未结束，江中制药厂却如一艘最先释去重负的航船又开始扬帆远航了。在邓小平同志视察南方重要谈话的鼓舞下，厂党委又为自己树立了更新更高的目标：年产值一个亿，利润3000万，上缴学院1000万，这个目标超过1985—1989年全厂累计产值和利润的总和。任务一提出，厂内外众说纷纭，莫衷一是，有的说这是天方夜谭，白日做梦；有的说厂领导可能是吃了豹子胆，狂人狂言。总之，认为这个目标提得不切实际。

"大鹏一日同风起，扶摇直上九万里"，未来属于执着追求、百折不挠的开拓者，改革偏爱锐意进取、奋力拼搏的弄潮儿。1992年，江中制药厂实现产值1.6亿，创利税6500万，人均实现产值50万，人均创造利税20万，这种超常发挥的发展不能不说是一个奇迹。省长吴官正高兴地说："江中人在江西这片土地上一样创造特区的速度、特区的效益。"

江中人实现了第二次经济腾飞，这次腾飞为江中实现全面发展奠定了坚实的基础。

党建工作敢出新

如何在改革中探索企业党委工作的新路子？如何在市场经济大潮

走近国医大师

洪广祥

213

中使党的思想政治工作进入经济建设主战场？如何在不违背企业法规定的厂长法人中心地位的同时，又能充分发挥党的核心领导作用？如何搞好党政班子团结，在这些事关企业命运和前途的重大问题上，江中制药厂党委有一套自己的新招，即：坚持一个中心，牢记一个宗旨，唱好一台将相和，搞好一项基础工程，抓好一个重要环节。归纳起来就是"五个一"。

坚持一个中心，就是坚持以经济建设为中心不动摇，加快改革和经济发展的步伐。首先是要找好政治思想工作与经济工作的结合点，企业党委与行政领导的结合点是什么呢？这就是共同领导企业的改革和发展，并在其中起核心领导作用。因此他们摒弃了过去那种说多了怕越位，说少了怕失职，只监督怕参与的错误观点和做法。实行厂长提出议题，党委集体拍板定案，再由厂长负责实施的决策程序，使管理更科学化、民主化。如停止饮料生产，全力推出复方草珊瑚含片，就是厂党委集体讨论拍板定案、厂长负责组织实施的一项成功决策。

牢记一个宗旨，就是全心全意为人民服务，反腐倡廉从严治党。江中党委认为牢记这个宗旨关系到企业党组织能否取得群众信任，调动职工积极性，增强企业凝聚力和向心力的问题，如果忘记这个宗旨，建立起来的企业大厦就会倒塌。他们有一套自我约束的办法，制定了《进一步加强党委自身建设的若干规定》和《对党员干部考核细则》，要求党委成员，尤其是书记、厂长必须勤政廉政、率先垂范，自觉接受群众监督。几年来，党委一班人在调资提干、精简机关工作人员、职称评定、子女补员、新房分配等问题上做到了请客不到、送礼不收、秉公办事、不徇私情。在第一次经济腾飞的实践，若按合同规定，应奖励厂领导24万元，可是领导班子成员一分钱没要。平时党员干部包括书记、厂长在内，奖金只拿一线工人的70%。

唱好一台将相和，就是指书记和厂长之间的团结。江中的发展历程证明了这样一个真理：班子团结企业就兴旺，班子不团结企业就滑

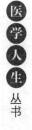

坡。团结就是力量，团结出凝聚力、出战斗力、出新的生产力。如何搞好班子内部团结，他们形成了"一个共识、两条原则、三个不计较、四个一起抓"的经验。"一个共识"即书记与厂长只有分工范围侧重点不同，没有权利大小轻重之分，做到政治上同心、工作上同步、目标上同向，反对各自一把号，各吹各的调；"两个原则"，要求书记要有经营意识，没有经营意识的书记是不够格的书记，厂长要有政治眼光，没有政治眼光的厂长是不够格的厂长；"三个不计较"，在用权问题上职责分明，不计较谁大谁小，在位置排列上不计较谁先谁后，在物质分配上不计较谁多谁少；"四个一起抓"，即一起抓深化改革，发展生产，一起抓产品销售，促进市场流通，一起抓产品质量，强化管理，一起抓廉政建设，惩治腐败。平时厂长不在家，书记主动担负起厂长的工作，书记外出，厂长也主动过问党务工作，被职工称为一对最佳党政双打选手。

搞好一项基础工程，就是加强党的基层组织建设，充分发挥党支部的战斗堡垒作用和党员的先锋模范作用。他们从四个方面加强党建工作：一是把支部建在车间，配备专职支部书记；二是严格组织生活纪律，坚持"三会一课"制度不间断；三是开展学雷锋、学焦裕禄、学徐洪刚的群众活动，创先争优；四是加强基层党组织的思想建设和作风建设。这项基础工程，有力地调动了党员和职工群众的积极性。1993年生产草珊瑚含片的二车间，年产含片54.2亿片，全国人均4.5片，工人们不分昼夜苦干，看见生产效率飞速增长，虽然感到苦和累，却仍然保持着旺盛的生产热情，在全厂党员中，优秀党员和先进工作者占40%，要求加入党组织的职工群众越来越多。

抓好一个重要环节，就是加强思想政治工作、调动广大群众的积极性和创造性。他们把生产中的难点，职工心里的疑点以及生活中的热点，作为思想政治工作的重点，彻底改变了思想政治工作空对空的现象，使思想政治工作更有力量。1990年，这个不足300人的小厂，管理人员就有100多人，要优化企业内部环境，就必须精简机关工作人员。他

走近国医大师

洪广祥

215

们通过思想动员，上门走访，个别谈心，终于排除了干扰，使这个难度很大的精简工作顺利完成。1992年生产"跑火"的时候，销售又成了难点，书记、厂长发动党员干部，深入到每个销售员家中，与销售员及家属促膝谈心，帮助他们解决后顾之忧，还召开销售员及家属联欢会，鼓励他们克服困难，积极工作，有效地调动了积极性。销售员孟永孝新婚才5天，就告别爱妻奔赴外地推销产品。共产党员张选贵，厂里为了照顾他的实际困难，将他爱人从赣南调来南昌，这一后顾之忧的解决，更加激发了他的工作热情，仅8个月，他一人就完成销售额1040万元。同时他们还把思想政治工作的着力点，放在培养和造就一支敢闯实干、勇于奉献的干部队伍上，使江中这条航船不断增添了后劲。如市劳模何孝平是个电工，没有文凭，靠自学成才，机械、电子、电器、通讯和制冷设备维修无一不精，他经常每天工作10多个小时，从不计较加班工资，广东一家合资企业曾想以高薪把他挖走，但他不为金钱所动，一心扑在

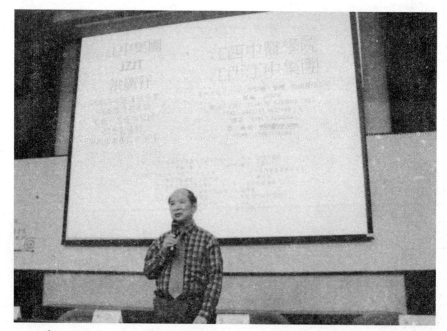

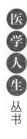

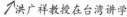 洪广祥教授在台湾讲学

江中的事业上。1994年"七一"他光荣地加入了中国共产党，并被任命为四车间副主任。

科技兴企创一流

1993年10月8日乔石委员长视察江中制药厂时，高度评价该厂"小厂也可以办大事"。

今日的江中，是小型工厂的人员，中型工厂的设备，大型工厂的效益。现有固定资产2000多万元，比10年前增加20倍，1993年产值达到2.4亿元，年利税7000多万元，一天所创的产值和利润相当于10年前一年的产值和利润，"一天等于365天"，多么快的发展速度，江中人的努力创造了第一流的工作。

首先是质量上创一流。草珊瑚含片之所以在市场上经久不衰，主要是高度重视产品质量，按照国家规定，含片随机抽样5%，他们自控提高到20%，使一级品率达100%，优级品率达60%，受到了全国质量万里行检查组的肯定，并在中央电视台作为优质产品宣传。列入国家"火炬计划"治疗脑血栓的高新技术药品"博洛克"，试销一年中，全国几十家大医院反映临床疗效很好，总有效率达93.73%，显效率达73.60%，为治疗脑血栓疾病的首选良药。

二是科研创一流。全厂有大专以上的专业技术人员100多人，初步形成了科技研究和发展的专业技术梯队，他们用现代的设备装配了"草珊瑚"车间和"博洛克"车间。有现代化的科技大楼，成立了江中药物研究所，与此同时，以年薪10万元聘请了高科技工程技术专家，并建立了江中生物工程研究所，以跟踪世界一流的天然药物研究水平。为了不断开发新产品，江中向社会提供了1000万元的科研经费，用于将新药研究成果转化为新的产品，至今已收到全国各地提供的3000多项新药开发项目，已从中选择100多项，进行了可行性投资开发。

三是现代化管理创一流。随着经济的发展，江中制药厂先后进行了24项基本建设，按照国际GMP标准，新建了6721m^{2}的现代化厂房和 5000m² 的综合仓库楼，科研、生产、财务、销售、仓储均实现了微机管理。最近又在环境优美的市北郊购地 1500 亩，准备再建一个现代化的厂房。

江中制药厂已经取得了令人瞩目的成就，但江中人没有满足，更没有止步，他们仍在描绘着自己更大的发展目标。在 1993 年年底召开的全厂首届党员大会上，他们又满怀信心地提出：努力实现第三次经济腾飞——1996 年达到产值 8 亿元，利税 2 亿元。

"江中行舟，不进则退"，踏平坎坷成大道，江中人决心满怀信心地开创未来。

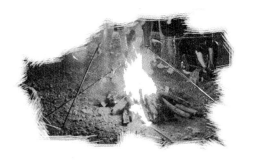

15 面向世界
传统医药走向世界

问：洪老，1991 年由世界卫生组织和国家中医药管理局联合举办的'91国际传统医药大会是中医药界为之欢欣鼓舞的一次盛会，受到党和国家领导人的高度重视和关怀，有 30 多个国家医药卫生界的代表参加，您作为特邀代表参加了这次会议，您能给我们谈谈这次会议的背景吗？

洪老：当时我很高兴地参加了这次会议，中医药受到党和国家的高度重视和国际上的高度关注，为此回来以后我写了一篇散记。这篇散记也是我对传统医药走向国际心情的写照吧。

散记：

由世界卫生组织和国家中医药管理局联合举

走近国医大师

洪广祥

办的'91国际传统医药大会于1991年10月18日—22日在北京隆重举行。

此次大会受到了党和国家领导人的重视和关怀。江泽民、李鹏、李先念、王震、田纪云、李铁映、宋健等23位领导同志分别为大会题词。王震副主席担任大会组织委会名誉主任，李铁映同志担任组委会主任。20多个中央有关部、委、局和北京市及部队领导同志为组委会成员。

世界卫生组织也高度重视此次大会，23个国家医药卫生界的30多位高级官员、21个国家的大使馆及一些国际组织官员共300多人参加了这次盛会。国外代表近半数。

大会主要有4项内容：

一是交流传达医药政策和管理方面的经验，讨论"人类健康需要传统医药"问题。

二是进行学术交流、分中英两个文本选编论文集。

三是由国家中医药管理局举办传统医药科研成果和成就展览。

四是进行评奖活动，设"长城国际金奖"，这是在我国设立的质量最高奖。

大会期间，还设有浓郁的传统医药特色服务项目，如推拿、药膳、针灸等。

一、传统医药的春天

会议开幕前夕，亚运村北京国际会议中心隆重举行了由国家中医药管理局举办的国际传统医药展览剪彩仪式，为10月18日举行的国际传统医药大会拉开了序幕。国务院副秘书长徐志坚、卫生部部长陈敏章、国家中医药管理局朱杰副局长为展览会剪彩。中共中央政治局常委宋平和王平、李德生、杨得志、陈锡联、姬鹏飞、张爱萍、廖汉生、李雪峰、洪学智、康克清、迟浩田、赵南起、卢嘉锡、徐志坚等领导同志参观了展览。

宋平同志在参观结束时说："中医药了不起，大有发展前途。"

18日上午，国际传统医药大会召开，有十几个国家卫生行政官员参加第一次圆桌会议。会议的议题是：介绍各国传统医药概况及经验，为加强世界各国在传统医药方面的交流出谋划策，探讨有关政策及法规建设。

会上，罗马尼亚官员介绍说：近年来，中国的针灸疗法进入欧洲后，以其操作简便、疗效可靠而得到承认，并且作为可选择的、补充西医的治疗手段，广为人民所接受。朝鲜的崔昌桂说：自1945年以来，朝鲜一直把东医和西医相结合，在中央及各大医院东、西医治疗率各占50%。印度官员介绍：印度传统医学有相当的大规模，每年毕业的25000名医科大学生中，有12000名是学传统医药的。中国代表沙风桐简要介绍了中国传统医药发展状况，认为"对困扰人类的疾病防治问题，往往可以在传统医药学中找到解决的办法"。圆桌会议说明，许多国家

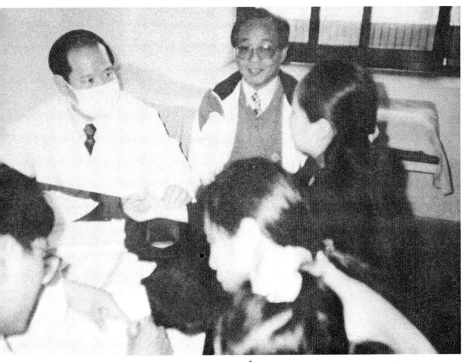

↑洪广祥教授在马拉西亚为民众看病

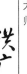

走近国医大师

洪广祥

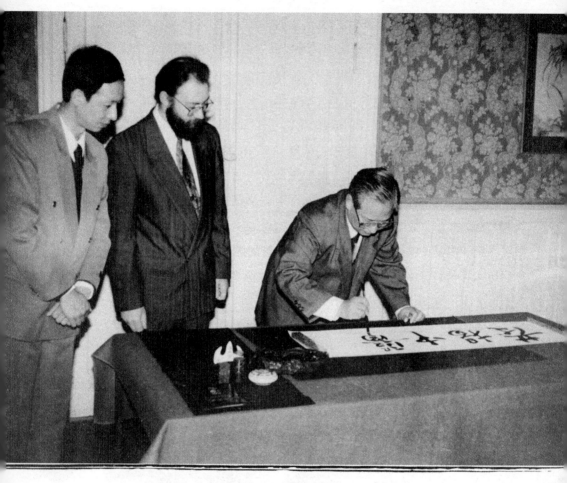

 洪广祥教授积极推广中医药走向海外，图为他在国外题词

开始注意到了传统医药的现状及在医疗保健中的特殊作用，开始认识到其在各国卫生事业中蕴藏着的巨大潜力。

韩国重视和发展传统医药，早已引起国际传统医药界同仁的注意。汉城韩医师会会长伍德盛说：韩医学在中国文化的影响下，不断学习中国的先进医术，加上他们自身的努力，使其成为韩国正统医学。他认为，中国传统医药的有关政策法规，对韩国传统医药学有借鉴意义。该会副会长崔焕英表示：汉城的传统医学界希望加强同中国传统医药界的交往与合作。并向中国中医药报记者再三表明——希望中国接受他们的医学留学生。他们还希望在加强传统医学交流的同时，加强药材的直接贸易。据了解：韩国每年进口一亿美元的鹿茸，80%是中国产的，而受益的却是中间商。加强贸易合作，有利于双方传统医学的发展。

10月18日上午，在一特别演讲会场，日本北里研究所附属东洋医学结合研究所丁宗铁教授做了"有关中药药效的评价"演讲。他指出：在日本，结核等传染病大幅度减少，特别是从1960年以后，平均寿命显著延长了。1970年以后，占全国人口的高龄者比率与欧美相并行。为此，增加了一些西药难以对付的疾病与症状。作为解决这个问题的唯一途径是在现代医疗中大幅度地运用天然资源的传统医药。运用中医的传统治疗法在日本被称作汉方医学（即中医学），汉方也就是从中国传来的医学的意思。当今日本关于中医药成分的药理化学研究及临床效果的研究等都在广泛地进行，并且开发了新型的提取剂。在日本医生中的65%以上，都在运用中医治疗疾病。到1991年为止，作为职业中医在日本东洋医学会登记的医生数已超过7500人。

中国学者施奠邦、肖培根和吴咸中教授，分别做了"当代中医学术的发展与展望""中国传统药物研究的新进展"和"中国中西医结合的发展概况与展望"的特别演讲。国内知名学者的精彩演讲，受到了来自世界五大洲40多个国家和地区的传统医药学专家、学者的高度评价。

二、五洲嘉宾欢聚国际会堂

10月18日下午15点30分，国家副主席、大会组委会名誉主任王震宣布：由世界卫生组织与中华人民共和国国家中医药管理局联合召开的北京国际传统医药大会开幕。来自42个国家和地区，致力于传统医药事业的近千名中外来宾热烈鼓掌。

开幕式由中国国家中医药管理局副局长、本次大会执行委员会主任朱杰主持。基思博士代表世界卫生组织致辞。中共中央政治局委员、

走近国医大师

洪广祥

国务委员、大会组委会主任李铁映在会上做了"人类健康需要传统医药"的祝词。他指出：世界上许多民族都有自己的传统医药而且各具特点和长处。中国政府高度重视和充分肯定以中医药学为代表的中国传统医药的历史贡献、科学价值及在卫生事业中的重要地位和作用。中国传统医药在中国政府和广大人民的支持下，在人才培养、科学研究、药物资源开发、医疗与管理机构建设等方面，均取得了巨大的成就。李铁映强调："在中国，离开传统医药学，就谈不上建设有自己特色的医疗卫生事业，也不能实现'人人享有卫生保健这一战略目标'。"他希望通过这次大会，共同回顾和总结各国传统医药的交流与合作。

出席开幕式的有世界卫生组织总干事中岛宏博士，世界卫生组织西太区办事处主任刘国佞及一些国家卫生部高级官员，还有世界粮农组织、世界银行等国际组织、机构的驻华代表，21 个国家的驻华使节和我国有关部门的负责人。

世界卫生组织负责传统医药的官员及法国、瑞典、日本、中国的知名学者作特别演讲。大会和分会场均采用了同声传译工作，使来自不同国家的学者顺利地进行了学术交流。

10 月 19 日下午，国务院总理李鹏、国务委员李铁映和罗干、徐志坚、陈敏章等领导同志，在人民大会堂接见了参加国际传统医药大会的专家、学者和官员，并一起合影，世界卫生组织总干事中岛宏博士、国家中医药管理局副局长朱杰、张洪魁、诸国本等出席。

李鹏总理在接见代表时发表了热情洋溢的讲话，首先他代表中国政府热烈欢迎大家在北京聚会，交流经验。接着他说，中国政府对传统医药是非常重视的。我们的政策是中医与西医并重，中医与西医相结合，事实上也就是传统医药与现代医药相结合。早在明代，我国伟大的医药学家李时珍就写出了医药学专著《本草纲目》。现在，卫生部门和广大医药工作者在编写新的《本草》，药物种类有了成倍增长。

李鹏说，中华人民共和国自成立以来，卫生保健事业取得了很大

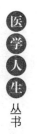

成绩，中国人平均寿命已由解放初期的 35 岁上升到现在的近 70 岁。当然我们在卫生保健方面还要继续做出努力。传统医药在提高人民健康水平、预防治疗疾病、延长寿命方面，发挥了重要作用。希望国内外传统医药界的同志们、朋友们继续加强学术交流与合作，使传统医药得到更大的发展。

接见后，国家中医药管理局在人民大会堂宴会厅设宴招待各国与会代表和官员。

三、国际传统医药纲领性文件——《北京宣言》诞生

《北京宣言》吁请各国政府、各有关国际组织、非政府组织和各界

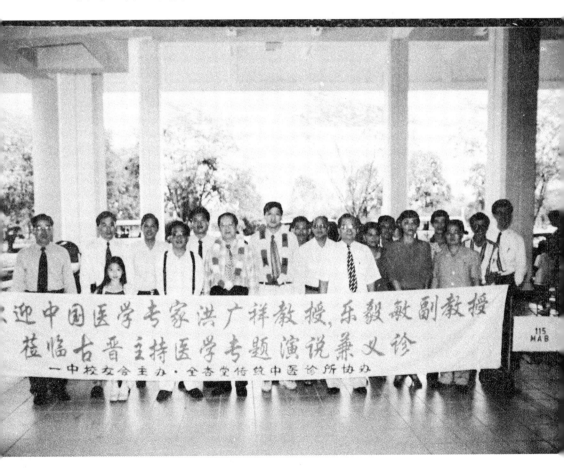

人士，对传统医药的发展给予必要的关心和支持。《北京宣言》敦促：

——加强传统医药的国际交流与合作，筹建世界传统医药学术组织。

——将每年的 10 月 22 日定为世界传统医药日。

——发展传统医药教育事业，在世界范围内培养传统医药后继人才。

——加强科学研究，提高传统医药的学术水平和临床水平。

——合理地开发利用传统药物，加强自然资源保护。

《北京宣言》号召全世界一切关心人类健康的人们，为发展传统医药、促进人类健康、实现"人人享有卫生保健"的目标共同奋斗！

当中央电视台播音员李瑞英宣读完《北京宣言》，全体代表报以热烈的掌声。

这次国际传统医药大会，既是总结，又是起点。展望未来，要实现 2000 年"人人享有卫生保健"，还需要我们付出努力，艰苦奋斗。传统医药工作者，必须同所有的医务工作者一起，共同肩负起这个重任。

这次大会，扩大了各民族传统医药的交流，扩大了中国医药学与世界医学的交流。

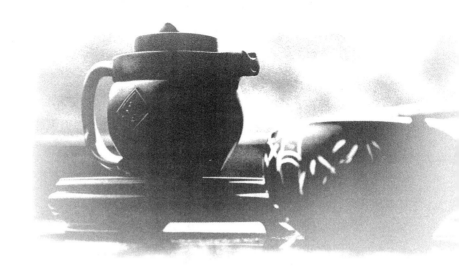

16 出国讲学
推动中医走向世界

问：洪老，你出国讲学中有一次在法国的讲学引起了国内外专家的普遍关注，你能跟我们谈谈那次讲学的情况吗？

洪老：那次在法国的演讲是应欧洲中医联合会邀请的，其实是为该联合会举办的医学研讨班授课，同时开展诊治活动，有近一个月时间。回来以后新华社记者对我这次讲学活动在《瞭望》周刊（1990年9月17日）刊发文章"让中医走向世界"专门进行了报道。

——1991年6月2日上午8点，法国尼尔赫省一个大型报告厅，200多位外国学者在全神贯注聆地听一位东方中医学者的演讲。至11点演讲结束时，掌声和"OK"声经久不息，要求签名留

走近国医大师

洪广祥

227

念者趋之若鹜，电子闪光灯频频闪烁。镜头焦点中的学者就是被国务院批准享受政府特殊津贴的中医教授、主任医师、江西中医学院党委书记洪广祥。

这次大型学术报告会是欧洲中医联合会为洪教授讲学安排的内容之一。洪教授应邀旅欧是为该联合会办的高级医学研讨班授课，同时开展诊治活动。短短一个月的讲学活动，洪教授成为传播"圣医"的使者，受到各国专家的广泛关注。

今年53岁的洪广祥德高医精，他治愈了许多疑难重症病人。一些被治愈的患者说，找到洪广祥，治愈有希望！长期的医教研生涯，使他对疑难杂症的中医治疗具有丰富经验，尤其对肺系统疾病的临床研究独树一帜，参与出版了3部专著，发表论文60多篇。系统研究出治疗支气管哮喘、慢性支气管炎、慢性阻塞性肺气肿的三类新药，有的已远销东南亚国家和港、台地区，科研阶段已获经济效益30余万元，在广交会上，马来西亚一次就购去40万片剂。洪教授还自筹资金建立了我省

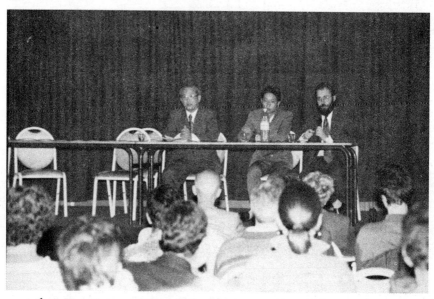

↑洪广祥教授在法国讲学

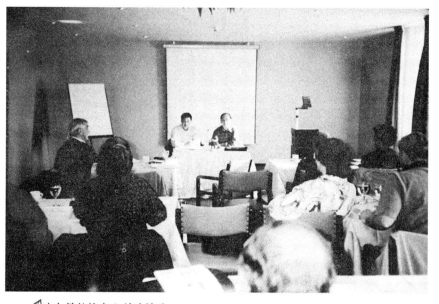

↑洪广祥教授在比利时讲学

第一个"中医肺系病研究室"。他对支气管哮喘病深有研究，在国内率先提出"痰瘀伏肺为哮喘反复发作的夙根"和"治痰治瘀以治气为先"的新论点，并应用这一新的见解指导科研，开发了新药"安喘宁"，明显地提高了中医药治疗支气管哮喘的疗效，被病人视为"克宝"。他撰写的"中医药治疗支气管哮喘的研究"和"支气管扩张症中医药治疗"两篇论文，在国家级刊物发表以后，国外医学杂志也相继采用，一致认为洪教授治疗哮喘病的经验具有指导意义。1991年他分别应邀参加"国际新药发展大会"和"国际传统医药大会"，他的论文受到了国际医药界的重视。他成为我国中医事业承前启后的一位名医。一些国家先后要求洪教授去他们国家讲学、介绍医疗经验，但洪教授首先考虑的是他是学校领导，大量的工作需要他处理，再是他的专家门诊也有许多患者在等他治疗，另外，目前他正在带教丹麦和台湾的学生，只好一一婉言谢绝。他说："中医药是我们的国粹，世界卫生组织对中医药寄予莫大希望，我还要为之拼搏30年，再向全人类的医疗保健献上一份厚礼。"

走近国医大师

洪广祥

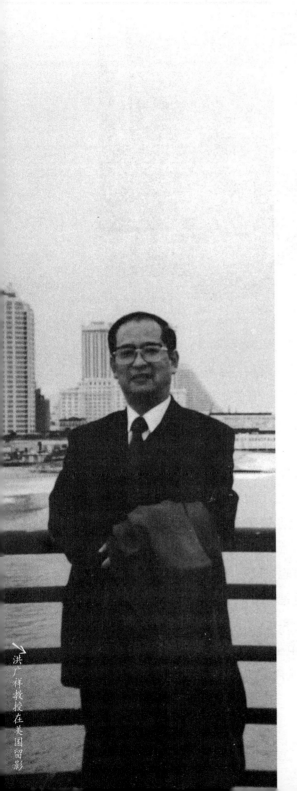

问：1992年，你去美国讲学并参加了美国第一届国际东方医药研讨会，对美国的中医诊疗状况有了比较深刻的了解，你能介绍一下对美国的印象吗？

洪老：这次我是应美国针灸研究院院长大卫·洪博士的邀请，同吕少平教授一起去参加美国第一届国际东方医药研讨会，大会于1992年7月2日在纽约召开。

来自中国、美国、法国、日本、香港、韩国、阿根廷、加拿大、意大利、英等国和台湾地区的中医、针灸界教授、专家和学者欢聚一堂，中国卫生部副部长胡熙明先生发来了贺电，中国驻纽约总领事馆也派代表出席，世界针联副主席、市议会议员凯丽·M女士也应邀出席大会并做了题为《如何发挥中医药自身优势》的专题报告，热情赞扬了中医中药对美国人民健康事业所做的贡献，鼓励美国的中医药界不断发展、不断壮大，以优异的成果来赢得广大美国人民和政府的信赖和支持。开幕式后，大会组织了几天的报告会，各位代表踊跃发言，相互切磋技术，交流经验，特别是当国内的代表介绍各自的经验时，一些在美国的中医同仁和外国中医界的代表，非常认真，常常打断发言，详细询问细节问题，对国内专家和教授的经验及针灸手法更是赞叹不已，一些外国代表带来了摄像机，把每一位来自大陆针灸专家的手法进行了摄像，有的美籍华人中医师还特意请国内的专家到自己的家里现场表演，此外，我们也高兴地看到了一些来自其他国家的外国中医师、针灸师也介绍了他们各自的经验，并取得了可喜可贺的成绩。会场外，来自国内的一些医疗器械厂家摆开了他们研制的精巧实用的各式各样的仪器，赢得了不少代表的青睐，美国的电视台报纸也对本次大会做了热情洋溢的报道。

纵观本次大会，我们清楚地看到，世界性的中医热方兴未艾，中国传统医药学面对现代医学的冲击，特别是在世界头号强国西医如林的环境中，不但没有退缩和吞没，反而更加大放异彩，并得到了迅猛发展，这恰恰证明了中医本身的科学性和实用性，并且有强大的生命力，尽管现代医学在治病方面有了长足的进步，但毕竟满足不了人们对日益增长的健康水平的需要，西药的副作用和某些疑难杂症，仍然困扰着人们，因此，人们把希望寄托于早在 1850 年就由华传入美国的中医、针灸。美国前药理学会会长、加州大学魏列昂教授曾经指出："传统的中医中药学把人看作是一个既与环境之间又在人体自身具有动态相互作用的工程系统，而健康是这一系统协调状态的表现。"美国前总统尼克松于 1972 年访华以后，美国政府正式承认针灸的合法地位。现在各州的针灸事业蓬勃发展，已有 40 多个州已正式承认针灸，有的也将承认，有的州还成立了针灸协会，甚至成立了中医协会，给予中医师合法地位，针灸师的人数从 70 年代起到现在已有 4 万人，仅加州就有针灸师 4000人，分布在加州的南北部。与此同时，一些针灸中医院校和研究所也相继成立，如 CCAA 加州资格针灸师协会，AMASC，南加州针灸医药协会，AAOM，美国针灸中医协会（纽约），EAA，美国针灸协会（东部），AAA 美国针灸协会，IAOMA，美国中医针灸研究院，AMN，内华达州中医协会，SOMC科罗拉多州中医学院，CTMI，中国传统医药研究院（纽约），CMS。中国医学科学院，IANM，新墨西哥州中医研究院、科罗拉多州中医学院，他们不仅每年招收学生，还开设了中医、针灸、中药硕士、博士课程，专门聘请国内的专家教授来美讲学和合作搞科研，学制2至4年，此外还有函授班、中医带徒班，学习结束后，经考试合格者发给毕业、结业证书，然后参加全美针灸学会考试委员会的执照考试，合格者，发给行医执照。

开始他们所学的课程、课时及教师的教学大纲基本上与国内的中医院校差不多，只是实习基地难以满足，除了用图片、幻灯、录像等手段介绍病例外，他们还与国内的中医院校、医院合作办学，定期派高年级的学生和教师来实习和进修。在科研方面，美国中医针灸研究院中国医学科学院（加州）、中华医学会（加州）通过组织学术交流，从国内来的专家教授那里获得中医研究的最新信息，了解新的中医科研动态，与国内专家、教授开展中医、针灸方面的科研合作，如中国传统医学院与北京中医学院进行长期教学、科研等学术活动，科罗拉多州中医学院与黑龙江中医学院，美国中医针灸研究院与上海中医学院。在科研方面更是多学科的，加州中国医学科学院还组织数批美国中医针灸代表团前往中国进行学术讨论，并于国内十多个省级中药厂、医疗器械厂开展新产品、新器械的研究和开发。在医药方面，十多个美国中医针灸协会与国内的中药厂有业务往来，现在美国的中药店像雨后春笋比比皆是，大多生意兴隆，如中国传统医院（纽约）与国内数家大中型药厂建立了广泛的联系，共同开发适合美国市场的新药品，他们每年从国内进口很多中药饮片、各类成药，几乎国内所有的中成药和中药饮片都可以在他们的附属中国药材公司找到，这些药品包装精美，价格公道，颇受广大华人和美国人民的欢迎。因此，来中国传统医学院附属诊所求医求药的华人、黑人、白人患者络绎不绝，我们也高兴地接受该院院长黄志伟教授的邀请，义务为患者看病，进行针灸按摩治疗。黄志伟院长除了担任北

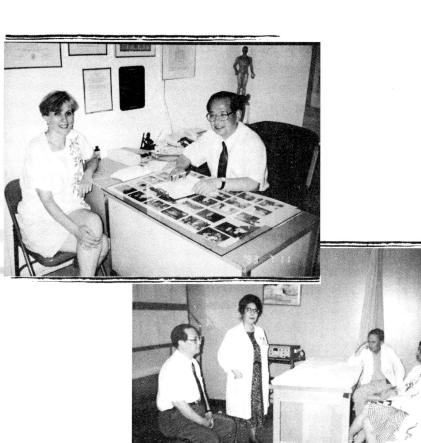

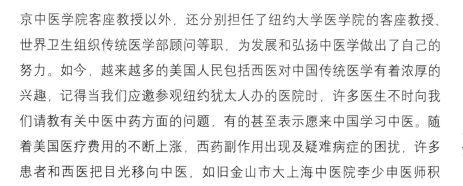

京中医学院客座教授以外，还分别担任了纽约大学医学院的客座教授、世界卫生组织传统医学部顾问等职，为发展和弘扬中医学做出了自己的努力。如今，越来越多的美国人民包括西医对中国传统医学有着浓厚的兴趣，记得当我们应邀参观纽约犹太人办的医院时，许多医生不时向我们请教有关中医中药方面的问题，有的甚至表示愿来中国学习中医。随着美国医疗费用的不断上涨，西药副作用出现及疑难病症的困扰，许多患者和西医把目光移向中医，如旧金山市大上海中医院李少申医师积

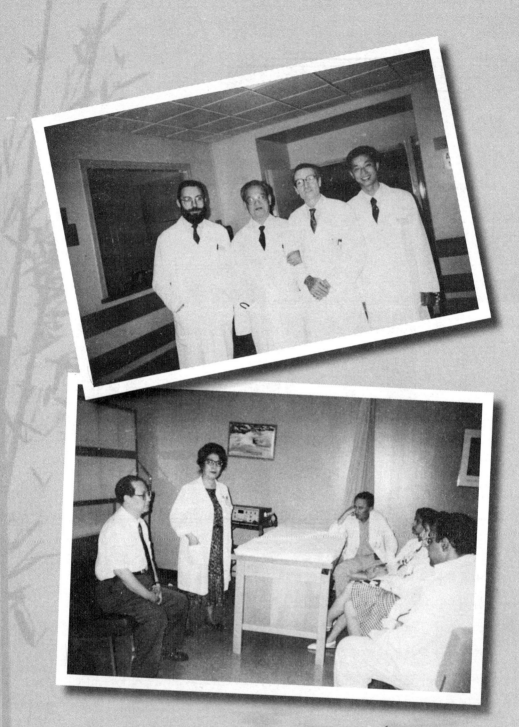

与法国专家在一起

60 多年医疗经验，为许多的华人、黑人、白人解除了病苦，除去了病魔，甚至还应邀到南美去应诊，他研制的"宫廷秘方"给许多患者带来了福音，他的名字家喻户晓，电视报纸也常常见到他的身影。如今，美国正在进行医疗制度改革，总统克林顿在医疗制度改革的报告中就指出，针灸可以作为医疗手段之一，保险公司可以支付患者的针灸费用。一些针灸科研项目，还得到美国政府的资助，这是自中医、针灸传到美国以来前所未闻的事情，它标志着中医针灸受到美国政府的注目，同时被广大美国人民所接受。

然而，从美国各州许许多多的中医针灸研究所、中医院校的现状来看，它有着这样或那样的问题，它们往往缺乏统一的管理，目前还没有一个最高机构来协调它们。各州的针灸、中医协会的关系也是比较松散的，中医针灸研究所和中医院校的科研课题时有重复，人才难以集中，财力过于分散，教材和学时也无统一标准，科研人员和教师队伍素质参

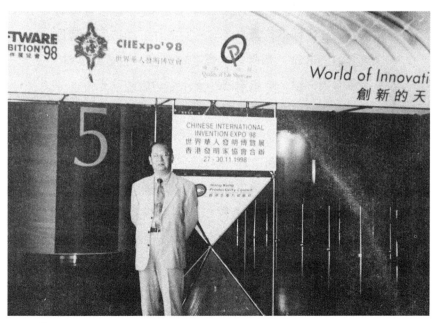

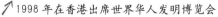
1998 年在香港出席世界华人发明博览会

走近国医大师

洪广祥

235

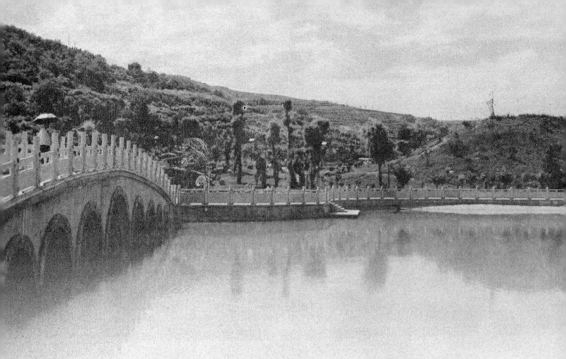

差不齐；各地的中医、针灸诊所特别是在唐人街的中医针灸诊所也缺乏管理，大多是以坐堂形式看病取药，有的是在自己家里约病人，有的在别人的诊所里当伙计，一边看病，一边打杂，有的外语水平差，拿不到执照，只能地下行医；而有一些条件好的诊所装潢雅致，门庭若市，条件差的设在地下室，过道或弄堂，很少有人问津，生意清淡，大小中药店相互竞争十分激烈，每月都有中药店倒闭和开张的消息，中药往往是以食品形式从国内购买。有的州政府甚至扬言，只有西医才能开中药处方。以上这些情况都是美国中医、针灸界在其发展过程中所面临的现实问题，但我们相信，在美国的中医针灸同仁一定会携起手来，共同奋斗，克服前进中所遇到的困难，去迎接光辉灿烂的明天。

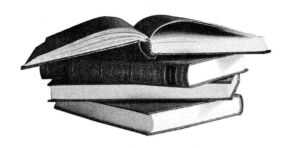

17 建言献策
促成中医发展条例

问：洪老，给我们印象较深的是您以一名中医和省人大代表的影响力为江西中医药事业的发展建言献策，争取上级领导和社会各界对中医工作的关心支持，听说《江西中医发展条例》的形成与你积极建言献策有关？

洪老：在我任省人大常委教科文卫副主任委员期间，利用各种场合为发展中医药事业建言，并受到了有关领导的重视，《江西发展中医条例》（以下简称《条例》）的形成，我做了一定的促成工作。一是积极组织调研、座谈、讨论，认真听取中医药专家和基层中医药人员，特别是各界人大代表对中医工作的意见，并带队前往云南、浙江、江苏、内蒙古等省区调研，认真借鉴外省中医工

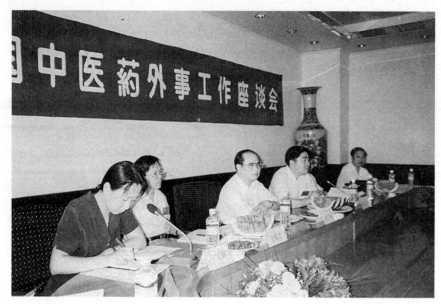

△参加全国中医药外事工作座谈会并作经验交流发言

作的经验;二是争取省委、省政府、省人大、省政协对条例形成的支持;三是积极组织审议,使《条例》于2000年6月24日第九届人大常委会第十七次全会通过并实施,成为全国较早实施的(第13个)地方性中医法规。

《江西中医发展条例》强调,发展中医药事业应当继承和发扬中医药的传统,利用现代科学技术进行创新,促进中医药理论和实践的发展,提高中医药学术水平,实现中医药现代化。要求县级以上人民政府计划、建设、财政、人事、教育、文化、科研、劳动和社会保障、药品监督、新闻出版、工商、税务等行政部门或者机关,应当按职责分工,配合卫生行政部门共同做好中医的发展工作;要求县级以上人民政府应当重视和扶持中医药事业,把中医药事业发展纳入国民经济和社会发展计划及区域卫生规划,逐步完善中医医疗、教育、科研、管理体系;要求中医医疗机构应当坚持以中医药为主体的办院方向,发挥中医药的特色和优势,加强特色专科建设,引进和运用现代先进的科学技术,健全综合服务功能，提高学术水平和医疗服务质量，增强市场竞争力；要求中医医疗、教育、科研机构以及中医药科技人员应当运用现代科学技术，对疑难病、常见病、多发病的中医药防治、中药单方面与复方的开发和中药剂型改革等开展研究工作，开发和推广中医药新技术、新成果。

<big>问</big>：洪老，您反复强调振兴中医关键是要保持中医特色，辨证论治。您把自己日思夜想的中医问题写成国际影响力的论文，如《保持和发扬中医特色、振兴中医药事业》，你能与我们谈谈这方面的想法和经验吗？

洪老：振兴中医药关键要保持和发扬它的特色，如果不保持中医特色，就失去了发展中医药事业的意义。所谓特色，从哲学角度来说，就是客观事物所表现的独特形式及内在特性。任何一个事物或任何一门学科，它之所以能够区别于其他事物和其他学科，其根本原因全在于它自身矛盾运动中存在着特殊性，正因为存在着特殊性，才会形成千差万

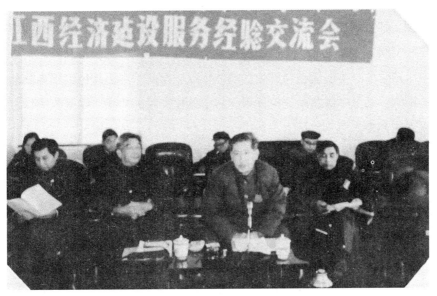

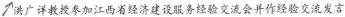
↗洪广详教授参加江西省经济建设服务经验交流会并作经验交流发言

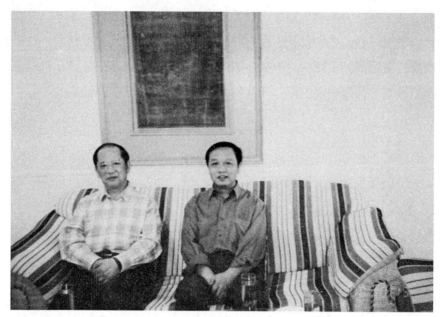

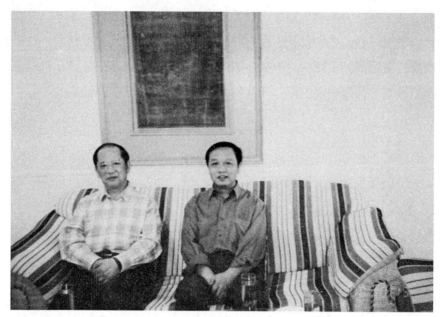↑洪广祥教授与高徒教授

别的各种事物，各门学科各自不同的特色。在科学领域，如果一门学科丧失了其特殊性，就丧失了它的特色，必然会影响到这门学科的继续存在和发展。这就是提倡保持和发展中医特色的理论依据。中医特色，是中医药学自身矛盾运动特殊性的具体体现。因此，中医特色绝不是抽象的概念，而是中医药学理论体系指导下具体实践的体现。中医药的特色表现在许多方面（包括中医药理论、诊断、治疗、护理以及预防疾病的方法等等），而最根本的是它的理论核心，即整体观念和辨证论治的原则。当然，辨证论治是中医的主要特色，一个有素养的中医师在诊治疾病的过程中，必须根据这个体系去诊治病人。中医强调理、法、方、药的一致性，这就是说整个诊治过程是一个统一的整体。辨证论治是中医学的重要特点和精华，是中医诊治疾病时所必须遵循的原则。所谓'辨证'，就是分析、辨别、认识疾病的证候。'论治'就是根据辨证的结果，确立相应的治疗法则。辨证论治过程，实际上就是认识疾病和解决疾病

的过程。辨证论治之所以是中医学的一个特点,是因为不同于一般的'对症治疗',一个病的不同阶段,可以出现不同的证候;不同的疾病,在其发展过程中可能出现同样的证候。因此同一疾病的不同证候,治疗方法就不同,而不同疾病只要证候相同,运用同一治疗方法,可以取得良好的疗效。由此可见'辨证'的'证'是疾病的原因、部位、性质,以及致病因素和抗病能力相互斗争情况的概括。

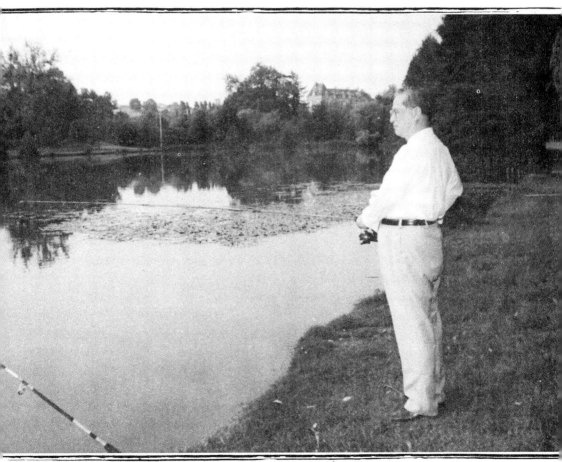

↗热爱生活的洪广祥在享受垂钓的乐趣

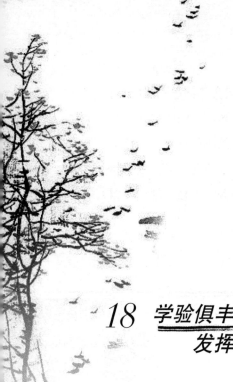

18 学验俱丰　彰显大家风范
发挥了中医药治疗哮喘的特色和优势

问：洪老，中医药治疗哮喘有其特色和优势，您在治疗哮喘病过程中强调"全程温法"，并作为一条重要的指导原则，贯穿中医药防治哮喘全过程，您能跟我们谈谈在这方面的治疗经验吗？

洪老：我可以跟你们谈谈我全程运用温法治疗哮喘病症的依据和温法在哮喘病治疗中的应用。

应用温法和温药治疗哮喘病症无论是在古代还是在近代的医籍中都记载颇多，这里需要特别提出的是医圣张仲景，他是应用温法和温药治疗哮喘症的鼻祖。如在《金匮要略》痰饮咳嗽篇中，强调"病痰饮者当以温药和之"的治疗大法，迄今仍然有效地指导着临床实践。《伤寒论》和《金匮要略》治疗哮喘的方剂中，使用温法和温药的比例高达 90% 以上。甚至在小柴胡汤证中，若兼见喘证者，也提出"加干姜五味子"。张仲景治疗哮喘的著名方剂如小青龙汤、射干麻黄汤、桂枝加厚朴杏仁汤等都以温法为主轴的组方思路进行设计和择药的。麻杏石甘汤、小青龙加石膏汤、越婢加半夏汤等都是治邪热郁肺之喘证的方药，其组方原则坚持温清并用，其中麻黄仍然是全方中的主导药，这充分体现了张仲景治疗哮喘用温法和温药的主题思路。

我们再从哮喘的发病特点和证候规律分析，也不难看出治疗哮喘全程用温法的依据。

依据一，哮喘发作时，通常以半夜至凌晨最为严重。《黄帝内经》指出："合夜至鸡鸣，天之阴，阴中之阴也。"阳不胜阴，阴胜则静，阳失运行，肺气郁闭，上逆作喘。这与西医学认为，人体皮质激素的分泌有昼夜节律的变化，在凌晨时血浆皮质激素下降到最低水平，故在半夜至清晨易发生哮喘的观点是相符合的。提示血浆皮质激素的下降，与阳虚寒盛有关。同时，也可以认为，西药糖皮质激素其药性亦属于温药范畴。

依据二，哮喘患者多有背冷怯寒，鼻头清冷，四肢不温，易自汗和易感冒，晨起流清涕等一派程度不同的气阳虚弱证候表现。大多数哮喘患者对气温的突然变化非常敏感，尤其是对春秋季节忽冷忽热的气候适应能力极差，稍一不慎就会伤风感冒，或当气温突然下降，气道受冷空气袭击而诱发哮喘。这显然与哮喘患者气阳虚弱，卫气不足，呼吸道防御机能和免疫调节能力下降有极为密切的关系。说明气阳虚弱是哮喘患者体质的基本特征。

依据三，"痰瘀伏肺"为哮病反复发作夙根的观点，目前已被同行接受。这不仅在哮喘发作期，即使在缓解期，也都普遍存在痰瘀现象。西医学的实验研究也认为，由于多种炎症细胞、炎性介质导致气道上皮损伤破坏，支气管平滑肌收缩和增厚，血管通透性增强，黏膜瘀血、水肿、炎性分泌物增多（痰液），结果造成气道狭窄、缺血缺氧，严重影

走近国医大师

洪广祥

243

响气道通气功能。这些都与中医哮病"痰瘀气阻"的病机相吻合。因此可以认为，"痰瘀伏肺"是气道炎症和气道高反应性的重要病理基础。

依据四，外感风寒常为引发哮喘的重要诱因。我们对100例哮喘患者发病诱因分析，以外感风寒为诱因者占74%，但半数以上患者未出现常见的外感表证，而仅有喘咳症状加重。我个人认为，这是由于患者气阳虚弱，卫外之气不固，"风寒直中手太阴肺"的缘故。我在辨证时，以右寸脉浮作为判定外感的重要依据。临床经验证明，外感风寒病邪常为病毒性呼吸道感染而引发哮喘的重要诱因。

依据五，从国内外应用中药防治哮喘的实践来看，小青龙汤在支气管哮喘中的运用与研究已引起广泛关注。它不仅对急性发作期有着非常显著的平喘效果，而且在哮喘间歇发作期和临床缓解期也有较好的防治效果。说明确立全程温法治疗哮喘的提法符合临床用药实际，有着普遍的实用价值。

依据六，从各地预防哮喘季节性发作的用药经验来看，大多均选用附子、淫羊藿、仙茅、补骨脂、熟地黄、菟丝子、黄芪、党参、白术等温阳补益药。经验证明，用药时间越长，疗效越显著，越巩固。如沈自尹等用温阳片预防哮喘季节性发作，6年随访，结果142例中显效以上达56.3%，再次说明温法是哮喘缓解期的基本用药规律。

从上述所列六个方面，可以清楚地看到，气阳虚弱为哮喘发作的重要内因。气阳虚弱包括肺的气阳虚和卫的气阳虚，随着病情发展，由肺卫的气阳虚可累及脾阳和肾阳虚。我认为，气阳虚弱是气道变应性炎症发生的基础；由于痰瘀伏肺，气道壅塞，肺失宣肃，严重影响通气功能，因此痰瘀是引起气道高反应的重要病理基础；外感风寒之邪（含致敏因子）是哮喘发作的常见诱因，它不仅易引起继发感染，而且还能加重气道变应性炎症和气道高反应性。因此确立温法为中医药治疗哮喘的全程疗法，它将与西医全程"抗炎"治疗形成两大优势，如果两者能有机结合，将有利于进一步提高哮喘的防治水平。

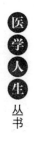

医学人生丛书

244

温法在防治哮喘中的具体应用，根据传统概念，温法，也叫温里法、祛寒法，是通过温中、祛寒、回阳、通络等作用，使寒邪除，阳气复，经络通，血脉和，适用于脏腑经络因寒邪为病的一种治法。《素问》"寒者热之""治寒以热"是温法的理论依据。

温法是针对寒病而设。寒病有实寒和虚寒之分，临床上常常是阳虚与寒邪并存，所以温法又常与补法配合运用。

从支气管哮喘的病因病机和证候特点来看，急性发作期偏于实证，临床缓解期偏于虚证；哮喘反复发作极易形成虚实并存的局面。

根据阳虚、痰瘀、风寒三者的临床特点，在治疗上都应以温法和温药为主线，通过全程温法而达到阳气复、寒邪除、经络通的目的。

全程温法基础方药，我推荐小青龙汤和温阳益气护卫汤。

小青龙汤为防止哮喘的一线方，同时也是发作期的基础方。理由之一，基于哮喘患者普遍存在气阳虚弱，痰瘀伏肺，遇风寒而诱发的病理特点。因此在治疗上强调"温"为基本治法无疑是合适的。理由之二，我在防止哮喘实践中，发现哮喘患者普遍对温肺散寒和益气温阳药有着较强的耐受力，很少显现化热化燥的副反应。即使在治疗热哮过程中，我也强调"治肺不远温"和"用药不避温"的观点，常在温的基础上酌加清的药味，一般均以小青龙汤为基本方，酌加生石膏或黄芩等，常可收到显著疗效。我认为，热哮证的出现，往往是在寒哮的基础上演变而来，多为寒郁化热所致。其热象是标，是暂时的，不是病证的主体。理由之三，小青龙汤的药理实验证实，其煎剂有较强的抗组胺、乙酰胆碱作用，可松弛支气管平滑肌，能明显抑制嗜酸性细胞的生存率及其脱颗粒，小青龙汤中还含有某种能抑制浆细胞或大淋巴细胞产生的物质，并能直接或间接地刺激机体产生某种抑制因子，使血清 IgE 下降。同时，还能扩张外周血管，升高皮肤温度，改善肾上腺皮质功能及肺机能，降低血流阻力和促进血液循环等。这些实验结果，都能有力地支持小青龙汤可作为防治哮喘一线方的理论依据。理由之四，小青龙汤方几乎无副作用，有

洪广祥

报道将双剂重剂小青龙汤合为 1 剂误用后仍未见副反应，说明小青龙汤是一种安全、有效、无毒副作用的经典方。

这里我特别想提出的是，小青龙汤可否作为防治哮喘一线方药？可否作为哮喘全程温法的代表方？小青龙汤适应证的重新定位及其疗效科学评价标准等，都需要继续实践和研究，并希望引起同行们的兴趣。

温阳益气护卫汤为本人经验方。全方具有温阳益气、调和营卫、振奋真元之功效。阳气虚弱，卫气不固，抗邪和调节能力低下，是哮喘反复发作的重要内因。因此温阳、益气、护卫，就成为预防和减少哮喘发作的重要治法。这里所指的温阳是温补气阳，尤其是卫阳（气），因为卫阳（气）是机体抗感染免疫和拮抗变应性炎症的第一道防线。或理解为是机体抗邪的第一道防线，是调节和防卫诱发哮喘发作因素的重要屏障。卫阳的强弱是直接关系哮喘发作的关键环节。根据肺主皮毛和开窍于鼻的理论，温补肺的气阳为温阳护卫的基础。又肾阳为全身阳气的根本，肺肾为母子关系，肾气强则肺气充，因此温补肾的气阳，又有助于肺的气阳的充实，卫气能直接防卫病邪对机体的侵害，同时又能调节和适应自然界致病因子对人体的影响。因此提高卫气的防卫和调节能力，对哮喘患者有重要的调控作用。

实验研究提示，温阳益气护卫汤，能明显改善哮喘豚鼠全身机能状态，能有效降低气道高反应性，延长哮喘潜伏期。并能减轻哮喘豚鼠气道嗜酸性粒细胞（EOS）浸润及活化，为温阳益气护卫汤防治哮喘提供了有力的实验依据。临床经验也证明，哮喘缓解期患者如能持续服用温阳益气护卫汤 1 年以上，可收到显著的防治效果。主要表现在哮喘患者机体抗邪能力明显增强，哮喘发作次数明显减少，甚至控制发作。有的患者虽然未能完全控制复发，但发作程度明显减轻，间歇时间明显延长，有的患者既往每年都要多次急诊住院，经服用温阳益气护卫汤后可降为零次。尤其对儿童哮喘疗效更为显著。充分显示了本方对哮喘缓解期的应用前景。因此，我非常冒昧地将温阳益气护卫汤推荐为全程温法防治哮喘一线药的第二方。

这里我附带介绍一则儿童哮喘食疗验方，方名为"截哮蛋"。

制法：备瓦罐或瓷盆一个，留置健康人或患者自身的 24 小时尿液，取新鲜鸡蛋 7 ~ 10 枚，先在蛋壳上按顺序编号，然后浸入盛有尿液的容器内，尿液应高出蛋面约半寸左右，每天换新鲜尿液一次，连浸 3 ~ 5 天（夏季 3 天，冬季 5 天）即可食用。截哮蛋无特殊异味，患者乐于接受。

用法：每天早晨按编号顺序，依次取出截哮蛋 1 ~ 2 枚，洗净连壳煮熟，然后去壳空腹食用。每次取出鸡蛋后，应及时补充，并与原序号的尾数相连接。一个月为一疗程，连食三个疗程。

适用范围：用于哮证服蠲哮汤缓解后的患者。食蛋期间如遇哮喘发作，可同时配合蠲哮汤治疗，不用停食截哮蛋。平时对蛋类有过敏者忌服。

明·龚廷贤《万病回春·哮吼》记载："用鸡子（即鸡蛋）一个，略敲碎损，膜不损，浸尿缸内三四日，夜取出煮熟，食之神效。"余认为，鸡蛋经尿液浸泡后，不仅能扶正补益，且有活血祛瘀、治嗽疗喘之功能，实属哮喘扶正固本的妙方。经临床验证，对青少年哮喘患者的远期疗效较好。

问：洪老，你的"三因学说"和你的"治肺不远温"对治疗哮喘病和慢性咳喘疾病方面具有非常重要的学术指导和临床运用意义，您能把你的治疗经验跟我们做点提示吗？

洪老：通过多年接触和治疗病人，我掌握了一定的治疗规律，特别是重症哮喘的用药规律，在这里，我向你们介绍几例我在治疗哮喘方面的典型病案。

例一 张某，男，26 岁，1998 年 3 月 6 日初诊。

哮喘反复发作 6 年余。前几天因受寒引发咳嗽，痰白而稠，鼻塞胸闷，翌日喘息憋闷，不能平卧，服西药不效，而求中医诊治。患者张口抬肩，端坐呼吸，冷汗淋漓，口渴思饮，口唇指甲青紫，四肢凉，两肺满布哮鸣音。舌质红暗，舌苔白腻，脉浮弦滑。

证属寒饮伏肺，阻遏气道，肺失肃降，郁而化热。

治宜温散寒饮，清泻肺热，利气平喘。

方用小青龙汤合麻杏石甘汤加减：生麻黄10g，桂枝10g，干姜10g，细辛5g，白芍10g，法半夏10g，五味子10g，炙甘草10g，生石膏30g，杏仁10g，葶苈子15g，小青皮10g，厚朴10g。5剂，每日1剂，水煎服。

二诊：据述服药1剂喘大减，3剂哮喘控制，诸症消失。改用温阳益气护卫汤合苓桂术甘汤以固本治疗。

本案为外寒内饮，郁而化热。方用小青龙汤合麻杏石甘汤加减获效。其所以奏效甚捷，除及时外散表寒，内化寒饮，兼清郁热外，同时合用葶苈子、青皮、厚朴等苦降利气平喘之品，从而显著快速地提高了平喘效果，符合《黄帝内经》"肺苦气上逆，急食苦以泻之"治肺气上逆作喘的治则。

患者呈现冷汗淋漓，显然是哮喘暴发，逼汗外出的缘故。喘平则汗出可止。其与喘脱证之汗出淋漓不能同等看待。喘脱证，脉象应为微细而散，而本证显现浮弦滑，是典型表寒里饮实证脉象，两者易于鉴别。

例二 沈某，女，13岁，1976年4月20日初诊。

病史摘要：缘于1975年2月因受凉引起咳嗽气憋，咯痰不畅，当时两肺可闻及哮鸣音及少许湿啰音，白细胞计数12.8×10^9／L，某医院诊断为急性支气管炎，并反复应用抗生素及镇咳祛痰药，症状未能控制，且逐渐加重。同年5月出现以哮喘症状为主，整天持续发作，尤以夜间为甚。

症见呼吸喘促，喉中痰鸣如水鸡声，自觉胸间憋闷，大便不畅，饮食较差，口唇轻度发绀，舌质暗红，苔黄白相兼而腻，脉细涩，听诊

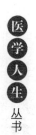

两肺满布哮鸣音。据云：服非那根、氨茶碱、麻黄素、喘息定等抗过敏及解痉平喘药，哮喘可临时缓解，但服药期间仍然反复发作。

西医诊断：支气管哮喘。

中医辨证系由痰浊壅肺，气痰交阻，肺气宣降不利，上逆而作喘。

根据《黄帝内经》"肺苦气上逆，急食苦以泻之"的理论，当以降气下痰，泻肺平喘。

方药：牵牛子 6g，青皮 9g，陈皮 9g，槟榔 9g，生大黄 9g，紫金牛、瓜子金各 15g。嘱服 5 剂。

二诊：据云服第 1 剂药后咯出大量泡沫痰，哮喘症状随之缓解，两肺听诊哮鸣音消失。

后以扶正固本方药调理数月，哮喘未见发作，虽中途感冒多次，亦未引发哮喘，饮食明显增加，自觉无特殊不适。嘱患者继续预防感冒，加强锻炼，以巩固疗效。

本案痰阻气壅，肺失肃降，气机逆乱之肺实证突出，痰浊为其主要矛盾。根据《黄帝内经》"实则泻之"治则，以及我"治痰治瘀以治气为先"的观点，采取"调畅气机"治法，以达涤痰除壅，利气平喘之目的。故选用以味苦善降为特点的牵牛子、青皮、陈皮、槟榔、大黄为伍，以泻肺气、调肝气、运脾气、通腑气。是《黄帝内经》"肺苦气上逆，急食苦以泻之"治肺理论的具体运用。牵牛子，又名黑丑、白丑、二丑。味苦性寒，有小毒。属攻逐水饮药，有泻下作用。为治胸水、腹水、喘满之要药。泻下作用较强，故医家视其为"虎狼之剂"。我认为，在严格掌握其适应证及用法用量的前提下，收效甚著，未见明显副反应，"有故无殒，亦无殒也"。一般煎剂用量以 6g 为宜。矮地茶、瓜子金有较强的祛痰平喘功效，其与诸药相配，有显著的降气下痰，泻肺平喘之功。

例三 赵某，男，48 岁，1992 年 5 月 6 日门诊。

患哮喘 30 余年，以夏季和秋季发病为主。哮喘始发均用中西药对症治疗，其中氨茶碱、博利康尼等西药常能取得较好疗效。后来逐渐失效，继而应用激素治疗，且用药极不规范，随意用药，哮喘发作日趋严重，已无季节发病规律。经病友介绍，遂来呼吸科邀余诊治。

症见喉间吼鸣，胸部满闷，喘息咳逆，痰稠黏如胶状，量少，常以痰出为快，口渴喜饮，大便干结，明显满月脸，面色泛红，短气难续，形体疲倦，动则自汗，常湿透衣衫，既恶冷又恶热，调节能力明显下降，易感冒，阳痿多年，夜寐甚差，心烦气躁，舌质红暗而润，苔中心白黄厚腻，前1/3苔少，脉虚弦滑数，右关弦滑，两尺脉旺，两肺可闻哮鸣音，肺底可闻及细小湿啰音。

证属气阳虚弱，痰瘀伏肺，郁而化热，气阴亦伤，虚实夹杂。治宜温阳益气养阴，涤痰行瘀泄热，寒温并用，补虚泻实同施。

方用芪附汤合麦门冬汤、礞石滚痰丸、千缗汤加减。生黄芪30g，熟附子10g，麦门冬30g，太子参30g，法半夏10g，生姜3片，红枣6枚，礞石20g，生大黄10g（后下），小牙皂6g，淮小麦30g，黄芩10g，青皮20g，桃仁10g。7剂，每日1剂，水煎两次分服。

二诊：服药7剂后痰出较前通畅，痰量增多，痰质稍稀，喘息憋闷症状改善，大便日解一次，口干渴明显减轻，效不更方，原方续服7剂，服法同前。

三诊：喉间已无吼鸣声，两肺哮鸣音显著减少，呈散在性，湿啰音亦减，自觉体力改善，已能入寐5～6小时，诸症日趋减轻或消除，厚腻苔减少2/3，虚弦滑数脉象亦有改观。

原方再加海藻20g，牡蛎20g，以软化结痰，促进哮鸣音消除。

四诊：哮喘已进入缓解状态，肺部听诊未闻及哮鸣音及湿啰音，激素副反应基本消除。

方用温阳益气护卫汤合蠲哮汤加减，以温阳益气护卫，涤除痰瘀夙根。

生黄芪 30g，防风 15g，白术 15g，桂枝 10g，白芍 10g，生姜 3 片，红枣 6 枚，陈皮 10g，牡荆子 15g，桃仁 10g，制大黄 10g。7 剂，每日 1 剂。

五诊：哮喘未发作，自觉抗风寒能力明显增强，体质改善，无明显特殊不适，嘱坚持门诊服药，以减少或控制哮喘发作。

本案由于治疗和用药不规范，致哮喘长期难以缓解，且见明显激素副反应，呈现寒热虚实夹杂的复杂局面。在治疗上必须坚持寒温并用，补虚泻实的治则，合理地选方择药。因患者有明显的气、阴及阳虚证候，故选用芪附汤合麦门冬汤以温阳益气养阴。麦门冬汤为《金匮要略》治肺痿咳嗽的专方，方中重用麦门冬，体现了仲景麦门冬汤以麦门冬为君药的组方思路。麦门冬汤与生脉散的组方思路相比，麦门冬汤有明显的组方特色，我的看法是一为肺脾同治，方中以人参、粳米、大枣、甘草补益脾气，通过补脾而达到"补土生金""补脾生肺"的目的；二为又用半夏降逆下气，降其痰涎，同时防麦冬的滋腻，有相辅相成之妙；三为重用麦门冬，以其为君药，既能养阴润燥，又能借麦冬药性之滋润，以软化黏胶之"痰栓"，使黏痰易于排出，而达肃肺平喘的效果。这就是我遇哮喘气阴两虚，又有黏痰内结之证喜选用麦门冬汤，而不用生脉散的缘故。我在方中将粳米更换为淮小麦之理由是：哮喘患者反复发作，往往心烦气躁，尤其女性患者易伴发植物神经功能紊乱，而加重哮喘之发作。根据《黄帝内经》"肝苦急，急食甘以缓之"的理论，淮小麦与方中大枣、甘草相配，实为配合了甘麦大枣汤以柔肝缓急，有利于制约肝气横逆侮肺，遏制哮喘持续难平的态势。

哮喘持续不解，气津日耗，痰稠难出，日久渐成"顽痰""老痰""结痰"，痰壅于肺，涩而难出，故哮喘难以缓解。方中选用礞石滚痰丸、千缗汤中的主药礞石、皂荚以逐老痰结痰。痰郁易化热，又易形成痰热或痰火之变证，故患者呈现痰质黏稠如胶状，伴口渴喜饮，大便干结，心烦气躁，面色泛红，舌红苔黄，脉弦滑数等见症。方中加黄芩苦寒泻火以清肺，并伍大黄之苦寒，荡涤实热，使腑气得通，肺气自降。气为血之帅，肺为"相府之官""助心行血"。肺气壅滞，必致血行不利，久而成瘀，痰与瘀相合，又易形成痰瘀互结，加重气道不利，故加青皮以破气行血滞，合桃仁之破血行瘀，以达气行血活之目的。

患者已步入中年，久病气阳亏虚，故气短难续，动则自汗，怯寒易感，阳痿脉虚，故用芪附汤益气助阳，温补脾肾，以振奋真元。此乃治哮喘之本也。

本案在治疗过程当中，始终坚持标本同治、寒温并用、补虚泻实贯穿治疗全过程，充分体现辨证论治的优势和特色。同时，在古方的运用上也较好地表现了"古为今用""推陈出新"的原则，从而实现了在继承基础上的创新，故取得显著临床疗效。

问：洪老，我们知道您的学术观点大都源于中医经典著作，并结合长期的肺系疾病临床研究，逐渐提炼，形成自己独特的思想体系和临床风格，您能着重跟我们谈谈治疗慢阻肺方面的经验吗？

洪老：我在学习中医经典时重视继承，更重视创新与发展，做到不泥古，去伪存真，去粗取精，我以下的典型病案就是"祛痰行瘀"为治疗慢阻肺基本治法。

例一 万某，男，61岁，1988年10月6日初诊。

患咳嗽气喘20余年。每遇气候转凉、劳累易发作，冬季发作尤甚。西医诊断为慢性支气管炎、阻塞性肺气肿。发作时多用抗感染为主治疗，但病情仍反复发作，且症状逐渐加重。近又犯病已迁缠月余，遂要求中医治疗。

症见咳嗽痰多，痰白质稀多泡沫，日咯痰量约100mL以上；胸闷气憋，动则气喘加重，甚则倚息不能平卧，伴怯寒背冷，神疲乏力，纳差便软，脘腹作胀，口唇及舌质暗红而润，舌苔厚腻白黄相兼，脉虚弦滑，右关弦滑甚，右寸浮细滑，左寸脉弱。

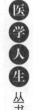

证属寒饮伏肺，阳气虚弱，兼夹风寒。治宜解表化饮，温经散寒。方用小青龙汤合苓桂术甘汤加减。

生麻黄 10g，桂枝 10g，干姜 10g，细辛 3g，法半夏 10g，五味子 10g，白芍 10g，生姜 10g，红枣 6 枚，胡芦巴 10g，补骨脂 15g。7 剂，每日 1 剂，水煎服。

二诊：服药 7 剂，患者咳嗽、憋闷明显改善，痰量已减过半，全身症状亦有减轻，厚腻苔已减 2/3，原方再服 7 剂。

三诊：喘咳基本缓解，痰量日有十余口，以白黏痰为主，脉浮已除。说明标实证已或控制，拟改用补益肺脾，温阳护卫法。方用补中益气汤合温阳护卫汤（经验方）加减以治本虚。

生黄芪 30g，西党参 30g，炒白术 10g，当归 10g，升麻 10g，北柴胡 10g，炙甘草 10g，陈皮 10g，桂枝 10g，白芍 10g，生姜 10g，红枣 6 枚，胡芦巴 10g，补骨脂 15g。7 剂，每日 1 剂。

四诊：患者服上方后自觉舒适，病情处于稳定期，体力明显改善，动则气喘亦见减轻，效不更方，嘱其坚持服用，以提高机体免疫调节能力，减少反复发作，控制病势发展。

例二 谭某，58 岁，男，2001 年 2 月 28 日初诊。

患者反复咳嗽咯痰 16 年，动则气喘 5 年。每年冬季因病情较重常需入院接受治疗。由于反复发作，病情逐渐加重，近又犯病多天，西药治疗效果不显，遂要求中医治疗。

症见咳嗽频作，咯痰不畅，痰黏稠如胶，胸闷憋闷，喉间吼鸣，倚息不能平卧，动则气喘加重，痰出后咳嗽及喘憋均减轻，大便不畅，口干口黏，脘腹饱胀，汗出烦热，舌质红暗，舌苔白黄厚腻，脉弦滑近数，重按无力，右关弦滑特甚，口唇暗紫。

证属痰浊壅肺，气壅血瘀，郁久化热，肃降失常。治拟涤痰除壅，利气平喘。方以皂荚丸、蠲哮汤（经验方）、千缗汤加减：小牙皂 6g，法半夏 10g，生姜 10g，葶苈子 30g，牡荆子 15g，海浮石 20g，小青皮

走近国医大师

洪广祥

15g，广陈皮 15g，生大黄 10g，黄芩 10g，桃仁 10g，礞石 20g。7 剂，每日 1 剂，水煎服。

二诊：服药后咯出大量浊痰，大便通畅，咳喘憋闷症状显著改善，烦热汗出已除，能平卧入睡。原方再加桔梗 30g 以加大排痰力度。7 剂，水煎服。

三诊：患者痰浊壅肺证候已趋缓解，惟动则气喘仍见明显，略有咳嗽咯痰，体倦乏力，气短难续，脘腹饱胀，胃纳差，怯寒制冷，面色无华，唇暗舌暗，苔微腻，脉弦虚滑，右关弦滑明显，右寸细滑。此乃气阳亏虚，痰瘀伏肺，脾虚失运。方用补元汤（经验方）合苓桂术甘汤、香砂六君子汤调理。

生黄芪 30g，西党参 30g，白术 15g，炙甘草 10g，全当归 10g，广陈皮 15g，升麻 10g，胡芦巴 10g，补骨脂 15g，桂枝 10g，茯苓 30g，广木香 10g，西砂仁 6g，法半夏 10g，川芎 10g。7 剂，每日 1 剂，水煎服。

四诊：服药后阳虚气弱证候改善，脾虚失运之证显著减轻，继续进原方加减调理，以稳定病情，阻断发展。

例三 杨某，男，53 岁，2004 年 11 月 29 日初诊。

确诊慢性阻塞性肺疾病已 3 年。常因感冒而引起急性加重，多次住院西医西药对症治疗，经治疗病情可暂时控制，但久病体虚，抵抗力差，每年感冒多达 6～7 次，每次感冒都引发急性加重，病家要求应用中医药持续治疗，以期改善体质，预防感冒，控制或减少反复发作。

症见形瘦神疲，气短乏力，语音低弱，动则气喘，平素怯寒肢冷，极易感冒，时有咳嗽咯痰，晨起胸部憋闷，气温升高则憋闷明显改善，平素纳差便溏，阳痿多年，早衰征象突现。面色无华，舌质暗红，舌苔白黄腻，脉虚细弦滑，以右关弦滑更明显，两尺脉弱，右寸细滑。

证属气阳虚弱，卫气不固，痰瘀伏肺。治拟补益气阳，固护卫气，杜绝生痰之源，以减少痰瘀阻塞。方用补元汤合温阳护卫汤加减调治。

生黄芪 30g，西党参 30g，白术 15g，炙甘草 10g，全当归 10g，广

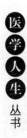

陈皮 10g，升麻 10g，北柴胡 10g，桂枝 10g，白芍 10g，生姜 10g，红枣 6 枚，锁阳 15g，补骨脂 10g，防风 15g，小牙皂 6g，法半夏 10g。7 剂，每日 1 剂，水煎服。

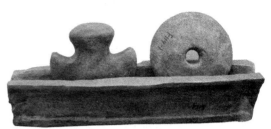

二诊：患者服药后自觉舒适，虚能受补，尚有痰瘀伏肺，但进补后未见壅塞之象，可继续坚持补益扶正，以增强体质，提高抗邪能力，改善肺功能，阻断病势发展。7 剂，每日 1 剂，水煎服。

三诊：自觉抗寒能力增强，咳嗽咯痰症状基本消失，右关弦滑程度显著减轻，标志脾虚生痰已初步遏制。原方加用桃仁 10g，鬼箭羽 15g，以散瘀通络。嘱守原方续服 3 个月以观后效。

四诊：观察 4 个多月，病情稳定，与同期相比有显著改观。中间曾感冒一次，但很轻微，未引发急性加重，疗效满意。患者仍继续坚持服中药。

例一是急性加重期，为寒饮伏肺，气阳虚弱，外感风寒而引发，故以小青龙汤解表化饮，苓桂术甘汤温阳化饮，再加芪附汤以益气温阳，从而达到祛邪以扶正，祛邪不伤正，较好地贯穿了治疗慢阻肺应坚持实施补虚泻实的原则，故取效甚速。

例二为急性加重期痰浊阻肺证。治疗重在涤痰除壅，方用皂荚丸、蠲哮汤、千缗汤加减而获卓效。

《金匮要略》云："咳逆上气，时时吐浊，但坐不得眠，皂荚丸主之。"临床应用应定位在"浊"痰这个关键症状上，"浊"痰是引起"咳逆上气"的主要矛盾。故仲景选用宣壅导滞，利窍涤痰，药力俊猛的皂荚为主药。《经方实验录》也强调指出："夫甘遂之破水饮，葶苈之泻肺胀，与皂荚之消痰胶，可称鼎足而三。惟近人不察，恒视若鸩毒，弃良药而不用，伊谁之过矣？"再次肯定皂荚清涤胶痰的重要作用。皂荚始载于《神农本草经》，为豆科植物皂荚的果实或不育果实，前者程皂荚，后者称猪牙皂。以肥厚、色紫褐为佳。该药味辛、咸，性温，有毒。能开壅塞之肺气，软化稠厚之顽痰，用于顽痰壅塞，喘咳气急之症。尤其对咳喘痰多、胸闷气急、难以平卧之肺实证有很好的效果。临床汤剂用药量以6g为宜。

千缗汤由皂荚、半夏、甘草、生姜组成，为《妇人良方》所载。该方是从《金匮要略》皂荚丸演化而来，有继承创新之意。主治"痰喘不能卧"和"风痰壅盛喘急，日夜不得卧，人扶而坐者"。认为方中"甘草能益脾，皂荚能去垢，半夏能破逆。曰千缗者，重其效也。"同时，生姜和甘草具有"解毒""和中"的作用，更能体现《金匮要略》皂荚丸方除痰而不伤正的特点。临床用于浊痰壅肺证有较好疗效。

蠲哮汤为本人经验方，有葶苈子、青皮、陈皮、牡荆子、生姜、大黄等药组成，重在泻肺除壅，利气平喘，符合《黄帝内经》"肺苦气上逆，急食苦以泻之"，和本人提出的"治痰治瘀以治气为先"的配方原则。该方用于哮喘及慢阻肺痰浊证有较好效果。

方中还加了海蛤壳、礞石软化痰栓，以加速顽痰化解。复诊时又在原方基础上重用桔梗30g以加大排痰力度，从而达到显著疗效。

例三为慢性阻塞性肺疾患的稳定期。患者表现为气阳虚弱，卫气不固，痰瘀伏肺等证。体现了我提出的"气阳虚弱为内因"，"痰瘀伏肺为夙根"的学术观点，故治疗重在补益阳气，固护卫气，涤痰行瘀。通过近5个月的持续服药，从而有效地增强了体力，提高了御邪能力，控制了反复感冒，遏制了急性加重的发作条件，从而积极地保护了肺功能，阻断了病情发展，使患者生活质量有显著改善。说明中药治疗慢性阻塞性肺疾病有着很好的应用前景。

例四 陈某，男，66岁，1989年12月28日初诊。

患咳喘症20余年，遇寒或劳累则发作频繁，多次住院或门诊中西医治疗，病情未能控制。某西医院确诊为慢性阻塞性肺病、肺源性心脏病。

前一周又因感受风寒而引发急性加重，经西药抗感染治疗及对症

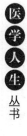

治疗效果不显，并拒绝住院治疗。经友人介绍来门诊接受中医药治疗。

症见咳嗽频作，咳吐白色泡沫稀痰，日达数十口，喉间痰鸣，喘憋甚难以平卧，颜面及下肢微浮肿，形寒肢冷，面色暗，舌质暗红带紫，舌苔白厚腻，脉象弦浮滑，左寸虚细，右寸弦滑细，左关弦滑。

证属阳虚瘀滞，寒饮伏肺，外感风寒引发。治宜温经扶阳，解表化饮。方用麻黄附子细辛汤合苓桂术甘汤加减：

生麻黄10g，炮附子10g，北细辛5g，炙甘草10g，嫩桂枝10g，炒白术15g，白茯苓30g，葶苈子15g，桃仁10g，益母草30g，广陈皮15g，小青皮15g。7剂，每日1剂，水煎服。

二诊：服药后诸症悉减，患者高度赞许中医药的神奇疗效。原方加生黄芪30g以补益肺脾。7剂，每日1剂，水煎服。

三诊：患者已能生活自理，痰量已减5/6，浮肿消除，饮食增加，精神明显好转，唯动则气短，不耐烦劳，舌质暗红，苔白淡黄腻，脉虚弦滑，已进入稳定期。改用补中益气汤合苓桂术甘汤、桂枝茯苓丸加减调理。

本案辨证为阳虚瘀滞，寒饮伏肺，外感风寒引发，故用麻黄附子细辛汤合苓桂术甘汤加减温经扶阳，解表化饮。方中麻桂以散表寒；苓桂术甘以温阳化饮；患者心肺阳衰，阴寒内盛，血脉瘀滞，脉道不通，故用附子温经扶阳，合细辛以散内寒，于扶阳中搜表里之寒，驱寒中不致伤阳。血得温则行，得寒则凝，故取桂枝温通，合桃仁、益母草之活血通经，以疏通瘀滞；痰瘀阻塞气道，肺气肃降失常，根据"治痰治瘀以治气为先"和"气顺痰消"，"气行血活"的理论，用葶苈子、青皮、陈皮以疏利气机，泻肺除壅，从而有效改善"肺主治节"和"助心行血"功能，有助于缓解症状，稳定病情。三诊患者病情已进入稳定期，故用补中益气汤以补宗气，强肺气；苓桂术甘汤继续温阳化饮，其与补中益气汤合用，有助于"杜绝生痰之源"；桂枝茯苓丸温经活血，以除痰瘀夙根，减少发作。

洪广祥

这里附带谈谈用葶苈子的体会：

葶苈子辛苦大寒,辛开苦降,气味俱厚,一是能宣肺降气,破滞开结,泻肺消痰,清热平喘,为除肺中水气贲满喘急之要药；二是行水消肿。我在临床上常用其治疗支气管哮喘、慢性阻塞性肺疾病及肺源性心脏病痰阻气壅的肺实证。现代药理研究证明,葶苈子有强心作用。我认为葶苈子之强心,是通过治肺而达到强心之目的。实际上是"肺主治节"和"助心行血"功能的体现。明朝李时珍对葶苈子泻肺祛痰极为推崇,其云"肺中水气贲郁满急,非此不能除"。我在临床中喜用本品治疗痰喘气壅证。常用量为 15 ～ 30g（布包煎）。根据辨证,配伍不同方药,不论风寒、风热、痰热、痰湿。均可用之,堪称肺中痰证之主药。

问：您是如何发挥中医药优势,认识肺癌的病机,坚持"以补助攻"提高临床疗效的呢?

洪老：一般来说,病人单纯接受中医药治疗者,绝大多数为晚期病人,如何发挥中医药治疗的优势,控制病情发展,延长病人生存期,减轻临床症状,使晚期肺癌患者获得较好的治疗机会,是中医临床科研的重要课题。我从事肺癌临床科研多年,现将点滴体会介绍如下：

一是深刻认识肺癌的病机,是提高临床疗效的关键

肺癌属"肺积"证范畴,并与咳嗽、喘证、胸痛、肺痈、咯血、癥瘕等病证密切相关。肺癌的病位在肺,中医认为,肺为娇脏,易受外邪,肺气不足,则邪气乘虚而入。邪留于肺,肺气壅滞,气滞日久必致血瘀,瘀积日久则成块（癌块）。故古人有"血瘀而成"的理论。临床实践证明,肺癌患者均见有不同程度的舌暗、瘀斑、舌下静脉延伸扩张,其周围呈粟状增生以及其他"血瘀"征象和症状,由此可见,"血瘀"为肺癌的基本病理。

"肺主气""朝百脉",人体气血津液的正常运行,全赖气的推动。肺癌患者气血瘀滞,必然会直接影响肺津的正常输布,肺不布津则津液停聚，郁积不行，而转化为痰浊。痰浊阻肺，肺失肃降，不仅可引起咳嗽、咯痰、胸闷、气憋等肺之见症，同时痰浊壅肺，肺气受阻，又进一步加重血瘀，形成恶性循环。故古人有"痰夹瘀血遂成窠囊"的理论。痰瘀互结的病理变化，在肺癌的病理机转中占有重要地位。

"积之成者，正气不足，而后邪气踞之。"100 例晚期肺癌患者有关病因的回顾性调查表明，正气不足，脏腑气血阴阳失调，是肺癌发生的重要内因。肺癌发生后，又极易耗气伤血，伤阴损阳，机体抗癌能力进一步下降，促使癌症扩散和发展。晚期肺癌患者均有显著的脾气虚见症。"脾为后天之本""气血生化之源"。临床实践证明，肺癌患者凡见面削形瘦，"大肉尽脱"的脾败见证，常预示着患者已进入生命垂危阶段。由此可见，正气存否决定着肺癌患者的生机。

随着晚期肺癌的病情发展和病理演变，部分病人可出现由气之阳虚而转变为气之阴阳两虚，临床呈现肺脾肾三脏之阴阳两虚见证。如患者除有肺脾气阳虚的见证外，还同时伴见干咳，低热，手足心热，盗汗，口干，大便干结，舌红苔少，脉象细数等肺脾肾阴虚症状。这种转化多见于术后复发的肺癌患者，常预示病势极其严重，治疗效果也极差。

此外，"痰热"常为晚期肺癌病理演变的一个侧面，多因痰瘀化热所致。痰瘀化热的直接原因，是由于癌块阻塞支气管致使痰液引流不畅，出现继发感染的缘故。患者表现发热，口苦口干，咯痰黄白相兼或咯脓血痰，大便干结，舌苔黄厚腻，脉象弦滑或兼数。一旦出现这种转化，临床治疗时，必须采取截断方法，以求得热象迅速控制，以阻断病情的急剧变化。

二是晚期肺癌的治疗要坚持"以补助攻""留人治病"的原则

晚期肺癌的治疗方法要根据其病机特点，采取活血化瘀、消痰散结、清泄郁热、健脾益气、养阴护阳的治法，但是在施治过程中，要按病情的复杂性和兼夹证进行有机结合，不可面面俱到，主次不分。尤其是晚期肺癌，不仅癌症表现已日趋严重而且正气不支已直接威胁患者的生机。

走近国医大师

洪广祥

因此"扶正补益"，就是治疗的关键。通过合理"补益"，机体状态得到有效的改善，能提高机体对抗癌药物的耐受力和敏感性，并为攻癌药物的使用创造较为良好的机体状态。鉴于晚期肺癌患者阴阳气血俱虚，脏腑机能严重失调，其中又以脾胃受损、元气耗伤为中心环节，根据"脾为后天之本""气血生化之源"和"有胃气则生，无胃气则死"的理论，在使用"补益"法的过程中，一切有损于脾胃功能和克伐脾胃生机的药物均当慎用。在应用补益扶正药时，要掌握补而不壅，温而不燥，补运结合的原则，并注意醒脾药的有机配合，从而达到"以补助攻""留人治病"的目的。

问：洪老，我国肝炎患病率很高，您对慢性肝炎的治疗也积累了不少经验，能给我们谈谈吗？

洪老：从中医角度看，我认为慢性肝炎与患者正虚邪恋，邪毒羁留营血有密切关系。慢性肝炎的基本病机可概括为"湿热余邪残未尽，肝郁脾肾气血虚"。说明其病变在湿热邪毒的作用下，直接影响肝、脾、肾和气血阴阳。病机复杂，始终处在虚实夹杂的矛盾中，正衰邪盛是引发病情加重和导致死亡的重要原因。

因此慢性肝炎的中医药之治疗，要把"扶正祛邪"治则贯穿治疗的全过程。护脾胃正气为重中之重，切忌苦寒败胃和攻邪伤正，企图直接从抗肝炎病毒入手，或大剂量用苦寒清热解毒药，背离"扶正祛邪"理论治则的指导，是难以取得较好疗效的，甚至可能加重病情的恶化。

慢性肝炎由于湿热毒邪留恋，肝脾气滞血瘀，是导致肝病患者由实转虚，病情反复的重要病理基础。

脾主运化，喜燥恶湿，"得阳始运"，最忌湿邪困阻。脾胃互为表里，湿邪困阻脾胃，脾失健运，胃失和降，以致恶心、厌油、纳呆、脘腹胀满、大便不调等。又湿为阴邪，最易损伤脾阳。湿邪留恋，脾阳受伤，脾阳虚弱，运化失常，消化功能减退，造成饮养不良。脾胃气血生化之源，

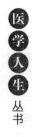

脾虚不能化生气血，故易出现气血两虚的证候。肝为刚脏，体阴而用阳，其特性是喜润恶燥，最忌热邪燔灼。热为阳邪，最易伤津耗阴，入血动血。热邪久留肝脏，必然肝阴受灼，导致肝阴不足，肝阳失潜，因而出现头晕心烦，失眠多梦，肝区作痛，口干，舌红，脉弦细，或见肝掌、蜘蛛痣。"肝肾同源"，病情演变的结果终至"肝肾阴亏"，甚则"肝肾阴竭"。

肝主疏泄，为人体气血调节的重要器官。肝病极易出现气血运行失调的证候。因肝藏血，主疏泄，肝既为邪所扰，必致疏泄不利。因此慢性肝炎早期常易出现肝郁气滞的症状，如情绪郁闷，喜叹气，两胁窜痛等。

气与血在生理上关系密切，"气行则血行""气滞则血凝"。气机失调，肝郁气滞之后，往往出现血滞，临床表现为"气滞血瘀"的证候。如肝区刺痛，痛处固定。血瘀程度重者，可见肝脾肿大，质地坚硬，皮肤、黏膜出现瘀斑，色素沉着，以及肝掌、蜘蛛痣相继加重等。

慢性肝炎病机复杂，"正虚邪恋"是其基本病理矛盾。正虚的临床表现在慢性肝炎中也不尽一样，或为脾虚，或为肝肾阴虚，或为气血两虚，甚至交叉出现，因此，要在复杂的病机中找出主要矛盾，就成为治疗慢性肝炎的关键。从迁延型肝炎和慢性肝炎的病例来看，大致可分为八种情况，即湿热未清、脾虚湿困、肝郁脾虚、肝胃不和、肝肾阴亏、肝郁血瘀、气血两亏、脾肾两虚等。这八个方面仅是慢性肝炎过程中某一时期所表现的主要方面，临床上还可以兼夹其他变化，在一定条件下，其主要矛盾可以相互转化，并非固定不变。就慢性肝炎的共同病理基础来看，可归纳为"湿热余邪残未尽，肝郁脾肾气血虚"。

对慢性肝炎的治疗，首先要抓住临床证候的共同特点，认识其共同病机，寻求其治疗的共同规律，同时还要注意每个患者的特殊表现，采取相应措施，才能取得较好疗效。

我个人认为，在处方潜药时，要掌握"疏泄不可太过，补脾不可太壅，祛湿不可太燥，清热不可太寒，祛瘀不可太破，养阴不可太腻"的原则。

走近国医大师

洪广祥

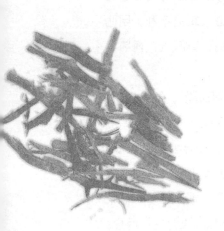

那时我治疗过很多慢性肝炎患者，均已痊愈，其中两位姓熊的患者印象特深。一位是1981年8月20日就诊的，男，41岁，于当年4月在市防疫站体检发现HAA阳性。8月16日查肝功能：SGPT116U，余项正常，HBsAg阳性，滴度1:32，感头晕乏力，精神差，上腹发烧，肝区隐痛，胃纳尚可，时有口干苦，大便偏稀，小便偏黄，舌质偏红，苔薄，脉弦。服绣花针（单味）50g，水煎，每日1剂。1981年10月19日复查肝功能：SGPT306U，余项正常，HBsAg阳性，滴度1:64，CIE法阳性。感头晕乏力，睡眠差，饮食欠佳，食后有轻微恶心，胃脘闷胀，牙龈易出血，胸闷不舒，大便不结，小便微黄，舌质红暗、苔薄，脉弦。辨证：肝郁脾虚，郁而化热。治法：疏肝健脾和胃泄热降酶为治。方用丹栀逍遥散加减：丹皮10g，生栀子10g，柴胡20g，白芍10g，枳壳10g，生甘草6g，茯苓15g，白术10g，薄荷5g，当归10g，陈皮10g。每日1剂，水煎服。服药30余剂。1981年11月23日复查肝功能及SGPT正常，HBsAg转阴，仍以疏肝健脾方药调理，以巩固疗效。1982年2月至10月分别多次复查肝功能均在正常范围。

　　另一位也是个男性患者，29岁，于1982年10月28日初诊，他是在1980年9月赴庐山休养返家，自觉乏力、厌油、纳差，而来我院检查，发现肝功能不正常。以后多次复查均不正常，SGPT150～290U，查GBSAg(RpHA法)阳性，滴度 1：1024。舌质暗红，苔黄腻而厚，脉弦。经反复使用利湿清热、益气健脾等法，单味绣花针（水煎剂、糖浆剂）等，病情不稳定，肝功能常有波动，HBsAg 滴度时高时低。诊断为：慢性肝炎。主要症状：疲乏无力，肝区疼痛，食欲一般，小便黄，舌质暗红、苔黄腻，脉弦。辨证：湿热瘀阻。治法：清利湿热，活血祛瘀。处方：茵陈 15g，金钱草 15g，生栀子 10g，当归 10g，白芍 10g，丹参 15g，红花 6g，赤芍 10g，柴胡 10g，郁金香 10g。上方出入服药 1 个多月，查肝功能及 SGPT 均正常，续用上方加减服药 4 个多月，多次复查肝功能及 SGPT 正常，症状消失。

关于肝功异常问题。肝病患者出现肝功能异常，常标志着肝脏病变的活动情况及肝功代偿失调。通过应用调节肝功能的药物，以图减轻肝实质炎症，防止干细胞坏死，促进干细胞再生，恢复肝脏的正常代谢功能。肝功能的项目很多，这里重点介绍谷丙转氨酶（SGPT）异常的治疗体会。

临床上常测定谷丙转氨酶的活力，以诊断肝脏疾病。它对于追踪观察急性肝炎是否痊愈，慢性肝炎是否活动以及评估药物的治疗效果，都有一定价值。

湿热壅滞是肝病的重要病理变化之一。谷丙转氨酶的高低、异常与湿热蕴结的程度相平衡（舌质红、苔黄腻、口苦、尿赤、脉弦）。因此，对于转氨酶增高的病例，治疗时要重点抓住清热利湿解毒的原则，使湿热速去，邪去则正安。若病情迁延反复，出现湿热伤阴，肝阴耗损者，又应根据"肝性刚直，宜柔而不宜伐"的理论，治疗重在养阴柔肝为主，使津液充而肝木自柔。

降酶的常用药有茵陈、败酱草、虎杖、龙胆草、大黄、田基黄、垂盆草、连翘、蒲公英、夏枯草、土茯苓、糯稻根、五味子等。有的单味使用（如五味子、垂盆草等），有的辨证使用，均能收到一定疗效。但也有部分病例，疗效不够理想。我的体会是，有证可辨时，必须以辨证为主，辨病为辅；

走近国医大师

洪广祥

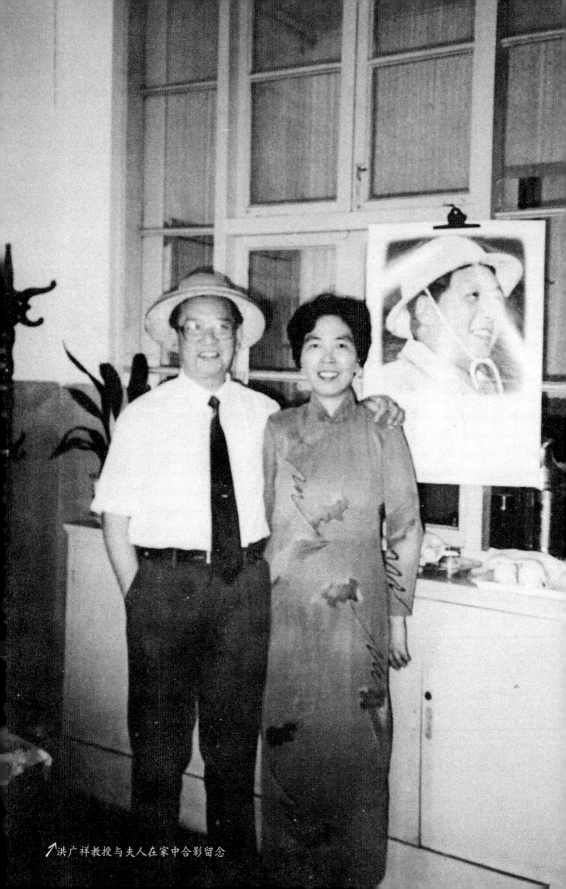

洪广祥教授与夫人在家中合影留念

症不明显或无证可辨时，以辨病为主，辨证为辅，采取辨证与辨病，或辨病与辨证相结合的方法，可以提高疗效。如热偏重者，以清热利湿为主，加用龙胆草、虎杖、败酱草、大黄等降酶药物；湿偏重时，以利湿清热为主，加用田基黄、茵陈、垂盆草等降酶药物；如见明显的肝阴不足者，在养阴柔肝的基础上，再加五味子、糯稻根等降酶药物。

　　五味子蜜丸的降酶作用已为大量的临床病例和动物实验所肯定，并作为降酶的常用有效药物之一。但也有不少病例，常存在停药后转氨酶反跳现象。复发率最低为20％，最高为60％，其反跳与复发的原因可能是多方面的，与肝炎病毒复制，以及过劳、感冒和服药天数等因素都有密切关系。就五味子的药性分析，其味酸咸，其性温收，具有酸收缓肝的作用，再配伍味甘补益的蜂蜜，具有甘缓补中的作用。两者协同，酸甘合化而养阴。因此，它对肝阴耗损而转氨酶升高的病例较为恰当。但对湿热壅滞者则不适宜，这是因为五味子之酸收可以敛邪，蜂蜜之甘缓可以壅中，更使湿热之邪蕴结难解，以致病情迁延反复，不易速愈。从临床应用五味子蜜丸出现反跳和复发的病例来看，绝大多数都属湿热壅滞或余邪未清的患者，如见食少腹胀，口苦口黏，小便短赤，舌苔黄厚而腻等，经改用化湿清热，病情反复的情况也较少。由此可见，五味子降酶也应辨证使用，不能千篇一律。从五味子中提取的降酶有效单体——联苯双酯新药，也同样存在上述问题。

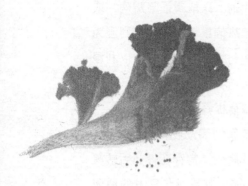

19　寸草寸心　甘为良医济世
察病仔细，辨病精确

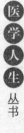

洪老在诊疗过程中严谨认真，不放过病人症状的细微变化。他耐心地坐在病人床头听咳痰声，判断其咳嗽是来自上呼吸道还是下呼吸道；或拿起病人床边的痰盂，察看痰液的颜色，以达到精确的辨证和正确的治疗。每次查房以后，洪老对每个人的病史和舌脉都记得清清楚楚，因而分析病情确凿有据，处方用药得心应手，最难忘的是他接诊一个 4 岁的急诊小女孩，因感冒发烧引起支气管哮喘，脸色发青，四肢冰凉，每分钟心跳达 140 次，能用的药都用了，病情仍在恶化，为了挽救幼小的生命，洪老连夜翻查手头所有的资料，通宵达旦的选方配药，小女孩在他的诊治下，终于在第 4 日逐渐脱离了危险……

而这一次，突发事件使他进一步掌握了重症哮喘的用药治疗规律，并依次建立了一整套洪氏防治方法。

　　还有一例44岁的男性患者，感右胁隐痛，疑为肝炎，而作超声波、肝功能检查，结果均无异常发现。右胁隐痛一直持续了5年，每日痛2~3次，有时可间歇半个月不痛，痛位不甚固定，并连及右腰背，当时又疑为胆囊炎，在某医院住院检查，行胆囊造影及肾脏造影均无异常。每作胁痛时两眼不自主流泪，痛止泪停。有时伴睾丸胀痛。常感咽喉梗塞，吞之不下，吐之不出。时有乳头作痒。性情急躁易怒，平素饮食尚可，近来较差，大便正常，常作嗳气，胸闷喜叹息，叹气则舒，有时情绪郁闷，稍感口干，不苦，舌质偏暗，舌苔薄，舌下静脉较粗大，脉沉弦。证属肝郁证，以肝经气滞为主，郁久而见血瘀征象，拟疏肝理气佐以活血行瘀为治。方药：柴胡10g，白芍10g，枳壳10g，甘草5g，香附10g，郁金12g，佛手12g，合欢皮15g，玫瑰花10g，当归10g，川芎10g。5剂，每日1剂，水煎服。二诊：据述服药后胁痛缓解，稍感左胁隐痛，偶有双手轻微震颤伴乏力，药后稍感口舌干燥，仍以原方加减，酌加柔肝息风药，减去香附等温燥行气药：北柴胡10g，白芍10g，枳壳10g，甘草5g，郁金10g，瓜蒌壳15g，川楝子10g，绿萼梅10g，丹参15g，白僵蚕10g，白蒺藜12g，生龙牡各15g，5剂，每日1剂，水煎服。三诊：服药后双手震颤已除，感咽喉梗塞，胸闷气紧，说话吃力，舌脉如前，仍宗原方加减续服。从多次复查看，患者服疏肝调气配合调血活血药，症状时而缓解，时而再现，极不稳定。综观全部症状和病情易波动，其病类似西医植物神经功能紊乱症，需长期调治方能奏效。

　　本案症状与足厥阴肝经循行路线密切相关，为一例典型肝经系列症状表现。肝经循行路线：起于足大趾爪甲后丛毛处，向上沿足背至内踝前一寸处，向上沿胫骨内缘，在内踝上八寸处交出足太阴脾经之后，上行过膝内侧，沿大腿内侧中线进入阴毛中，绕阴器，至小腹，胃两旁，属肝、胆，向上穿过膈肌，分布于胁肋部，沿喉咙的后边，向上进入鼻

走近国医大师

洪广祥

267

咽部，上行连接目系出于额，上行与督脉会于头顶部。其支者，从目系分出，下行于颊里，环唇内。然后又从肝分出，穿过膈肌，上注入肺，交于手太阴肺经。由此可以看出，足厥阴肝经循行的主线涉及阴器、小腹、胃两旁、胆、膈肌、胁肋、喉咙、鼻咽、目系、额、头顶、口唇、肺。患者首见胁痛、不自主流泪、睾丸胀痛、咽喉梗塞、乳头作痒、性情急躁易怒、嗳气、胸闷、喜叹气、情绪郁闷、左胸隐痛、双手震颤、脉弦等症。肝经症状极为典型，充分体现经络与病证的联属关系。通过疏肝理气方药治疗，上述诸多症状迅速解除。另一方面，患者还出现双手震颤，舌质暗，舌下静脉粗大等"风动"和"血瘀"表现，这显然是肝郁气滞，血行不利，瘀血阻络，血不荣筋，肝风内动的缘故。故方中先后应用郁金、玫瑰花、丹参、当归、川芎、白蒺藜、白僵蚕等以活血行瘀，柔肝息风。肝经气郁证候易受情志因素的影响。"肝主疏泄"和"肝失条达"的生理病理关系临床反应极为敏感，如治疗得当缓解也快。若遇情志不遂，疏导不利，又极易反复。临床治疗本病症时，要重在条达肝气，养血柔肝以遂其性。疏肝、养肝并用，使肝气得疏，肝血得补，才能更好地发挥肝的疏泄条达功能。

精勤不倦，上善医者

在医学院第一附属医院任中医科主任时，洪老大胆创新运用了古代的荒方"五积散"治愈了多例"无名高热"的病人，因此的确有不少慕名前来应诊的病人。当时每当轮到他上门诊时，许多病人清晨四五点就来排队，天热时有些人就在诊疗室外的大厅上铺着草席等候挂号，就怕错失会诊良机。每逢他初诊，绝对准时到岗，就是出差深夜回家，第二天也一定能准时在病床前或门诊室里看到他的身影。为了满足病患们的求治心愿，洪老超负荷出诊，也成了家常便饭，对待病人的真诚铸就了医患关系的融洽。许多病人感慨道："洪大夫待病人热忱，态度和蔼，临床疗效显著，找到了洪医师治愈就有希望。"面对患者的信任，他更是谨遵"真善为本，济世成德"的思想和行为准则。他认为行医首先就

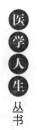

是立品做人，做一个正直的人，一个有真才实学的人。只有仁善待人，才能济世活人。对于一位中医而言，他认为只有热爱中医，把为病人解除痛苦、治病救人作为最高追求，刻苦学习，钻研医术，在业务上精益求精，"疗效是关键"，同时要具备仁人之心和奉献精神。

洪老把自己的全部心血都用在中医事业上，将自己的命运同中医药发展的命运紧密联系在了一起。

医灯传焰，大医之美

洪老以发展中医事业为己任，积极培养传承人。1990年被国家人事部、卫生部、中医药管理局确定全国首批500名老中医药专家学术经验指导老师，先后培养4名国家级中医高徒，他共培养了硕士、博士研究生20名。现在他们都相继成为本专业的学术带头人和业务骨干。洪广祥先后发表学术著作与论文总数100余（部）篇，如"哮证治疗之我见""中医药治疗晚期原发性肺癌的体会""对慢性阻塞性肺疾病诊治指南的若干思考""咳嗽医案剖析""慢性咳嗽中医药治疗再探讨"，其学术思想、技术经验，特别是呼吸病的诊治及科学研究为繁荣祖国中医药学做出了重大贡献。他强调的四结合四为主的师承教学方法，即理论与实践结合以实践为主；中医与西医结合以中医为主；辨证与辨病结合以辨证为主；继承与发展结合以继承为主的教学方法，为师承工作发挥了鲜明的指导作用，有力地保证了师承工作的质量。

洪老独创了许多颇有疗效的经验方，如蠲哮汤、温肺散、益气护卫汤、温阳益气护卫汤、补元汤、清咽利窍汤、干咳宁、咳喘固本冲剂等，在此基础上先后研制开发出国家三类新中药"蠲哮片""冬菀止咳颗粒"。"蠲哮片"明显提高了慢性咳喘患者的平喘效果，显效率达90%；药理实验结果证明"蠲哮片"的平喘药效比西药"氨茶碱"的后劲足，有较好的祛痰、平喘、消炎、改善心肺功能和抗缺氧、改善微循环的作用。该药不仅国内患者喜爱，而且还批量地销往国外。他研制的其他新药，如"复方参蛤散"治疗肺气肿，"喘咳固本冲剂"预防感冒，控制和减

洪广祥

少慢性咳喘病的发病。他先后承担的科研课题获国家专利局发明专利 3 项；国家三类新中药 2 个。其中蠲哮片获中国发明协会和香港国际华人发明博览会金奖。其他系列产品"喘咳固本冲剂""复方参蛤片""寒咳宁""蛭散胶囊"等也获得较好经济效益，加速了中医药成果产品化、商业化，使科学技术进步和科学创新更具有活力。

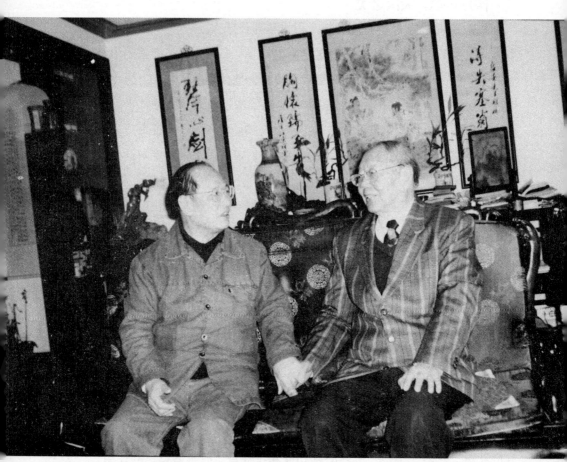

↑与国医大师朱良春教授亲切交谈

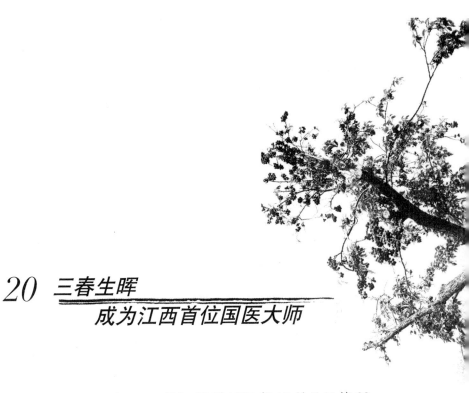

20 三春生晖
成为江西首位国医大师

《瞭望》周刊 1992 年 12 月 7 日第 38 期载文：

洪广祥教授速写

——今年 53 岁的洪广祥德高医精，他治愈了许多疑难重症病人。一些被治愈的患者说，找到洪广祥，治愈有希望！长期的医教研生涯，使他对疑难症的中医治疗具有丰富经验，尤其对肺系疾病的临床研究独树一帜，参与出版了 3 部专著，发表论文 60 多篇。系统研究出治疗支气管哮喘、慢性支气管炎、慢性阻塞性肺气肿的三类新药，有的已远销东南亚国家和港、台地区，科研阶段已获经济效益 30 余万元，在广交会上，马来西亚一次就购去 40 万片剂。洪教授还自筹资金建立了

我省第一个"中医肺系病所研究室"。他对支气管哮喘病深有研究，在国内率先提出了"痰瘀伏肺为哮喘反复发作的夙根"和"治痰

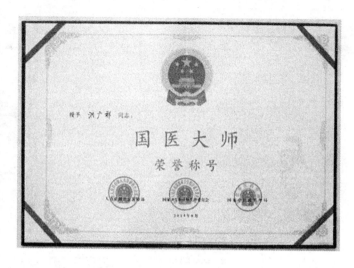

治瘀以治气为先"的新论点，并应用这一新的见解指导科研，开发了新药"定喘宁"，明显地提高了中医药治疗支气管哮喘的疗效，被病人视为"克宝"。他撰写的"中医药治疗支气管哮喘的研究"和"支气管扩张症中医药治疗"两篇论文，在国家级刊物发表以后，国外医学杂志也相继采用，一致认为洪教授治疗哮喘病的经验具有指导意义。1991年他分别应邀参加"国际新药发展大会"和"国际传统医药大会"，他的论文受到了国际医药界的重视，他成为我国中医事业承前启后的一名名医。

《中国中医药报》1990 年 8 月 20 日载文：

痰瘀伏肺为中医治疗哮病病人提供了理论基础

本报讯：支气管哮喘和喘息型支气管炎病人服用"定喘宁"后，就会喘平"气顺"，症状明显改善。日前，生产该药的江西省江中制药厂继去年向马来西亚、新加坡运去两批药物后，又向马来西亚运去 16 万片剂。

治疗肺系疾病的中成药走出国门，在江西还是首次。研制这一新药的是江西中医学院主任医师洪广祥教授。他开始寻找高效平喘新药始于 1983 年，那时，他在临床上经常遇到一些病人由于长期、反复使用

平喘西药产生耐药性而求助于中医。在求救声面前洪教授深感责任重大，决心攻克这一病证。经过 7 年艰苦探索，他终于找到了哮喘反复发作的夙根，并在全国率先提出了"痰瘀伏肺"的新论点。在临床中改变了传统的"专认去痰为先"治法研究制出治痰治瘀要以治气为先的平喘新药"定喘宁"片，从而提高了哮喘症的治疗效果。经临床观察，显效率达 80 ～ 90%。

与此同时，洪广祥教授还研制了治疗慢性阻塞性肺部疾病的系列新药，如治疗肺气肿的"复方参蛤散"；预防感冒、控制和减少慢性支气管炎发病的"哮喘固本冲剂"；治疗支气管扩张的"黛蛤金鳖汤"……由于疗效好、无副作用，也受到了病人的普遍欢迎。

《江西日报》1996 年 12 月 20 日载文：

我省有了首位中医医学博士导师

本报讯：江西中医学院教授、主任中医师洪广祥，12 月 17 日被北京中医药大学确定为医学博士生导师。

洪广祥的博导资格，是北京中医药大学根据其学术水平和中医药高等教育的需要，严格按照国务院学位委员会确定的条件，认真组织专家审核、评议和无记名投票以及该校学位委员会批准确定的。洪广祥是我省第一位获得中医医学博士生导师资格的专家。

《中国中医药报》1996 年 12 月 28 日载文：

洪广祥被选入国际名人大辞典

本报讯：12 月 7 日，江西中医学院洪广祥教授收到英国剑桥大学"国际名人传记中心"来函，告知他被选入国际名人大辞典。

信函中说，洪广祥教授受到了国际名人传记中心研究部的极大关注，同意将他的传记收入这一国际性名人传记辞典。国际名人传记中心是世界上最领先的传记著作出版者之一，并且位于最有名的出版行列。国际名人传记辞典收集国际知名作家、知名音乐家、知名医学科学家以及取得重大成就的个人的传记。来函还说："所有这些都不收费，因为

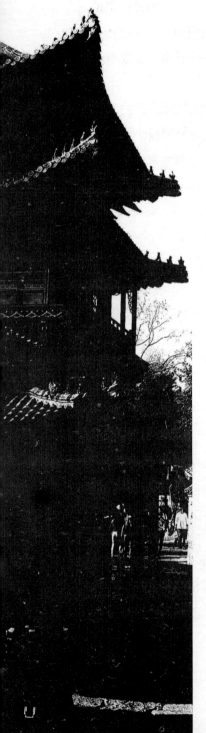

列入这个辞典条目的资格是受到邀请而不是用钱能购买的。"

《江西中医学院报》1998 年 9 月 15 日载文：

"蠲哮片"获中国发明金奖

本报讯：国家级三类平喘新药"蠲哮片"继 1997 年被国家科委列为国家级重点新产品后，于今年 8 月 8 日在第十一届全国发明展览会上荣获金牌奖。

"蠲哮片"是根据我院学术委员会主任委员、博士生导师洪广祥教授几十年治疗哮喘的经验方研制而成的。该药以中医药理论为指导，切合临床实际，充分体现了洪教授在全国率先创立的"痰瘀伏肺为哮喘反复发作夙根"和"治痰治瘀要以治气为先"治疗哮喘的超常思路和组方原则。该药以苦降作用为主，属纯中药复方制剂。具有泻肺除壅，涤痰祛瘀，利气平喘之功效。经中国中医研究院西苑医院等全国五家医院 447 例临床观察：该药对支气管哮喘急性发作期热哮痰瘀伏肺证疗效显著，显控率达69.4%，总有效率达 93.4%。

《江西中医学院报》1998 年 12 月 15 日载文：

博士生导师洪广祥教授获世界华人发明金奖

本报讯：我院博士生导师洪广祥教授发明的蠲哮片，11 月 26 日～30 日在香港举办的首届世界华人发明博览会'98（C Ⅱ Expo'98）会上荣获金奖。这是继今年 8 月 8 日，中国发明协会在新疆举办的第十一届全国发明展览会上荣获金牌之后，蠲哮片发明者获得的又一崇高荣誉。

在这次首届世界华人发明博览会上，世界华人共获金牌 46 枚，其中中国获金牌 28 枚，洪广祥教授是江西唯一的金牌获得者。香港特别行政区长官董建华参加了这次隆重的世界华人发明博览会的颁奖仪式并为发明者颁奖。

《中国中医药报》2014 年 10 月 31 日载文：

关于表彰第二届国医大师的决定

近年来，在党中央、国务院和地方各级党委、政府的正确领导和高度重视下，全国中医药系统广大干部职工高举中国特色社会主义伟大旗帜，以邓小平理论、"三个代表"重要思想、科学发展观为指导，深入学习贯彻习近平总书记系列重要讲话精神，改革创新，积极进取，中医药事业取得了显著成就，涌现出一大批德高望重、医术精湛的名医名家。为表彰他们的突出贡献，营造名医辈出的良好氛围，调动广大中医药工作者的积极性和创造性，人力资源和社会保障部、国家卫生计生委、国家中医药管理局决定，授予干祖望等 29 位同志"国医大师"荣誉称号，享受省部级先进工作者和劳动模范待遇；追授巴黑·玉素甫同志"国医大师"荣誉称号。希望受表彰的同志珍惜荣誉，再接再厉，不断为中医药事业做出新的更大贡献。

全国卫生和中医药系统干部职工要以受表彰的同志为榜样，深入贯彻落实党的十八大和十八届二中、三中全会精神，树立和弘扬大医精诚的医德医风，保持和发扬中医药特色优势，积极推进中医药继承与创新，为提高人民群众健康水平，为推动中医药事业全面协调健康发展，为服务中国特色社会主义建设总体布局、全面建设小康社会、实现中华民族伟大复兴的中国梦而不懈奋斗！

走近国医大师

洪广祥

第二届国医大师名单（按姓氏笔画排序）

干祖望　　　南京中医药大学附属医院

王　琦　　　北京中医药大学

巴黑·玉素甫（维）新疆维吾尔自治区维吾尔医医院

石仰山　　　上海市黄浦区中心医院

石学敏　　　天津中医药大学第一附属医院

占堆（藏）　西藏自治区藏医院

阮士怡　　　天津中医药大学第一附属医院

孙光荣　　　北京中医药大学

刘志明　　　中国中医科学院

刘尚义　　　贵阳中医学院第一附属医院

刘祖贻　　　湖南省中医药研究院

刘柏龄　　　长春中医药大学附属医院

刘敏如（女）成都中医药大学

吉格木德（蒙）内蒙古医科大学

吕景山　　　山西中医学院第三中医院

张大宁　　　天津市中医药研究院

李士懋　　　　河北中医学院

李今庸　　　湖北中医药大学

陈可冀　　　中国中医科学院

金世元　　　北京卫生职业学院

郑　新　　　重庆市中医院

尚德俊　　　山东中医药大学

洪广祥　　　江西中医药大学

段富津　　　黑龙江中医药大学

徐经世　　　安徽中医药大学第一附属医院

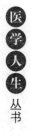

郭诚杰　　陕西中医学院

唐祖宣　　河南省邓州市中医院

夏桂成　　江苏省中医院

晁恩祥　　中日友好医院

禤国维　　广州中医药大学

《中国中医药报》2014 年 10 月 31 日社论：

大师垂范，医德薪传

——写在第二届国医大师表彰之际

总有一些名字，如璀璨星辰，惊艳过寂寞时光，闪耀在历史的天空；总有一群人物，如巍巍山岳，守护过江河岁月，铭刻在人们的心中。今日的国医大师，承续着昨日的中医药血脉彰显出几千年的医道与精神。

这个秋天，当离人泪染红霜林，首届国医大师又远去了一位，而杏林郁然，第二届国医大师的评出和表彰，以更强大的力度，更多元的阵容，面向明日让中医药血脉生生不息。

5 年前，政府首次评出 30 位国医大师，他们不负众望，医德高尚令人敬仰；他们身体力行，耄耋高龄活跃在临床一线；他们言传身教，提携后学不遗余力；他们率先垂范，带领大家推动中医药事业稳步向前……桃李不言，下自成蹊。他们以一言一行，树起了引领行业奋进的旗帜，挺起了激励行业精神的脊梁，向世人诠释了"国医大师"的真正含义。

推出第二届国医大师，是对传承力量的补充和延续，是对名医成长机制的完善和健全，是党和国家重视支持中医药发展的决心之举，是行业内外群众期盼呼唤中医大师的回应。两届大师将共同构筑起医德医风与医术学术的高地，以身示范后学并接力传承。

何为大师，继承传统，开拓新知，创一代风气之先且影响深远者；学识渊博，传道授业解惑，行业中杰出代表及中华民族传统文化精英者；

走近国医大师

洪广祥

277

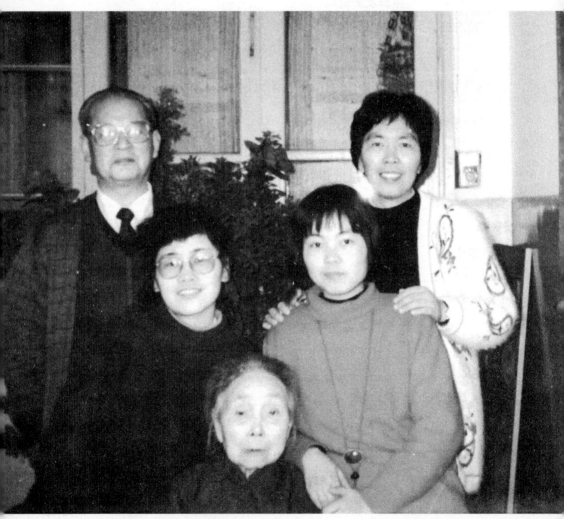

↑洪广祥教授全家福

德高望重，虚怀若谷，为事业甘于奉献且践行大医精诚者。

入选国医大师，以上标准概莫能外。此番评选表彰第二届，不仅为这支优秀队伍注入新鲜血液和活力，更在于以名医名师效应，再次吹响凝聚行业能量的号角，营造全行业尊重人才、传承医道的氛围。

国医大师已经成为中医药事业的人格化标杆，他们医术精湛、学有专攻，是中医药学术经验的集大成者，也是承续过去、发扬创新的典范。效法大师，要继承其学术经验，更要研习其创新思想，探索其成才规律。

国医大师代表着中医药的文化符号，他们是中医药从业人员中之佼佼者，中医药植根于中华传统文化，兼具医疗与文化属性，每位大师也是中华文化传播者。在传统文化的复兴浪潮中，他们以中医文化先行，春风化雨，润养华夏儿女的心灵。走近大师，如入芝兰之室，感受熏染其传统文化的馥郁气息。

国医大师还是中医药行业的形象大使，他们就厄解困，修德敬业，无不深受爱戴，是仁心仁术之医者。问道大师，不仅要详求其医道，更要渴慕其为师之道、为人之道。

大师群像已然矗立，其鲜明的学术特点及经验，是中医药行业的智慧结晶和宝贵财富，亟需挖掘整理。其嘉德懿行，更应成为行业楷模，垂范其他中医药工作者。

十月金秋，是一个收获的季节。第二届国医大师，也是中医药行业收获的一份沉甸甸的硕果，这份深沉，在于中医药薪火传承的重任，也在于中医药复兴壮大的希望。两届国医大师将与历代名医一起书写中医药发展历史，开创中医药发展的丰收明天。

走近国医大师

洪广祥

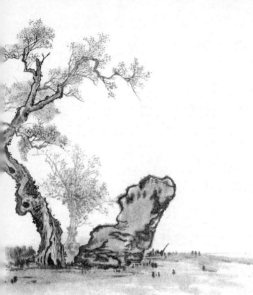

21　情暖杏林
同行、同事、学生、
亲友、患者广泛赞誉

中医学的引路人
○张元兵

　　本科毕业，犹如"无目夜游，动致颠殒"，寒热辨识不准，脉象指下难明。1995年我有幸成为洪广祥先生的学生。先生闻名遐迩，其门诊，病人众多，全国各地患者慕名而来，每天候诊患者众多，拖延下班成为常态，这些现象均是对先生精谌医术的肯定。

　　先生诊疾问病仔细，态度和蔼，尽管病人众多，但从未面有愠色。无论新旧老少，望闻问切详尽，学生病例书写错误或不准确之处他均会一一耐心修正，为了便于学生理解学习，掌握病因

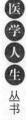

医学人生丛书

病机、治则治法、选方用药，先生将有关辨证论治逐一讲解，有问必答，诊治体会及经验毫无保留，可谓用心良苦。

先生每次查房带教，更是认真仔细。先生记忆力超人，六七个病人查看过后，讨论时能非常清晰地讲述每位患者病史、特征，辨证论治、理法方药丝丝入扣，引经据典，触类旁通，使我们受益匪浅。先生扎实的中医理论基础、富有创新的思维方式体现得淋漓尽致，每一则病例分析如讲述一个故事，既形象又生动，又富有哲理。如讲述胸腔积液的中医辨治，引用"大禹治水"典故，认为不宜"见水治水"，而应从"崇土制水"，温阳化饮，行瘀利水等多方面着手，控制胸水源头，防止胸水复发，这是中医的优势所在。又如对于晚期肺癌的病人，引用"以人为本"政治术语，提出要坚持"以补助攻""留人治病"的原则，而"补益"则重在"健脾气""保胃气"。经过3年的言传身教，潜移默化，耳濡目染，我渐渐对先生的学术经验有所领悟，我的中医诊治水平不断得以提高。

先生医学精湛，精通医理，勤于思考，善于创新，特别是对于肺系疾病的诊治，形成了自己独特的思想体系和临床风格，创新性地提出了许多新观念、新学说，为广大同行所接受。先生创制了不少经验方，用之于临床，疗效确切，且沉疴之疾也往往能药到病除。记得1998年随先生会诊一名来自奉新县的患者，48岁，有支气管扩张病史20余年。此次因发热在省城某三甲医院住院，使用了各种抗生素等治疗16天，仍发热不退，呼吸困难。其妻怀着最后一丝希望，慕名找到正在上门诊的先生，哭诉着请求会诊。见患者端坐病床，不能平卧，呼吸喘急、口若含霜，全身肿胀、腿肿如象，唇绀颊暗。问之尿少（已使用利尿剂），痰白黄相兼。先生以薏苡附子败酱散、大黄牡丹皮汤、己椒苈黄丸、生脉散加减处方5剂，嘱日服3次，得效则继服。5天后患者由家属搀扶来到门诊，其妻面露喜色，患者判若两人，诉服药后当即痰出盈盆，呼吸困难大为缓解，现全身水肿基本消退。学生甚为震惊，第一次见证了

洪广祥

中医的神奇疗效，可见精湛的医术不仅能治愈一个病人，还能救治一个家庭。这件事尽管过去十余年，但我仍记忆犹新，也更激发了我对中医学术的追求与热爱。

先生热爱中医事业，治学严谨，做事严格。坚持做临床，上门诊，数十年如一日，从没有休息过一个节假日，30多年没有回过一趟老家。我的硕士、博士毕业论文都是先生一页一页地阅读、修改，直到每个错字或标点都得以改正，时时告诫我引经据典要忠实原著，要有具体出处。中医博大精深，是一门艺术，需静心细细体会，方能有所截获，切忌心浮气躁。先生为中医事业而奋斗不息的精神、严谨的治学态度和崇高的品德将永远是我工作和生活的楷模。

2008年，全国第四批老中医药专家学术经验继承工作启动，我有幸再次师承于先生。先生已过古稀之年，但仍有一颗年轻的心，壮志不已。先生坚持临床诊治多年，经常外出讲课、讲学，还参与查房、会诊。特别是对中医学有更深入的思考，对肺系疾病的诊治提出了许多新观点，学术思想日臻完善，引领着本学科的发展，使我受益终身。

先生为中医事业的发展做出了重大贡献，国家授予"国医大师"称号，确属实至名归，作为学生我也无不感到荣誉之至。

恩师激励我们前行

○王丽华

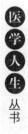

2014年10月31日，当校领导把"国医大师洪广祥"的荣誉证书送到恩师床边的时候，那是多么激动的场面啊，先生获得这一荣誉实至名归，当之无愧。

先生一生致力于发展与推动中医药事业，获得了国内同行的普遍赞誉。2014年11月1日，这个让我铭记一生的日子，传来了您的噩耗，我们悲痛万分！您的音容笑貌那么真切，您的谆谆教导似乎还在耳边，您语重心长的场面还历历在目……可是，您却真的走了。这段时间我的心情还是很低落，心中非常沉重，真是想不通啊，这么好的一个人怎么就走了呢，无不使人深感惋惜。我们还需要您的指导，中医事业还需要您这样的领军人物。您的离去，是我们的一大损失，也是中医界的一大损失。记得很清楚，送您走的那一天，挽联上写的"医术直超双鹤上，功业长存，大夫犹在五云中，千古流芳"，这正是您一生的写照与评价。

　　您真是一个虔诚的中医信徒，从小就熟背古书古方如《汤头歌诀》《药性赋》《医宗必读》等，在考入中医学校后就更是努力刻苦，钻研经典古籍，如《黄帝内经》《伤寒论》。我在 1997 年荣幸成为您的学生后，您言传身教，毫无保留，是您的严格要求与严谨的治学态度培养和锻炼了我独立从事科研和解决问题的能力，使我对中医肺系病的诊治有了更深层的理解和认识。从我认识您开始，就知道您已经在学术上硕果累累，学术思想、学术观点得到国内同行专家的认可，每一次精彩的学术演讲都有经久不息的掌声……这一切却并没有让您沉醉，您那永不停息的脚步一直奔跑在中医的道路上。

　　天道酬勤，您在中医肺系病的建树大家有目共睹，哮喘"三因学说"的学术观点，"治肺不远温"的经典理论，以及在中医理论指导下研发的两个三类新药"蠲哮片""冬菀止咳颗粒"在临床上深受病人欢迎。还有很多临床行之有效的验方，这不是您心血来潮、一时兴起的随意组方，都是源于您深厚的专业功底，对经典的深刻理解，以及在古方基础上大胆创新，灵活变通而创造出来的。

　　记得 2012 年您生病后，动了一个大手术，半年后您身体恢复得不错，依然坚持看病人。因为身体的原因，限制了病人数目，在拜访您的日子里，您会兴奋地告诉弟子对于这些病人的疗效，而且对不同病人的脉象又有了新的领悟，还拿出笔记给我们看，就像一个初学者那样，不断吮吸着中医的甘甜，成长自己。您这种好学精神真是让我惭愧，更让我震

走近国医大师

洪广祥

283

撼，您已经是中医泰斗了，却精益求精，从点点滴滴完善自己，我们还有什么理由不去努力呢？这也将始终鞭策我为中医奋斗一生。

您的一生精彩而有意义，可谓是完美谢幕。但这不是结束，您严谨的治学态度、刻苦钻研的精神、大胆创新的思维、仁爱慈悲的心灵、行之有效的高超医术是留在了这个世界，留在了我们心中，将永远激励鼓舞着我，乃至后学者。这是您留给我们最大的一笔精神财富，先生您放心吧，您已完成的事业，弟子们将会发扬光大；您未完成的事业，弟子们将会继续前行。

婺源是个美丽的山村，您的故乡，多少人梦寐以求的旅游胜地，可是自从您从那里考学出来以后，竟然有三十几年没有回去，不是因为您不恋家，是因为您太忙了，"把自己的全部心血都用在中医事业上，将自己的命运同中医药发展的命运紧密联系在一起"，这是您的原话，寥寥几句，却让我们看到了一位中医名家的极致品格。

先生是因过度劳累才把自己累垮的。知道您患病的消息，真如晴天霹雳，感觉天都要塌下来了。每次去看望您，看见您日渐消瘦的面孔，学生的心情无比沉重，可您一直很坚强，很乐观，谈论的话题依然是工作和科研，要求我们把中医事业发扬光大，要脚踏实地地做好科研。老师啊，您该休养一下了，工作永远是做不完的。您现在终于可以休息了，可以躺在家乡的怀抱里享受着青山绿水。老师呀，安息吧，我们学生永远怀念您！

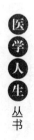

跋

　　洪广祥先生是我的好领导、好老师，他的为人和智慧以及他在学术上的造诣，治学与治校的思路、观点、做法均让我受益匪浅，颇受启迪。

　　我是 1978 年 2 月进入江西中医药大学（前身：江西中医学院）学习，至今仍在学校工作，亲历了学校改革与发展的过程。学校有过办学经费短缺的窘况，也有过改革创新带来的辉煌。特别是 20 世纪 80 年代末至 90 年代初，学校党委及时抓住了解放思想的历史机遇，充分发挥教师的主力军作用，大胆挺进经济建设主战场，鲜明地提出了"以育人为中心，一手抓合格人才培养，一手抓经济自我发展"的办学方针，使学校走出了一条创新发展的新路。学校无论是党的建设，还是校办产业都在全国产生了重要影响，是全国、全省党的建设先进高校，是地方高校产学研结合的一面旗帜。1994 年江中制药厂实现了中国 500 家最佳效益工业企业医药制造业第一，中国医药制造业最佳经济效益企业第一，中国江西最佳经济效益工业企业第一。在 2000 年科技型校办企业纳税总额的学校排名中，江西中医学院仅次于北京大学、清华大学、上海交通大学，排名第四，并获得了多项荣誉，令江中全体师生引以自豪。

　　正是校办产业的崛起，为江西中医药大学的发展创造了良好的条件，校园拓展了，招生规模扩大了，学院更名大学了，一个具有现代医教研能力的、学科较为齐全的江西中医药大学在国内影响力迅速提升。学校创业

走近国医大师

洪广祥

285

的艰辛与发展的历程我与许多江西中医药大学创业者一样感同身受,《走近国医大师——洪广祥》一书对那些年的经历都有记载,我想作为每位江中师生都值得一读。

更值得大家学习的是洪广祥先生在学术事业上的追求精神,他有句名言"我是矮子,但我要做矮子中的高子",意思是说他出身贫寒、学历不高,但自信自强精神不能减,凌云壮志豪情应该有,"自信人生二百年,会当击水三千里"。也正是为此,奠定了他人生价值的坚实基础,可以说在继承和探索中医真谛方面,他有顽强的自学能力、睿智的灵性和悟性。对中医的整体观、辨证论治的思维方法均有他大胆的探索,如他对肺系疾病和内科疑难病症的治疗均有独特的建树。他提出的"痰瘀伏肺为哮喘反复发作的宿根""治痰治瘀以治气为先"以及"治肺不远温"等新学说对中医治疗肺系疾病具有很好的指导意义和实践应用价值。他在此基础上开发的国家三类新药蠲哮片、冬菀止咳颗粒深受国内外患者的欢迎;又如他大胆地把《外科证治全集》中的阳和汤,以及张仲景用于治疗肠痈的经方薏苡附子败酱散、大黄牡丹皮汤运用于支气管扩张症的治疗,都取得了良好的临床效果;再如他应用以桂枝汤为基础演变的益气温阳护卫汤治疗支气管哮喘、以补中益气汤加减演变的补元汤治疗慢性阻塞性肺病均能看出他灵巧善用的思维方法。

中医学是中华民族几千年来在生产实践过程中与疾病做斗争而逐渐形成并且不断丰富的医学科学,我们只有在继承创新的基础上,才能促进其发展和繁荣。我们学习中医中药,没有精通善用、独辟蹊径的精神是很难有成就的,因此我们判断一个中医医家的水平,就要看他是否有丰厚的理论功底、创新思维的实践方式,是否具有理、法、方、药善学巧用的能力,当然还要看他是否具有高尚的仁德精神。

洪广祥先生聚医者、教者以及管理者于一身,他能博采众长,矢志不移地探究新学,智商与情商兼而有之,授学与传道相互兼顾,他相信人的潜能,相信没有无法达成的目标,相信没有遥不可及的梦想。白

图书在版编目（CIP）数据

走近国医大师洪广祥 / 洪广祥口述；刘良徛等整理. — 北京 : 中国
中医药出版社, 2015.12
（医学人生丛书）
ISBN 978-7-5132-2911-1

Ⅰ. ①走… Ⅱ. ①洪… ②刘… Ⅲ. ①洪广祥－传记 Ⅳ.①K826.2

中国版本图书馆CIP数据核字(2015)第266038号

中 国 中 医 药 出 版 社 出 版
北京市朝阳区北三环东路28号易亨大厦16层
邮政编码　100013
传真　010 64405750
北京市泰锐印刷有限责任公司印刷
各地新华书店经销

＊

开本710×1000　1/16　印张18.75　字数249千字
2015年12月第1版　　2015年12月第1次印刷
书　号　ISBN　978-7-5132-2911-1

＊

定价　45.00元
网址　www.cptcm.com

求恩精益求精的精神是他敬业为医的榜样，如他在查房时要看看病人咳出痰液的颜色，听听病人咳嗽声是来自上呼吸道还是下呼吸道，遇到诊断不明、病情危重的病人他总是彻夜不眠，寻找最佳治疗方案。洪广祥先生就是这样把自己的命运与中医药发展的命运联系在一起，他用勤奋与追求谱写了人生的精彩与光荣，他将青春与热血成就了大医的理想。

国医大师洪广祥值得我们崇敬、学习与怀念！

江西中医药大学党委书记 刘红宁

2015 年 11 月于南昌

走近国医大师

洪广祥